El yoga terapéutico de las articulaciones

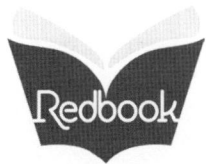

Pierre Jacquemart
Ex vicepresidente de la Société de Médicine de Paris
Saïda Elkefi
Profesora de la Federación Francesa de Yoga, relaxóloga,
psicoterapeuta, sofróloga

El yoga terapéutico de las articulaciones

Traducción de José Antonio Bravo

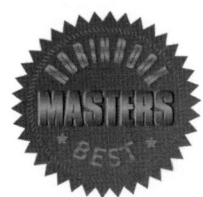

Fotografías de Renato Malatesta.
Dibujos de I. A. Kapandji.
Miniaturas y dibujos estilizados de Betty Ballandras.

Título original: *Yoga et articulations*.

© Maloine. Publicado originalmente en francés por Éditions Vigot, París, Francia.

© Redbook Ediciones, s. l., Barcelona.
Diseño de cubierta: Regina Richling.
Ilustración de cubierta: iStockphoto

ISBN: 978-84-9917-372-6
Depósito legal: B-19.980-2015
Impreso por Sagrafic, Plaza Urquinaona, 14 7º 3ª, 08010 Barcelona

Impreso en España - *Printed in Spain*

«Cualquier forma de reproducción, distribución, comunicación pública o transformación de esta obra solo puede ser realizada con la autorización de sus titulares, salvo excepción prevista por la ley. Diríjase a CEDRO (Centro Español de Derechos Reprográficos, www.cedro.org) si necesita fotocopiar escanear algún fragmento de esta obra.»

Al doctor Emmanuel Rageot, reumatólogo, instructor de manipulaciones.

Las largas horas que hemos pasado juntos nos han permitido conferir a El yoga terapéutico 2 la altura científica que exigía una obra de ese tenor.

A los doctores Olivier y Lionel Coudron, fundadores de la Association Médécine et Yoga, por los progresos en materia de yoga realizados gracias a sus escritos y sus enseñanzas en la Facultad de medicina Laborisière.

A Saïda Elkefi, autora de Secrets des Indes, quien supo cosechar en su ashram de la península triangular las fórmulas de los grandes maestros de yoga que permiten conservar y restablecer la salud.

Nuestro agradecimiento también por haber posado artísticamente para las fotografías que ilustran este libro.

Al doctor Kapandji todo nuestro agradecimiento; sin sus magníficos dibujos anatómicos esta obra habría carecido de sentido,

A Betty Ballandras y madame Michaux, quienes contribuyeron ya con su iconografía al éxito de nuestra obra anterior, El yoga terapéutico.

Capítulo I

INTRODUCCIÓN

Aunque este libro se ocupa fundamentalmente de los beneficios que el individuo sano de cualquier edad puede hallar en la práctica del yoga, sobre todo para lo tocante a sus articulaciones, también abordamos las patologías principales en ese aspecto, las artrosis, las tendinitis, las torceduras, los dolores cervicales, las afecciones de la espalda, los dolores lumbares, las ciáticas, las hernias discales, las deformaciones del raquis –lordosis, cifosis, escoliosis–, y las enfermedades generales que tienen repercusiones articulares. Un compendio simplificado e ilustrado de anatomía articular facilita la comprensión del texto y presenta de manera práctica las lesiones elementales.

Habitualmente el yoga está contraindicado en presencia de afecciones agudas y en todas las fases en que el dolor domina el cuadro. No obstante se acaba llegando a un estadio en que el yoga recupera sus derechos.

Puede intervenir útilmente, pero cuándo y cómo: es el propósito de este libro responder a estos detalles.

Aparte las instrucciones concretas sobre la práctica del yoga propiamente dicho, se hallarán consejos prácticos sobre los gestos útiles o perjudiciales de la vida cotidiana a fin de preservar la movilidad de las articulaciones y de la columna vertebral.

Mediante pequeños trucos, pequeños recursos o tal vez medidas algo más complicadas se consigue mejorar la vida cotidiana y evitar no pocos dolores.

Un error en que no se debe caer

Cualesquiera que sean los beneficios que pensemos recibir del yoga, no hay que convertirlo en panacea, y no puede reemplazar un tratamiento médico bien conducido. Ni servir de pretexto para aplazar una intervención quirúrgica o unas medidas ortopédicas que el facultativo haya considerado necesarias.

El yoga es un auxiliar terapéutico de los más valiosos, pero debe mantenerse en su papel de auxiliar, respetando el lugar que le corresponde en la jerarquía de los tratamientos.

Sobre todo, no caigamos en el error de situarlo en competencia con la kinesiterapia. Cuando una articulación ha estado lesionada, o cuando sale de una inmovilización por férula de escayola u otro procedimiento, el paciente debe ponerse en manos del kinesiterapeuta. Entonces le incumbe al yoga un papel secundario y su indicación debe someterse al sentido de los movimientos principales de la reeducación kinesiterapéutica.

Es también diferente de la movilización pasiva, en la cual se ejecutan movimientos guiados sin más intervención por parte del sujeto que dejarse hacer.

¿Qué parte le resta entonces al yoga?

La de completar el trabajo indicado en lo que queda dicho, y la de mantener los buenos resultados obtenidos. Su práctica permite:

- Mantener la amplitud de los movimientos articulares conservando al mismo tiempo la flexibilidad;
- luchar activamente, cuando persiste un estado patológico en forma de rigidez articular.

Rigidez articular

La rigidez de una articulación puede hallarse vinculada a dos tipos de factores:

- De resultas de un estado patológico anterior subsisten lesiones anatómicas más o menos definitivas, las cuales obstaculizan el juego normal de la articulación: re-

tracción de un tendón, de un ligamento, de una cápsula articular; desecación del líquido sinovial en el interior de la articulación; a veces anomalía osteo-cartilaginosa. En estos casos el yoga desempeña un papel modesto, de auxiliar de aquellas otras técnicas con las cuales, como decíamos, no debe rivalizar ni, sobre todo, tratar de contrariarlas, debiendo respetarse rigurosamente las contraindicaciones.
- Una fijación «refleja» de contracciones musculares permanentes en forma de rigidez articular, cuya persistencia se explica por los condicionamientos psíquicos que ha engendrado una enfermedad o un traumatismo a nivel de la articulación. Todo sucede como si el sujeto temiese la recidiva de las sensaciones dolorosas que conoció al originarse el trastorno, y procurase no salirse de una postura que le evite esa reaparición.

Esta búsqueda de una postura antiálgica opera exactamente en sentido contrario con respecto a la meta que se persigue, pues justamente el mantenimiento rígido de la postura engendra dolores.

Una kinesiterapia racional puede restablecer la movilidad normal de la articulación y conseguir que desaparezcan las contracturas y los signos que las acompañan.

Cada secuencia de yoga opera en el mismo sentido.

Aunque el beneficio obtenido con esta disciplina sea mínimo, por su repetición regular acaba por aportar una contribución muy positiva.

¿Es posible aportar modificaciones con finalidad terapéutica al yoga clásico?

Parece que el interés del paciente debe primar sobre cualquier otra consideración teórica. En consecuencia, nos consideraremos autorizados a hacerlo, aunque nadie está obligado a adherirse si no participa de este criterio.

Por tanto, en lo que sigue formularemos únicamente indicaciones facultativas

1. *Lo que pueden aportar las contracciones estáticas a las posturas de yoga clásico*

La técnica de las contracciones estáticas, también llamadas contracciones isométricas, se opone a la de las contracciones isotónicas. Éstas son las contracciones normales que nos sirven habitualmente para poner en juego nuestra musculatura; por ejemplo, la que hincha el bíceps al contraer dicho músculo flexionando el antebrazo hacia el brazo, sobre todo si se efectúa dicha acción contra una resistencia como la que ofrece una pesa.

En esta contracción isotónica del bíceps hay desplazamiento anatómico efectivo y, además, visible.

La contracción *estática,* por el contrario, se efectúa sin movimiento; los flexores se oponen a los extensores pero la inmovilidad es total. La oposición de dos fuerzas iguales y contrarias no se expresa exteriormente pero traduce un intenso trabajo interior. No es una inmovilidad pasiva, sino activa y además constructiva porque produce una eficaz musculación.

El desarrollo muscular adquirido de esta manera va acompañado de una mejora de la resistencia y del fondo físico. Los experimentos han demostrado que a estos efectos, la contracción debe tener una duración ideal de seis segundos, en ningún caso menos.

La contracción estática se efectúa en el decurso de la inspiración y se prolonga por toda la duración de ésta. La decontracción aprovecha la espiración y al mismo tiempo se ahueca profundamente el vientre.

Las contracciones estáticas se hallan particularmente indicadas en las afecciones o las secuelas de traumatismos que hayan interesado las articulaciones.

No generan ningún dolor y permiten mantener al mismo tiempo el tono muscular y una buena circulación sanguínea local.

Tiene otra ventaja la práctica regular y prolongada de las contracciones estáticas, que es la eliminación de las capas adiposas superficiales y de las placas celulíticas en las regiones tratadas, sobre todo en los miembros inferiores.

Las contracciones estáticas pueden practicarse en cualquier postura: de pie, sentados o acostados. Basta con poner rígida la región que nos interesa. Es necesario dedicarles varios minutos por la mañana y por la tarde, con mucha regularidad.

Otras maneras de realizar las contracciones estáticas

- Oposición al movimiento de un segmento de miembro mediante el despliegue de una fuerza de sentido contrario: por ejemplo, en postura sentada, nos inclinamos hacia delante para sujetar con los dedos las puntas de los pies; manteniendo éstas inmóviles tiramos hacia arriba con las manos, o por el contrario, empujamos hacia delante con los pies.
- Empujar con todas las fuerzas durante seis segundos con las manos contra una superficie resistente: una pared o un mueble pesado.
- Bloquear la parte anterior de los pies bajo el travesaño de una mesa o el borde inferior de un mueble pesado y tirar enérgicamente con las piernas.

En el decurso de varias posturas de yoga pueden practicarse contracciones estáticas, especialmente en las posturas que se ejecutan en decúbito supino o sentados, los miembros inferiores estirados. Las contracciones son practicables incluso llevando rodillera o bajo escayola.

2. Contribución del yoga a la reeducación propioceptiva

Los propioceptores son unos elementos sensibles muy peculiares repartidos por diversas regiones del cuerpo y, en particular, a nivel de las articulaciones. Por lo que se refiere a éstas, informan al cerebro en todo momento sobre la situación de la articulación, su posición en el espacio y sus movimientos.

Las lesiones de los propioceptores, tales como se observan en ciertos traumatismos y enfermedades articulares, generan trastornos diversos: vértigos, inestabilidad, etc.

Su reeducación está codificada científicamente y el equipo médico o quirúrgico suele confiar la aplicación de la misma al kinesiterapeuta.

Se realiza con ayuda de unos planos inestables, una tabla colocada sobre una esfera o un cilindro, por ejemplo.

El sujeto debe reaccionar, por una parte, a la inestabilidad que implican estas condiciones, y que acentúa la de su afección personal. Además el kinesiterapeuta exagera esas sensaciones dándole empujones o tirones. De esta manera, el paciente recobra con rapidez sus capacidades eficaces de bloqueo de las articulaciones solicitadas.

La reeducación propioceptiva debe realizarse una vez superada toda fase dolorosa y una vez que la articulación tiene flexibilidad suficiente. Aunque sus resultados son muy favorables, puede ocurrir que se agoten al cabo de varios meses y la renovación es entonces indispensable, aunque no menos eficaz. Este tipo de maniobra no existe en yoga clásico, aunque puede incorporarse a las sesiones dentro de una voluntad de progreso y modernización de sus técnicas, con obvia aplicación sanitaria.

3. ¿El yoga en el agua?

Esta técnica, que aún está en pañales, se inspira en la hidroterapia, donde se practican ejercicios de reeducación en piscina o en bañera especial. Las ventajas son evidens para el sujeto que las practica: sensación de bienestar correlativa a la temperatura agradable del agua templada, alivio de carga para las articulaciones, mejora del retorno venoso, acción sedante y decontracción. En lo que concierne a las articulaciones, este procedimiento evita lo mismo la inmovilidad del cartílago como las presiones excesivas.

Parece difícil hablar de sesiones de yoga en unas condiciones que impiden materialmente la mayoría de las posturas. Por conguiente sólo puede tratarse de posturas en pie, o acuclilladas o sedentes, ejecutadas con carácter puntual en casos especiales de minusvalía esencial de los miembros inferiores, ocasionalmente o en ciertos inválidos.

Así considerado, el alivio del peso del cuerpo sobre los miembros inferiores presenta algunas indicaciones particulares: postura de atención (5) con la fase final de elevación sobre las puntas de los pies, postura del árbol (3) en el marco de las reeducaciones propioceptivas que acabamos de comentar, y diversas posturas acuclilladas, y más specialmente en presencia de lumbalgias.

Aparte las artrosis, se considera que este tipo de hidroterapia es beneficioso en los casos de algodistrofia y en el decurso de la poliartritis reumatoide (como veremos bajo estos epígrafes).

Facilita asimismo la movilización indispensable para las víctimas de osteoporosis, sobre todo la que se complica con una sinultánea artrosis.

Reglas fundamentales para el planteamiento de un yoga útil

Para que el yoga sea útil es preciso que aporte un beneficio, y esto lo realiza tanto en el plano físico como en el mental, cuando se practica correctamente.

También es menester que su práctica no ocasione ningún contratiempo. Hay que aprender a respetar las contraindicaciones temporales o permanentes, y en el caso del sujeto normal, evitar todo cuanto pueda resultarle perjudicial.

El yoga implica para la realización de las posturas una fase dinámica, o de movimiento activo, mientras se construye la postura, y facultativamente una fase estática durante la cual se mantiene aquélla más o menos rato.

Pero no se debe olvidar que en todos los casos, a ésta le sigue otra fase final de retorno a la postura inicial y que, a veces, este movimiento es la fase más crítica del asana.

Tomemos el ejemplo de la postura de la silla, que consiste en sentarse en una silla imaginaria. Al terminar la postura e incorporarse es precisamente cuando puede peligrar una rodilla frágil. De todas estas consideraciones resulta que el movimiento es, en efecto, un elemento fundamental de la práctica del yoga.

El movimiento

En la óptica del mantenimiento de la salud, la inmovilización corporal inherente a la práctica del yoga es positiva. Para que aquélla sea suficiente, sin embargo, en la vida corriente debe completarse con el cultivo de otras disciplinas como *jogging*, gimnasia, deporte, danza, etc.

En tiempos de Luis XV ya el célebre doctor Tissot había definido los beneficios del movimiento:

«El ejercicio es de *absoluta necesidad;* las personas débiles son remisas a practicarlo y si tienen inclinación a la tristeza, es muy difícil persuadirlas a que se muevan; sin embargo *nada agrava tanto como la inacción todos los males que nacen de la debilidad;* se relajan las fibras del estómago, de los intestinos, de los vasos, de lo que nacen restricciones, obstrucciones, relajaciones; la decocción, la nutrición, las secreciones no se realizan, la sangre deviene acuosa, las fuerzas disminuyen y todos los síntomas del mal aumentan. *El ejercicio previene todos estos males porque refuerza la circulación;* todas las funciones se realizan como si se dispusiera de fuerzas reales y esta regularidad de las funciones no tarda en establecerlas: así el efecto del movimiento consiste en suplir las fuerzas y restaurarlas. Otra de sus ventajas, independiente del aumento de la circulación, es la necesidad de gozar de un aire siempre renovado.

»La persona que no se mueve acaba por viciar cuanto la rodea y se perjudica; una persona en acción lo va cambiando constantemente. Con frecuencia el movimiento hace las veces de remedio; mientras que *todos los remedios del mundo no pueden hacer las veces del movimiento.*

»La fatiga de los primeros días es un engaño en el cual cae la pequeñez de ánimo de muchos enfermos; pero si lo tuvieran para superar ese primer obstáculo, acabarían por percibir que es verdad aquello de que *los primeros pasos son los más difíciles.*

»Muchas veces yo mismo me he asombrado al ver hasta qué punto los que no rechazaban el ejercicio adquirían fuerzas gracias a éste. Personas que se fatigaban con sólo dar una vuelta por el jardín, transcurridas algunas semanas recorrerían varias leguas de camino y se hallaban perfectamente al regreso.»

Aspecto individual del movimiento

La buena voluntad del adepto es un factor capital que hace posible una práctica de yoga verdaderamente beneficiosa. Sin embargo la buena voluntad no es suficiente si no actúa con el apoyo de reglas elementales de prudencia y progresividad. La prudencia consiste en saber apreciar las propias posibilidades y no exceder ciertos límites.

Lo que vamos a decir evidentemente es más aplicable al ejercicio o al deporte intensivos que al yoga propiamente dicho, pero las condiciones a que nos referimos también pueden darse en los sujetos frágiles, o de edad avanzada, o convalecientes. Se observan asimismo en ciertas minusvalías físicas que, aun no considerándose como contraindicaciones respecto a la práctica de yoga, por sentido común deberían hacer gala de una cierta moderación. La sesión de yoga no debe finalizar nunca en un estado de fatiga acentuada, en un apremio respiratorio anormal, ni en la aparición de dolores musculares, ni mucho menos cardíacos.

El poder de recuperación es muy diferente de un individuo a otro. Diversas circunstancias, las más de las veces recientes e intempestivas, pueden modificarlo de un día para otro y deben ser tenidas en cuenta al establecer la sesión. Hay enfermedades que dejan un debilitamiento importante: mononucleosis, hepatitis vírica, afecciones que hayan cursado con fiebres intensas, patologías que hayan requerido la administración de medicamentos de más o menos fuerte toxicidad. No están por completo excluidos de la práctica del yoga los obesos, las mujeres encintas o en período de cuarentena, pero deben obedecer, por supuesto, reglas de prudencia muy exactas.

La ventaja del yoga en comparación con las demás actividades físicas estriba en que constituye un esfuerzo de fondo, regular y *bajo ritmo marcado por una respiración bien controlada,* amplia, regular y sin sobresaltos.

Con frecuencia no se mide lo suficiente la diferencia que existe entre un esfuerzo conjugado con los movimientos respiratorios y el que se practica bajo «bloqueo» de la respiración. Este último provoca un exceso de presión que puede ser muy desfavorable para la ventilación pulmonar. Ejemplos de ello son numerosos ejercicios de los pertenecientes a la categoría de los abdominales.

Las flexiones hacia delante partiendo de la posición de pie, como la pinza adelante (23) o paschimottasana, en la práctica son muy diferentes de las flexiones sucesivas del tronco que muchos ejecutan incautamente tan pronto como han saltado de la cama. En yoga aquéllas encadenan con otras asanas en contrapostura, y habitualmente precedidas por ejercicios de calentamiento suficiente y también de distensión eficaz, bajo el efecto de un schavasana.

Así practicada la pinza no hay que temer, como en el caso del gimnasta matutino, variaciones brutales de la tensión arterial por exceso o por defecto, esta última causante, a veces, de hipotensión ortostática. De tal manera que la circulación cerebral queda al abrigo de repercusiones temibles.

El profesor de yoga debe tener en cuenta todos los signos objetivos que pudieran inducir a sospechar la presencia de un estado patológico larvado. Un dolor precordial puede ser de origen muscular, o reumático, o debido sencillamente a un estado de nerviosismo; pero también podría traducir un trastorno cardíaco verdadero. Ante la más mínima duda corresponde al cardiólogo zanjar la cuestión. Y aparte la schavasana, todas las demás asanas se hallan contraindicadas en presencia de alteración seria del ritmo cardíaco o fatiga coronaria. Ni siquiera son inofensivas todas las respiraciones, en este sentido.

Hay que desconfiar también de los trastornos digestivos que adquieran carácter de aerofagia acentuada con náuseas, siendo posible que enmascaren lesiones cardíacas coronarias.

Otro tipo de sujeto a quien el profesor separará de la sesión y aconsejará un examen médico: el que se sofoca con anómala facilidad, cuya respiración se vuelve al mismo tiempo acelerada y ruidosa, y que presenta un tinte azulado de los labios, las orejas y, sobre todo, las uñas, que nunca hay que dejar de examinar.

Aparte excepciones poco frecuentes, el profesor de yoga no suele ser médico, pero dispone de experiencia para descubrir las anomalías flagrantes. Su papel consiste entonces en alejarle de una sesión que podría resultarle perjudicial y encaminarle hacia el médico.

Precauciones indispensables para toda sesión de yoga

Incluso un sujeto perfectamente sano y apto para realizar esfuerzos de cierta intensidad:

- Necesita un calentamiento suficiente previo a la sesión, y también una relajación bien concebida;
- progresividad en la intensidad de los esfuerzos exigidos durante la sesión;
- equilibrio adecuado entre posturas y contraposturas;
- evitar todo lo que se tolera mal o lo demasiado intenso, así como los movimientos brutales;
- toda idea de competición queda absolutamente proscrita en yoga; ocurre a veces en las sesiones colectivas que un exceso de emulación motiva demasiado a ciertos participantes.

Esto debe excluirse en absoluto: la mentalidad de «campeonitis», la «carrera por la medalla», no tiene ninguna cabida en la sesión de yoga.

Yoga y articulaciones de las personas de edad avanzada

La práctica del yoga puede continuarse hasta edad muy avanzada, sobre todo si el sujeto ha conservado cierta flexibilidad y no presenta dolores articulares en relación con una determinada enfermedad. Si padece de una o varias articulaciones, deberá suspender el yoga durante la fase dolorosa y reanudarlo después con prudencia, cuando aquélla haya remitido. Obviamente, dichas precauciones se refieren a las posturas que pongan en juego las articulaciones afectadas; las demás pueden practicarse libremente. Prácticamente todas las modalidades respiratorias del pranayama se libran de contraindicación, es decir que siempre son beneficiosas.

Merece mención particular la postura shavasana (véase la página 31).

Puesto que no requiere ningún esfuerzo físico, y asegura una relajación perfecta, está aconsejada en todos los casos. Distiende el sistema nervioso, favorece el sueño, disipa la ansiedad, y favorece con sus efectos euforizantes a la persona de edad avanzada. En los demás casos, hay que contar con las muchas patologías que empeoran las condiciones de vida de estas personas, en particular las enfermedades articulares representadas principalmente por la artrosis en sus múltiples localizaciones.

En presencia de tales incapacidades la persona de edad debe atenerse a unas reglas elementales de prudencia:

- No excederse de sus posibilidades ni prolongar las sesiones, utilizar accesorios auxiliares: apoyo contra la pared, uso de asientos, pañuelos que intercalará entre las manos cuando experimente dificultad para unirlas, almohadas bajo las piernas, las nalgas o el occipucio, etc.

Con frecuencia la sesión de yoga es la ocasión para persuadir a los sujetos que no quieren moverse o que se creen incapaces de hacerlo, obligándolos a realizar una movilización beneficiosa, con lo cual se les demuestra que no ha terminado todo para ellos ni mucho menos. Aunque todo se reduzca a algunas modalidades respiratorias, éstas al menos tendrán la ventaja de provocar una mejoría sustancial de la irrigación cerebral.

El individuo de edad avanzada no practicará la sesión a las mismas horas que un sujeto joven. El momento más idóneo se sitúa entre las 15 y las 16 horas; por razones cronobiológicas éste es el período de menor rigidez, y el estado de receptividad mental es mejor, habiendo despertado la memoria y las facultades de aprendizaje. La tensión arterial sistólica es la más baja de la jornada, lo cual no carece de importancia si vamos a abordar unos movimientos susceptibles de aumentarla. El yoga, y tanto sus asanas como la pranayama y demás técnicas anejas, deben adaptarse a las posibilidades y a los ritmos de la persona de edad avanzada, no al revés.

Calentamiento

La organización del calentamiento previo a la sesión de yoga, lo mismo que a toda prueba deportiva, es primordial para el conjunto de los movimientos y de los esfuerzos subsiguientes.

Si se descuida o incluso suprime el calentamiento, o se practica de manera incorrecta, perjudicamos al adepto de yoga lo mismo que al deportista.

Cierto que el yoga no es un deporte, pero la construcción de la postura en fase dinámica requiere flexibilidad y buena preparación muscular. El mantenimiento del asana en fase estática también requiere una musculatura bien preparada, a fin de poder mantener la postura más o menos rato, lo cual puede resultar ímprobo si no se ha calentado antes. Esta preparación se realiza mediante un ejercicio ligero, de los cuales hay tantas modalidades que no podemos enumerarlas aquí. El mismo practicante acaba por descubrir lo que le favorece y lo que no, lo que le resulta suficiente y lo que no llega a asegurarle una preparación conveniente.

En esta etapa se estará atento a los ritmos respiratorio y cardíaco, que debe acelerarse pero con moderación. Se tendrá en cuenta que durante la estación fría hay que calentar más rato que en verano. Si la estancia se halla relativamente fría será conveniente usar una indumentaria apropiada para la sesión de yoga. Y con la edad, conviene tomarse el tiempo que haga falta, lo mismo que se hace con otras muchas actividades.

El calentamiento debe actuar sobre el cuerpo entero, aunque las posturas que tengamos proyectado realizar afecten sólo a una parte.

El calentamiento debe ser suficiente pero no exagerado; recordemos que lo mejor suele ser enemigo de lo bueno.

Métodos anexos para mejorar la calidad de la respiración

Habitualmente los múltiples métodos propuestos por el yoga en el contexto de la pranayama permiten alcanzar una ventilación muchas veces superior a las posibilidades del sujeto normal, incluso el que ha practicado reeducación respiratoria o una gimnasia tendente a tal efecto.

En algunos sujetos particularmente deficientes desde el punto de vista respiratorio, bien sea constitucional esa deficiencia, o en relación con ciertas deformaciones torácicas, con una enfermedad más o menos reciente, o con una negligencia en cuanto a los movimientos respiratorios, si se quiere ganar tiempo cabe proponer como anexos al yoga dos tipos de ejercicios muy efectivos.

El yoga no es una gimnasia y no incluye las dos técnicas que vamos a describir. Por otra parte suele privilegiar las retenciones del aliento con la finalidad de establecer un cierto estado de espíritu, una cierta visión del mundo, no la de combatir tal o cual fenómeno patológico.

De estas maneras se consigue mejorar con rapidez la eficacia respiratoria:

- *En el plano de la fuerza de los músculos respiratorios,* aumentando en especial la de los músculos encargados de la espiración: el sujeto debe realizar por la nariz una inspiración tan fuerte como sea posible, dedicándole el tiempo que le parezca más conveniente, aunque cuanto más se prolongue mejor será el resultado obtenido. Se debe llegar a conseguir una inspiración de 10 segundos por lo menos a glotis abierta.

La espiración subsiguiente debe forzarse todavía más a fondo y es aconsejable tender progresivamente a prolongarla mucho más de los 10 segundos considerados como tiempo mínimo (y por lo menos igual al tiempo de inspiración).

La maniobra inspiración fuerte/espiración muy fuerte, cada una de ellas prolongada 10 segundos por lo menos, se repite 6 veces seguidas. Esta maniobra se practica 4 veces al día repartidas entre la mañana, la tarde y la noche. Se recomienda la perseverancia cotidiana.

Se asiste rápidamente a una mejoría corroborada por los exámenes funcionales respiratorios, en particular por la baja del volumen residual, lo cual traduce el aumento de fuerza de los músculos de la espiración.

- *En el plano de las resistencia de los músculos respiratorios,* el programa prevé realizar las espiraciones contra una resistencia, de acuerdo con las línea generales de la reeducación activa en kinesiterapia.

Para el sujeto practicante del yoga, esta segunda técnica merece precisamente un interés especial.

Capítulo II

RECAPITULACIÓN DE LAS POSTURAS DE YOGA Y DE SUS TÉCNICAS

Hemos seleccionado 43 posturas o asana (palabra invariable) de entre las más corrientes. Esta selección dista de ser exhaustiva en cuanto a las posturas que constan descritas, pero resulta suficiente para descubrir globalmente las repercusiones del yoga en el terreno médico.

Son las mismas que presentábamos en nuestro libro *El yoga terapéutico* a fin de pasar revista a un centenar de enfermedades corrientes y examinar con detalle las indicaciones y contraindicaciones con respecto a éstas.

En Occidente la denominación de las posturas varía, y mucho, con cada autor. Por nuestra parte hemos preferido la traducción directa del sánscrito; sobre este asunto se hallarán referencias detalladas en la mencionada obra *El yoga terapéutico*, publicada por esta misma editorial.

Cada postura aparece con la descripción de la técnica necesaria para realizarla y con un número. Todas las veces que citemos en el texto una de las posturas, indicaremos dicho número entre paréntesis, y vendrá acompañada de una miniatura que ayude a identificarla.

POSTURA 1
Acorde perfecto

La técnica

- Sentado con los miembros inferiores bien estirados por delante, las manos planas con las palmas descansando en el suelo junto a las caderas;
- cierre los ojos si así lo desea;
- doble la pierna izquierda hasta plegar del todo la rodilla;
- tome el pie izquierdo con las manos y llévelo a contacto del talón con el perineo, luego apoye bien la planta del pie izquierdo sobre el muslo derecho;
- doble la pierna derecha hasta plegar del todo la rodilla y coloque el pie derecho sobre el tobillo izquierdo, quedando el talón derecho en contacto con el pubis y firmemente alojado; la parte superior del pie derecho descansa sobre la parte inferior de la pierna izquierda; la punta del pie derecho se apoya en la parte interior de la pantorrilla;
- levante los brazos horizontalmente y luego estírelos ante sí, bien paralelos;
- coloque el dorso de las manos sobre las rodillas, con las palmas vueltas hacia arriba.
- en ambas manos, junte la yema del pulgar con la del índice formando círculo, manteniendo estirados los demás dedos; en esta disposición la parte posterior de la muñeca descansa sobre la cara superior de la rodilla y se halla usted en jnana mudra;
- no baje la cabeza; manténgala, por el contrario, bien levantada, así como el cuello; la espalda debe permanecer recta pero no incurvada hacia dentro, ni proyectando el tórax hacia adelante;
- concéntrese e imagine que la mirada profundiza en el propio fuero interno;
- mantenga la postura, puesto que no fatiga, todo el tiempo que quiera; es de las más propicias a la meditación y la ejecución de las modalidades respiratorias de pranayama; déjala tan pronto como se presente el mínimo signo de fatiga o sensación de incomodidad;
- para cancelar la postura, descanse primero los pies y regrese luego a la posición inicial, entrando al mismo tiempo en relajación;
- ésta debe ser completa antes de emprender la postura simétrica del asana, es decir doblando primero la pierna derecha. Pueden ejecutarse así varios ciclos consecutivos.

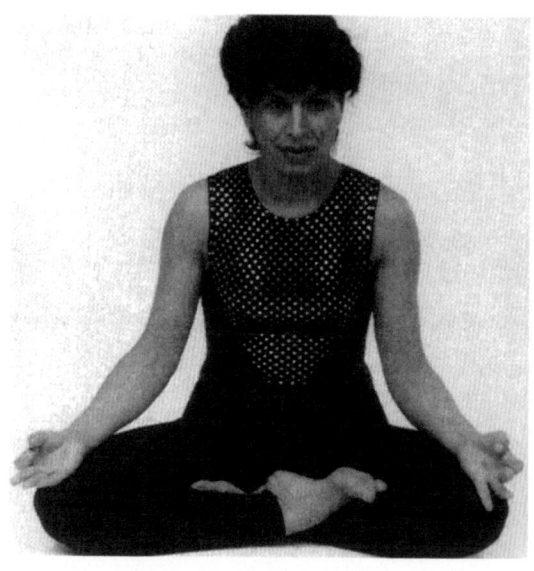

Postura del acorde perfecto

POSTURA 2
Ángulo de pelvis con ligadura

La técnica

- Sentado con los miembros inferiores bien estirados hacia delante;
- pliegue las rodillas acercando los talones al pubis;
- junte las plantas de los pies; sujete los pies con ambas manos por la articulación de los dedos y cruce los dedos de las manos;
- acerque los talones hasta tocar el perineo; la parte exterior o borde externo del pie debe permanecer en íntimo contacto con el suelo. Las rodillas se abrirán aún más en el decurso del ejercicio y deben llegar a tocar el suelo, por ambos lados, con su cara externa;
- siga apretando ambos pies con los dedos entrecruzados de las manos, y controle que la columna vertebral esté bien recta, sin desfallecer;
- puede ejecutarse la postura cerrando los ojos, si así se desea, o con vista al horizonte, o también fijando los ojos en la punta de la nariz;
- mantenga la postura el rato que le parezca bien, hasta el primer asomo de fatiga o de incomodidad, que impondrá su cesación inmediata;
- recupere la postura inicial y relájese.

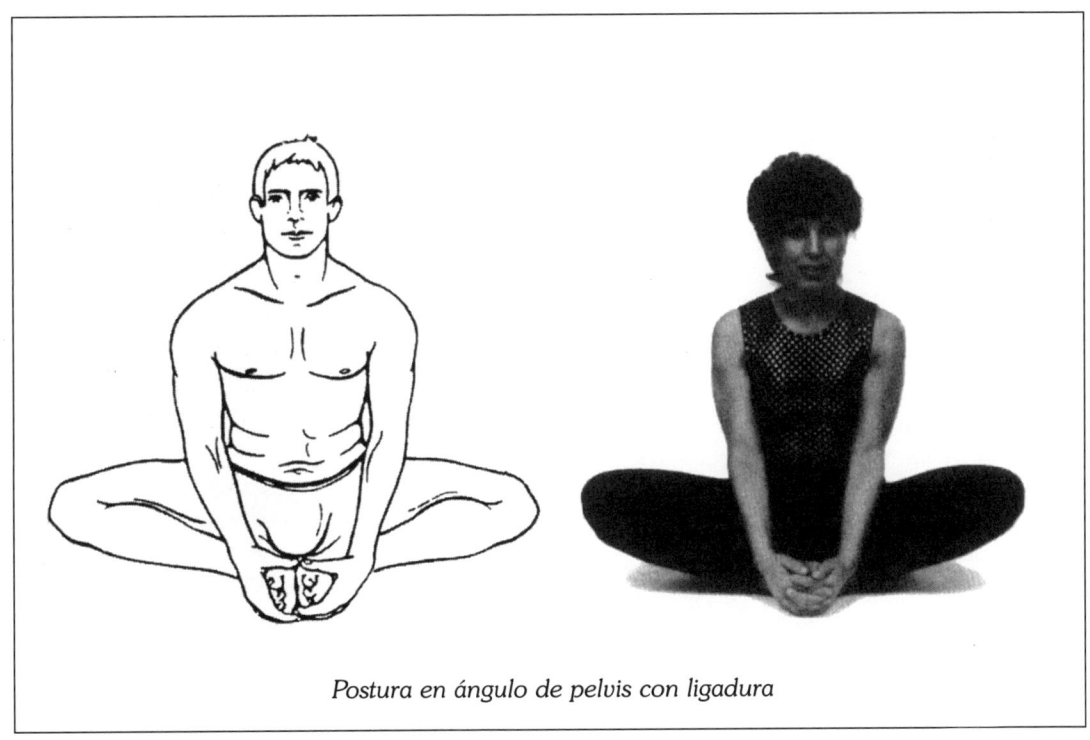

Postura en ángulo de pelvis con ligadura

POSTURA 3
Árbol

La técnica

- En pie con los pies juntos, talones y pulgares de los pies en contacto, y éstos bien planos sobre el suelo, tomando apoyo en toda la planta y sobre todo en la parte anterior del pie, es decir, sobre los metatarsos. Los brazos colgando a los costados, los ojos abiertos al igual que en todas las posturas que precisen mantenimiento del equilibrio corporal;
- replegar la rodilla derecha y sujetar el pie derecho con ambas manos por encima del tobillo, para llevarlo hacia el muslo izquierdo, el talón apoyado en la parte alta de éste; la planta del pie derecho se apoyará de plano sobre la cara interna del muslo izquierdo;
- estirarse al máximo, para lo cual haremos contracción con los miembros inferiores fijando la atención en tres regiones:
- las rodillas, que se tensarán alzando las rótulas,
- las nalgas, que deben apretarse,
- los muslos, cuya musculatura tensaremos tirando hacia arriba;
- sacar pecho, meter estómago, estirar la columna vertebral procurando alargar sobre todo la parte cervical, o sea, el cuello.
- elevar ambos brazos verticalmente por encima de la cabeza, bien estirados;
- mantener la posición tanto rato como lo permita la conservación del equilibrio y la ausencia de molestias o de fatiga, y si es posible durante tres ciclos respiratorios como mínimo;
- bajar la pierna;
- separar las manos y bajar poco a poco los brazos;
- practicar relajación durante un tiempo suficiente antes de repetir la postura del árbol con la otra pierna.

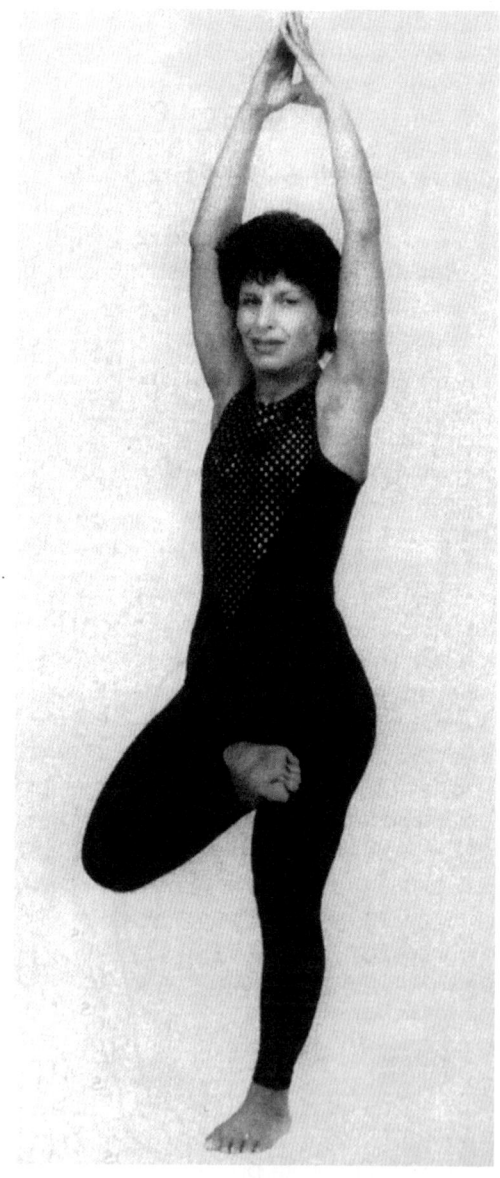

Postura del árbol (variante con apoyo de la parte dorsal del pie)

POSTURA 4
Arco

La técnica

- Tendido boca abajo, bien plano, el mentón apoyado en el suelo, los brazos a lo largo del cuerpo;
- aprovechando una espiración, doble las rodillas y acerque los pies a las nalgas;
- tendiendo los brazos hacia atrás, levante las rodillas y los muslos, y sujete los tobillos con las manos de los lados correspondientes;
- levante la cabeza llevándola hacia atrás todo lo que pueda;
- no intente juntar las rodillas; por el contrario, debe separarlas más o menos, a su comodidad;
- en estos momentos sólo quedará en contacto con el suelo el abdomen, y más especialmente su región inferior, sin apoyarse sobre las costillas;
- permanezca inmóvil durante dos ciclos respiratorios;
- exhale a fondo y luego, aprovechando una inspiración, tire de las piernas hacia arriba, procurando siempre no juntar las rodillas; éstas y también los muslos y el busto despegan del suelo, tanto más arriba cuanto más se dejen en libertad las rodillas;
- en estas condiciones los brazos tensan el cuerpo como si fuesen la cuerda de un arco; si se desea, pueden juntarse ahora las rodillas, los muslos y los tobillos, o dejarlos separados (como en la fotografía) si lo demanda la comodidad o por razones de salud;
- mantenga los pulmones llenos de aire durante diez segundos como mínimo, y hasta un minuto si se puede;
- no se preocupe por su ritmo respiratorio, que normalmente se habrá acelerado;
- recupere la postura inicial tendido sobre el suelo;
- practique la relajación el rato necesario para una buena distensión y la normalización del ritmo respiratorio;
- podemos repetir esta postura hasta tres veces seguidas si nos hallamos en condiciones de hacerlo

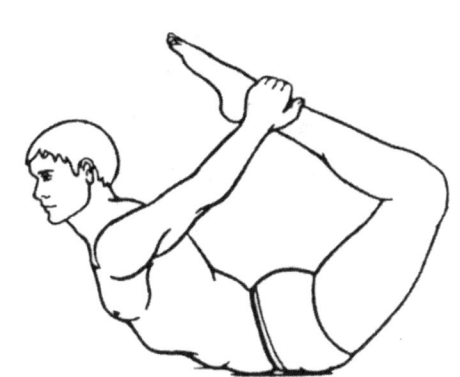

Postura del arco

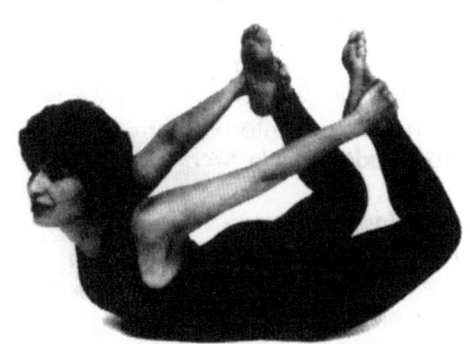

Variante cómoda con separación de piernas

POSTURA 5
Atención

La técnica

Vamos a descomponerla en sus fases.

Primera fase
- De pie, con pies y talones unidos, dejaremos colgar los brazos junto a los costados;
- contraer los músculos de las nalgas y los de la parte posterior del muslo; tensar las rodillas levantando las rótulas;
- sacar pecho, meter estómago y estirar la columna vertebral en conjunto, pero sobre todo la región del cuello;
- procúrese repartir por igual el peso del cuerpo sobre las plantas de los pies, y manteniendo una postura bien estable con «fijación lumbar».

Segunda fase
- Respirando correctamente, aprovechar una inhalación para levantar los brazos en vertical hasta unir las palmas de las manos.

Tercera fase
- Entrecruzar los dedos y volver las palmas de las manos hacia arriba; debe notarse un autoengrandecimiento favorecedor de la columna vertebral; en este instante se observará la desaparición de los dolores de cabeza cuyo origen sea congestivo, así como la de los dolores cervicales debidos a un asentamiento vertebral no bien estructurado todavía.

Cuarta fase
- Relajar seguidamente la postura, siempre descansando con la planta de los pies bien plana sobre el suelo;
- realizar luego movimientos alternativos de alzamiento sobre las puntas de los pies y reposo sobre las plantas; este movimiento favorece particularmente la circulación en los miembros inferiores;
- acto seguido practicaremos un alzamiento sobre las puntas de los pies, con las piernas bien estiradas y procurando no arquear la región dorsal ni la columna lumbar;
- mantenga esta posición tanto rato como le parezca, mientras no le produzca sensación de incomodidad ni de fatiga;
- respire de manera libre y regular, sin imponerse un ritmo;
- aproveche una espiración para bajar los brazos hacia los costados, y descanse luego con la planta de los pies bien apoyada en el suelo;
- por último, pase a la posición de decúbito supino para realizar una relajación en shavasana, o encadene con la práctica de otra postura.

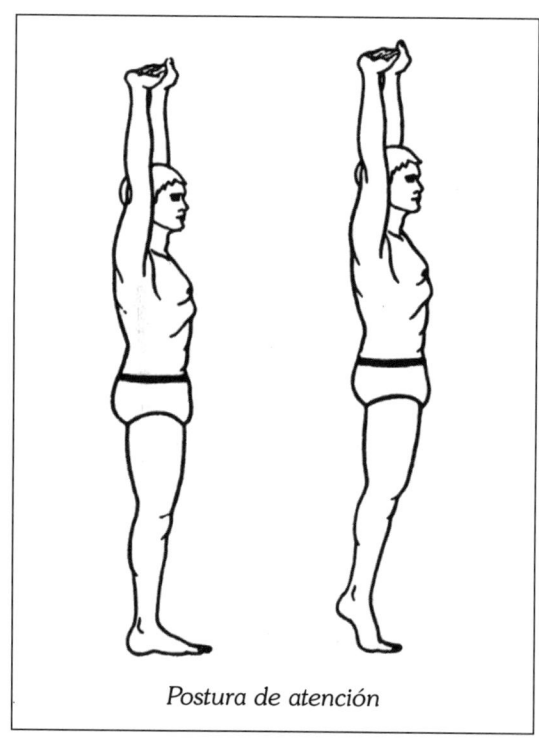

Postura de atención

POSTURA 6
Barco

La técnica

- Sentados, con las manos cruzadas detrás de la nuca;
- respiramos, y aprovechando una espiración basculamos el busto hasta 45 grados hacia atrás; simultáneamente levantamos las piernas a unos 60 grados aproximadamente, procurando mantenerlas bien rígidas; los pies quedan verticales y las puntas mirando hacia arriba;
- en cuanto hayamos elevado las piernas en el ángulo deseado, adelantaremos el busto y la pelvis;
- ahora extenderemos los brazos hacia adelante. Deben permanecer paralelos al suelo, con las palmas de las manos encaradas;
- facultativamente, a continuación podemos agarramos los tobillos con las manos;
- estaremos atentos para que no se produzca ningún pliegue ni en las rodillas ni en los codos;
- es muy importante que el peso del cuerpo descanse *totalmente* sobre las nalgas;
- procuraremos no contraer ni los hombros ni el cuello;
- respiraremos libremente, sin imponer ningún ritmo;
- mantendremos la postura todo el tiempo que consideremos oportuno, mientras no se produzcan molestias o fatiga y según sea la resistencia de nuestra musculatura abdominal.

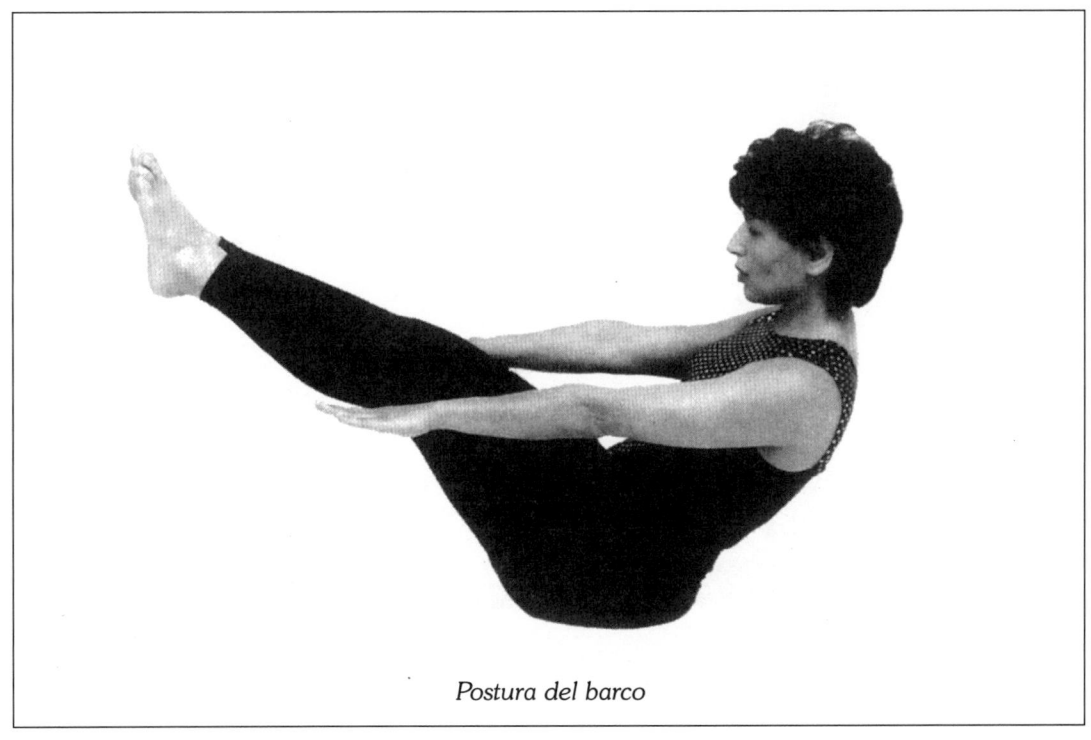

Postura del barco

POSTURA 7

Bastón

La técnica

- En postura sentada, las piernas estiradas sin doblar las rodillas;
- lleve los brazos hacia delante, apoye las manos en las rodillas y luego entrecruce los dedos dirigiendo las palmas de las manos hacia delante;
- separe las manos y apóyelas junto a las caderas, las palmas reposando bien planas en el suelo con los dedos apuntando hacia los pies;
- estire bien los brazos y *ponga rígida la columna vertebral, y tan recta* como *le sea posible*, detalle éste muy importante;
- eleve los brazos hacia la vertical, con los dedos entrecruzados y las palmas vueltas hacia arriba;
- mantenga la postura mientras no sea causa de una tensión excesiva;
- practique varias respiraciones sin forzar el ritmo, retorne a la postura inicial y relájese.
- puede reanudar la postura varias veces, o encadenar con la postura del barco.

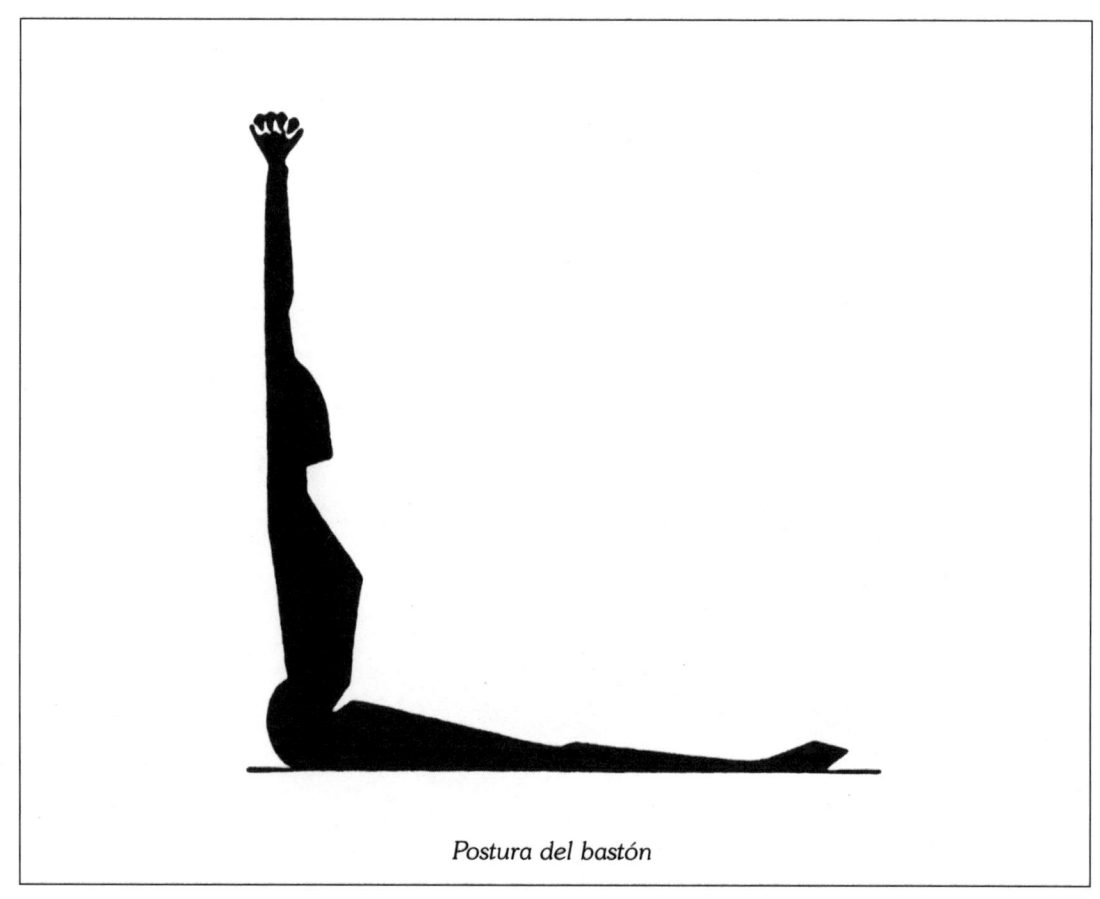

Postura del bastón

POSTURA 8
Cuerpo muerto

Este asana que se ejecuta en decúbito supino es la postura fundamental del yoga. De hecho no estamos ante una verdadera «postura» ya que no hay construcción técnica alguna, ni movimiento anatómico.

La verdadera dificultad es de orden mental. Para ser eficaz el asana debe aportar un estado perfecto de relajación. En cierto sentido sirve como vía de acceso a todo el yoga en sí.

Se aconseja sistemáticamente para iniciar y terminar cada sesión de yoga, lo cual nos indica su importancia.

La sencillez es sólo aparente. La perfección en obtener la relajación propuesta es indispensable para que el sujeto pueda beneficiarse de la maravillosa descrispación física y mental.

Distinguiremos aquí dos variedades de shavasana.

1. La técnica de la shavasana simplificada

- Tumbado en el suelo, con los miembros superiores e inferiores bien estirados pero sin apretar contra el cuerpo; las manos reposan con las palmas sobre el suelo; los talones se hallan en contacto pero las puntas de los pies se hallan ligeramente separadas;
- cierre los ojos, realice una buena inspiración y una espiración fuerte; a partir de ahí la respiración proseguirá en modo libre y sin forzarla; dedique su atención a ella si no logra concentrarse fácilmente sobre la postura;
- intente una distensión profunda; todo el cuerpo debe relajarse, pero determinadas regiones reclaman un cuidado especial: los hombros, los ojos, la mandíbula inferior, la parte baja del tórax en el plano del diafragma;
- mantenga la postura durante uno o dos minutos como inicio o final de una sesión de yoga; si se practica por sí misma, un cuarto de hora bastará para beneficiarse de una notable distensión nerviosa y una lucidez incomparable.

2. Shavasana terapéutica

Su técnica es recomendable para los desarreglos nerviosos y la prevención y tratamiento de las afecciones psicosomáticas.

La descripción, demasiado extensa para reproducirla aquí, se hallará completa en *El yoga terapéutico*, publicado por esta misma editorial.

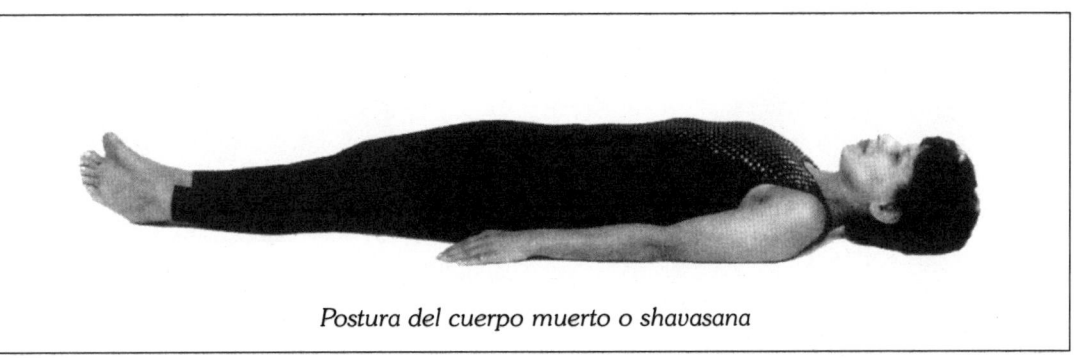

Postura del cuerpo muerto o shavasana

POSTURA 9
Silla

La técnica

- En pie, realizamos la postura inicial de atención (5);
- elevamos los brazos verticalmente por encima de la cabeza; los dedos entrecruzados con las palmas extendidas y vueltas hacia delante, o bien simplemente extendidos y unidos verticalmente, lo mismo que las palmas;
- mantenemos los brazos extendidos en vertical, o bien hacia delante, con las manos juntas;
- imagine que toma asiento en una silla ficticia; doble las rodillas echándolas adelante a fin de dirigir el descenso del tronco en vertical, hasta alcanzar una postura en que los muslos queden paralelos al suelo;
- el descenso de las nalgas puede interrumpirse a la mitad, o continuar hasta sentarse sobre los talones (como en la fotografía);

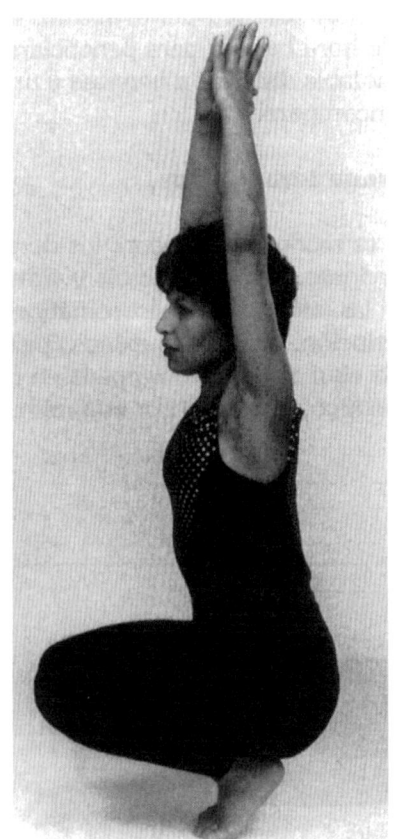
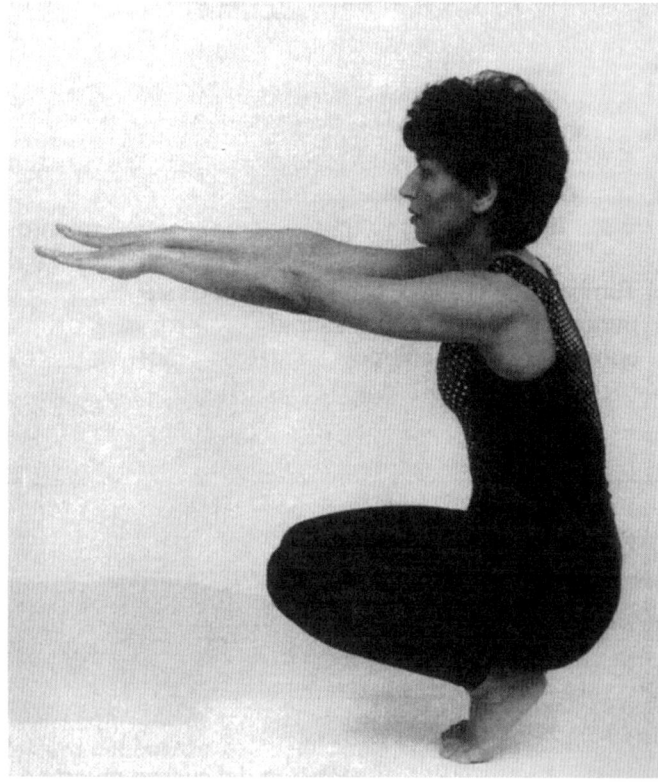

Postura de la silla

- controle el equilibrio general y muy especialmente el de la región lumbar;
- respire normalmente, sin imponerse ningún ritmo;
- procure no redondear ni ahuecar la espalda, y sin inclinarse hacia delante; por el contrario, el tórax debe atrasarse cuanto resulte posible;
- mantenga las piernas juntas y toda la superficie de los pies bien plantada en el suelo; o bien apóyese sobre las puntas de los pies (fotografía) si prefiere sentarse sobre los talones;
- la cabeza no debe echarse atrás, y la nuca permanecerá suelta, sin crispación;
- debe mantenerse la postura 30 segundos al menos, si lo permite el equilibrio y no se presentan señales de fatiga;
- aprovechando una inhalación, nos incorporamos, estirando las piernas y bajando los brazos;
- con ello hemos retornado a la fase inicial de la postura de atención;
- realice una distensión suficiente y reanude la postura una o dos veces, salvo inconveniente.

POSTURA 10
Camello

La técnica

- De rodillas, los miembros inferiores bien juntos y apretados, las puntas de los pies mirando hacia atrás;
- descanse las manos planas sobre los muslos, justo debajo de las caderas;
- arquear la columna vertebral;
- realice varios ciclos respiratorios y aprovechando una espiración, ejecute el tiempo esencial de la postura: la palma abierta de la mano derecha irá al encuentro de la planta del pie derecho, y lo mismo del lado izquierdo; si no consigue unir las palmas de las manos con las plantas de los pies en toda su longitud, procure al menos tocar los talones con los extremos de las manos;
- eche la cabeza atrás, y haga descender la espalda hasta la horizontal, quedando entonces paralela a la pierna, entre las rodillas y los dedos de los pies; en cambio los muslos no deben inclinarse hacia atrás, sino que se hallarán perpendiculares con respecto a la espalda y las piernas, y en paralelo con los miembros superiores; por razones médicas y de comodidad se tolera la oblicuidad de los segmentos verticales de la postura;
- mantenga la postura el tiempo conveniente, y por lo menos un minuto si le es posible, respirando de manera libre y regular, sin imponerse un ritmo; interrúmpala en caso de malestar o fatiga;
- devuelva las manos a la parte alta de los muslos, recupere la postura de rodillas, y finalmente siéntese para practicar una relajación suficiente.

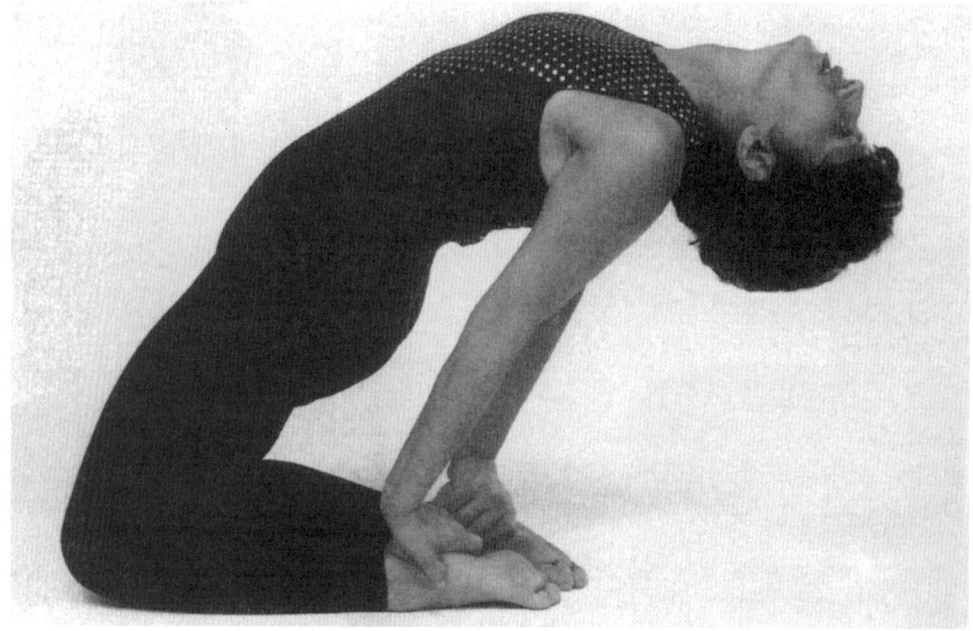

Postura del camello, variante cómoda

POSTURA 11
Vela

La técnica

- Tumbados de espalda, bien planos;
- estiramos las piernas tensando las rodillas; los miembros superiores descansan de plano junto a las piernas, con las palmas en el suelo;
- respiramos profundamente;
- durante una inhalación, levantamos poco a poco las piernas, con las rodillas dobladas, poniendo los muslos en contacto con la parte superior del abdomen;
- realizamos dos ciclos respiratorios;
- al exhalar, levantamos del suelo la espalda con ayuda de las manos; los miembros inferiores siguen doblados por las rodillas;
- ponemos en contacto con el mentón la parte superior y anterior del pecho;
- apoyamos sobre las manos puestas de plano la parte media de la columna vertebral;
- en estas condiciones sólo quedan en contacto con el suelo: la cara posterior de los brazos, los hombros, el cuello y la cabeza;
- efectuamos dos ciclos respiratorios;
- aprovechamos una exhalación para estirar las piernas, hasta aquí dobladas, con las puntas de los pies dirigidas hacia arriba;
- el mentón oprime el esternón como si quisiéramos «marcar papada»; la cabeza debe mantener una inmovilidad absoluta;
- mantendremos un rato la postura, controlando al misrno tiempo la regularidad del ritmo respiratorio;
- al espirar, procedemos al descenso progresivo del cuerpo; luego podremos liberar las manos y tendernos, recuperando la postura inicial.

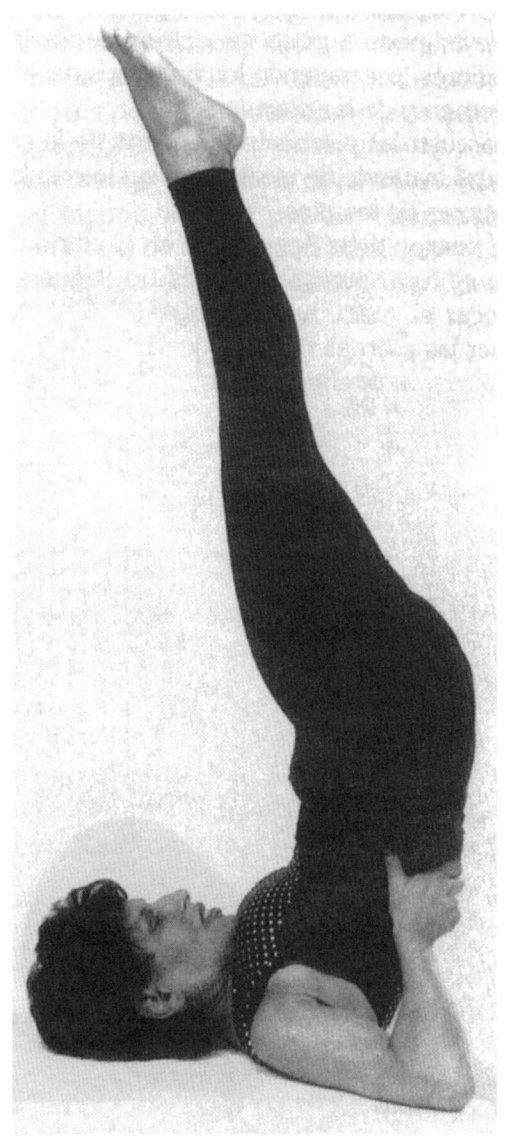

Postura de la vela

POSTURA 12
Arado

La técnica

- Tumbado de espaldas con las piernas extendidas, los brazos a lo largo del cuerpo, las palmas de las manos en contacto con el cuerpo;
- elevar poco a poco las extremidades inferiores, contrayendo los músculos del abdomen y de las piernas;
- bascular las piernas por encima de la cabeza tratando de alcanzar el suelo con las puntas de los pies;
- el cuerpo debe flexionarse en el plano de la cintura; aunque los pies no lleguen a tocar el suelo, hay que tratar de mantener las piernas rígidas y juntas;
- puede mantener los brazos estirados o doblarlos para que las manos vayan a servir de apoyo a la parte baja de la espalda;
- mantenga esta postura todo el rato que quiera y mientras no se produzca malestar o incomodidad, que impondrían la suspensión inmediata;
- respire libremente, sin imponerse ningún ritmo;
- si se siente capaz, *pase acto seguido a la postura de orejas presionadas* (32), doblando las rodillas y apretándolas contra las orejas;
- si prefiere continuar en la postura del arado, manténgala durante algo más de un minuto si le resulta posible, y lleve luego las piernas a la vertical pasando a la postura de la vela, con las caderas apoyadas en las manos.

Por último se bajarán poco a poco las piernas hasta recuperar el decúbito inicial, y se realizará una relajación suficiente.

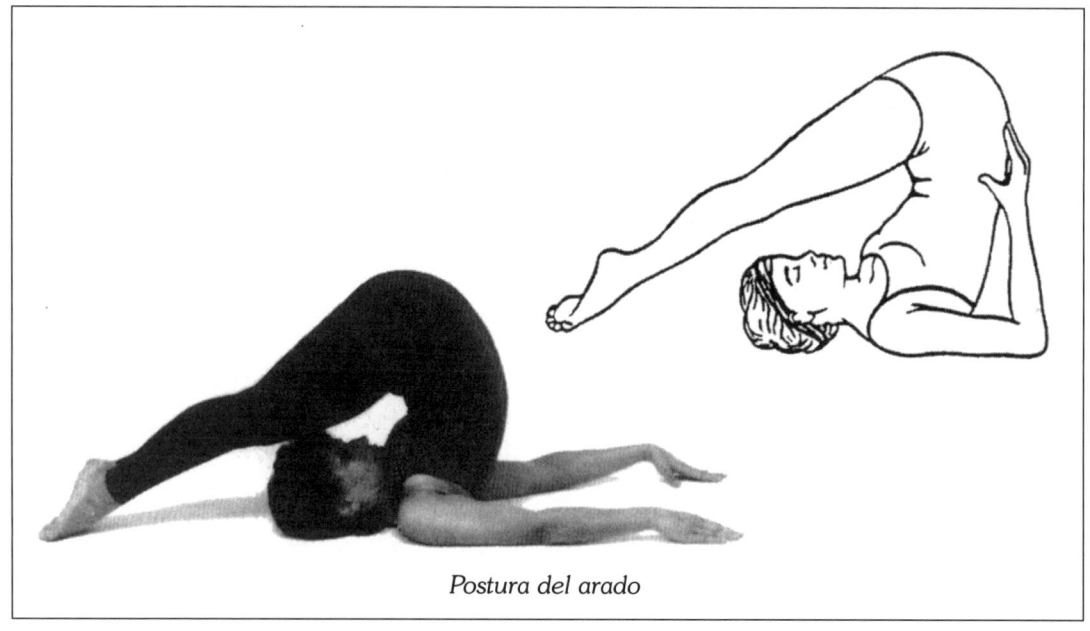

Postura del arado

POSTURA 13
Perro cara al cielo

La técnica

- Tumbado en el suelo, boca abajo, perfectamente plano;
- manteniendo las piernas estiradas y unidas, tensar los pies, que permanecerán apoyados de puntas en el suelo;
- cerrar los ojos y separar las puntas de los pies unos 25 cm;
- apoyar las palmas de las manos en el suelo junto a las caderas, con los dedos apuntando hacia delante; por ahora el mentón permanece en contacto con el suelo;
- realizar una inspiración y luego, al tiempo de exhalar el aire, se tomará apoyo con los brazos tensos para levantar el busto, echando simultáneamente la cabeza atrás tanto como sea posible; en cambio el pecho sobresale hacia delante;
- procure no ahuecar los hombros;
- en este momento las rodillas están despegadas del suelo; y por último las piernas, siempre rectas y juntas, se apoyarán exclusivamente en las puntas de los pies;
- las nalgas deben estar apretadas y la columna vertebral, las pantorrillas y la parte posterior de los miembros superiores deben quedar sometidos a fuerte tracción;
- mantenga la postura durante un minuto al menos, si le es posible, manteniendo un ritmo de respiración libre, no reglado;
- repliegue los codos, distiéndase y pase a la postura de descanso.

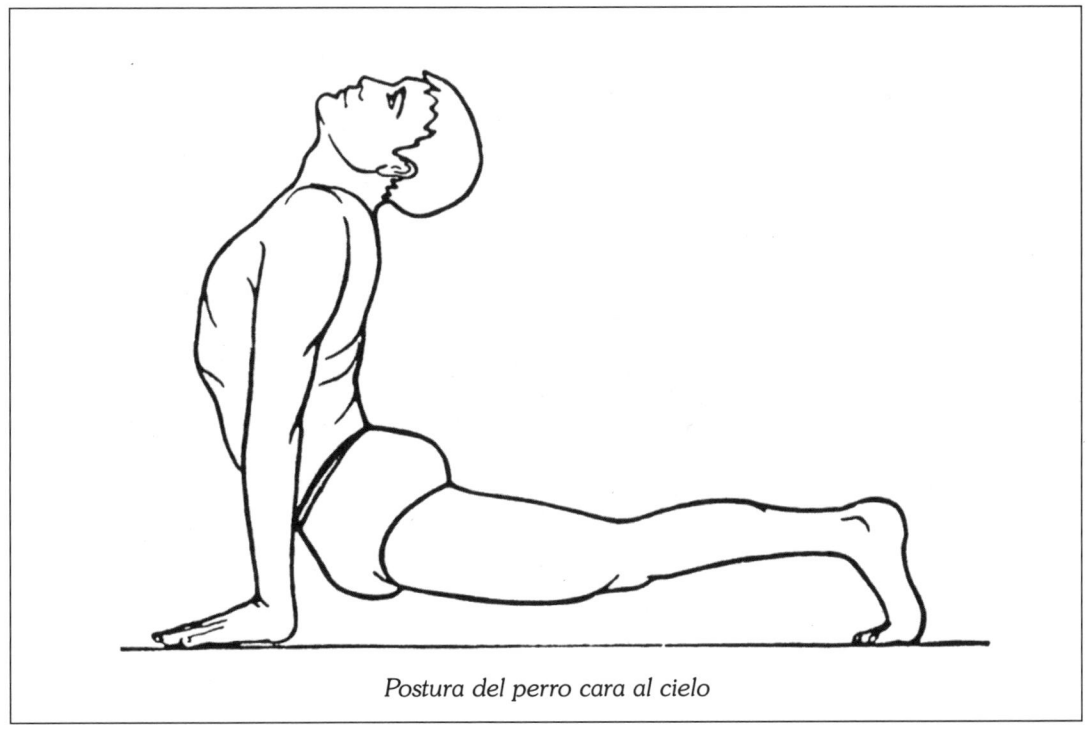

Postura del perro cara al cielo

POSTURA 14
Perro hocico al suelo

La técnica

- Tendido boca abajo en el suelo, perfectamente plano; ,
- separar las puntas de los pies unos 25 cm;
- apoyar las palmas de las manos en el suelo, a cada lado del pecho, en paralelo, con los dedos apuntando hacia delante;
- aprovechar una exhalación para alzar la pelvis y el pecho, tensar los brazos y meter la cabeza entre éstos, mirando hacia los pies;
- ponga la parte superior del cráneo en contacto con el suelo;
- los miembros inferiores deben tensarse también, sin doblar las rodillas; los pies quedarán planos descansando sobre el suelo, con las puntas mirando adelante;
- mantenga la postura durante un minuto al menos, si le es posible;
- realice con calma varios ciclos respiratorios;
- aproveche una espiración para levantar la cabeza, adelante el busto hasta descansar pecho y vientre en el suelo, retornando a la postura inicial;
- relájese suficientemente y observe cómo se ha disipado la fatiga que antes hubiese notado.

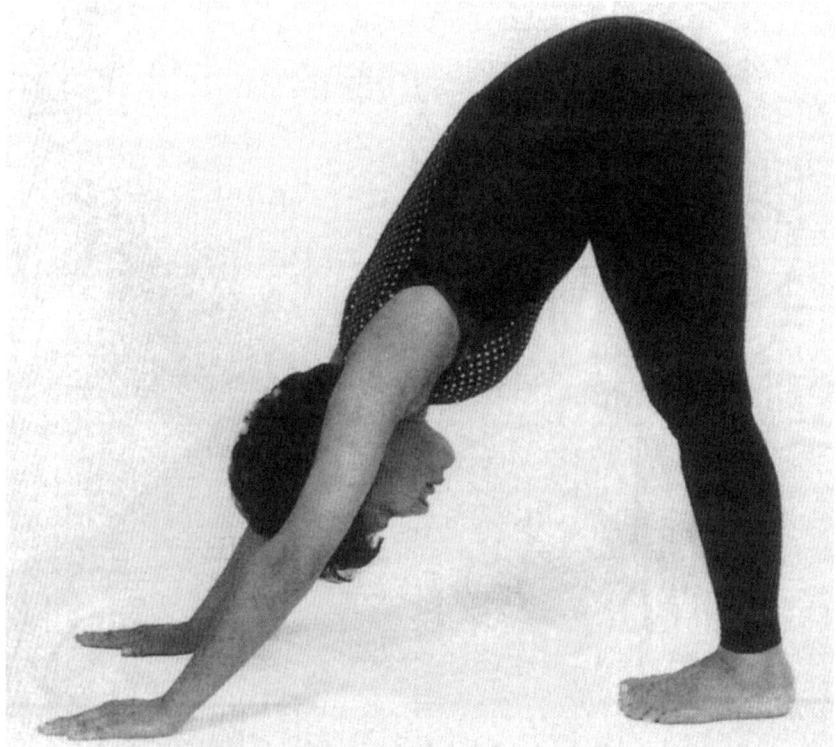

Postura del perro hocico al suelo (antes de entrar el cráneo en contacto con el suelo)

POSTURA 15
Cobra

La técnica

- Boca abajo en el suelo;
- estiraremos las piernas, manteniéndolas paralelas y unidas, con las puntas de los pies apuntando hacia atrás;
- las manos se colocarán con las palmas planas sobre el suelo, a la altura de la parte media del tórax;
- regular la respiración y aprovechar una inspiración para tomar fuerte apoyo en las manos y tensar los brazos al objeto de levantar el busto;
- efectuaremos varios ciclos respiratorios y luego, aprovechando una inspiración, elevaremos todavía más el tórax; al mismo tiempo alzaremos algo la pelvis, de manera que el contacto con el suelo se produzca en el plano del pubis;
- echar la cabeza atrás como la serpiente cuando va a atacar;
- hacer contracción con los músculos de los muslos y apretar las nalgas;
- mantener la postura un minuto o más, para luego regresar a la postura inicial y efectuar relajación.

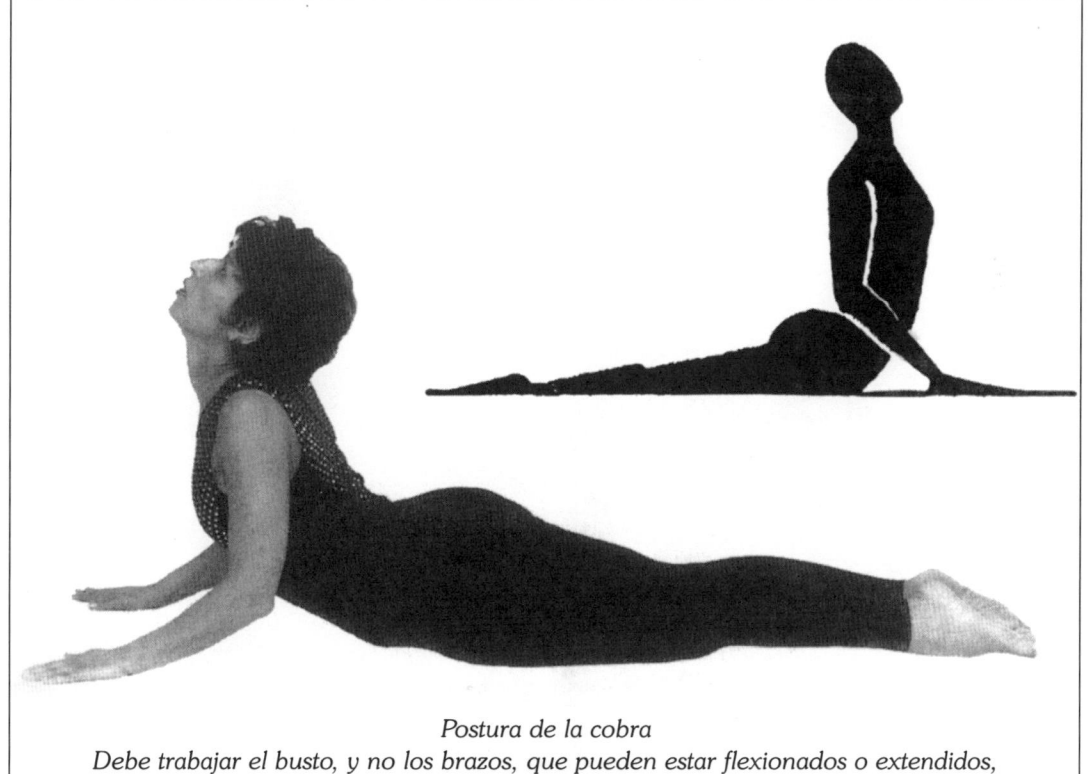

Postura de la cobra
Debe trabajar el busto, y no los brazos, que pueden estar flexionados o extendidos, o llevarse libremente hacia adelante

POSTURA 16
Bailarín

La técnica

- Partiendo de la postura de atención como fase inicial;
- posicionar el brazo izquierdo en paralelo con respecto al suelo, hacia delante;
- doblar la rodilla de manera que la pierna y el pie queden verticales, y el muslo paralelo al suelo;
- sujetamos el pie con la mano libre;
- los individuos dotados de flexibilidad suficiente podrán tirar del pie hacia arriba y, en la versión máxima, colocar la planta del pie sobre la nuca;
- la vez siguiente realizar la misma postura con inversión lateral.

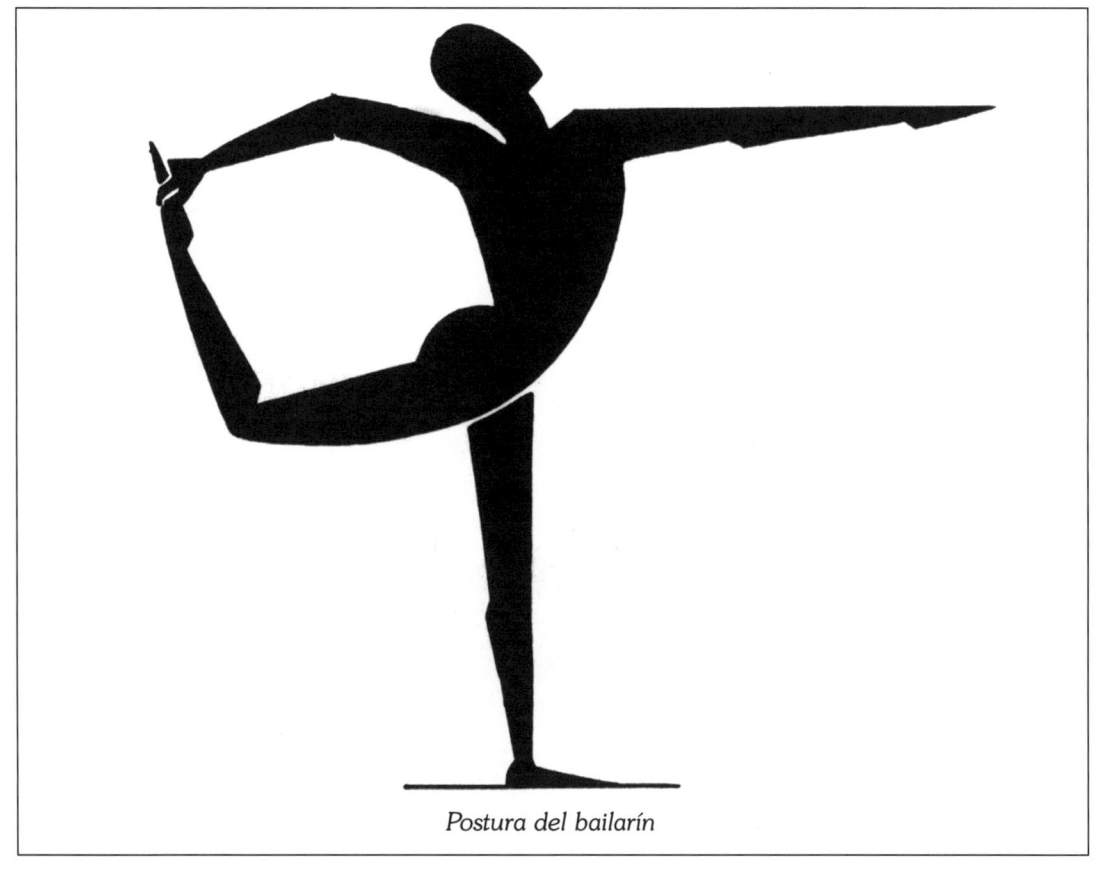

Postura del bailarín

POSTURA 17
Media vela

La técnica

- Tumbado de espaldas;
- cierre los ojos, respire correctamente;
- flexione las piernas a fondo, hacia el abdomen;
- levante la pelvis y sosténgala con ayuda de las manos, cuyas palmas irán a situarse en la región lumbar, junto a la parte baja de la columna vertebral;
- controle el equilibrio, luego despliegue y estire las piernas, llevándolas a la posición oblicua, siempre bien juntas;
- detenga el movimiento cuando las puntas de los pies coincidan con la vertical de los ojos.

En estas condiciones los miembros superiores quedan replegados; el brazo reposa en el suelo desde el hombro hasta el codo; los antebrazos están levantados, algo oblicuos hacia delante; las manos abiertas sostienen la parte baja de la espalda.

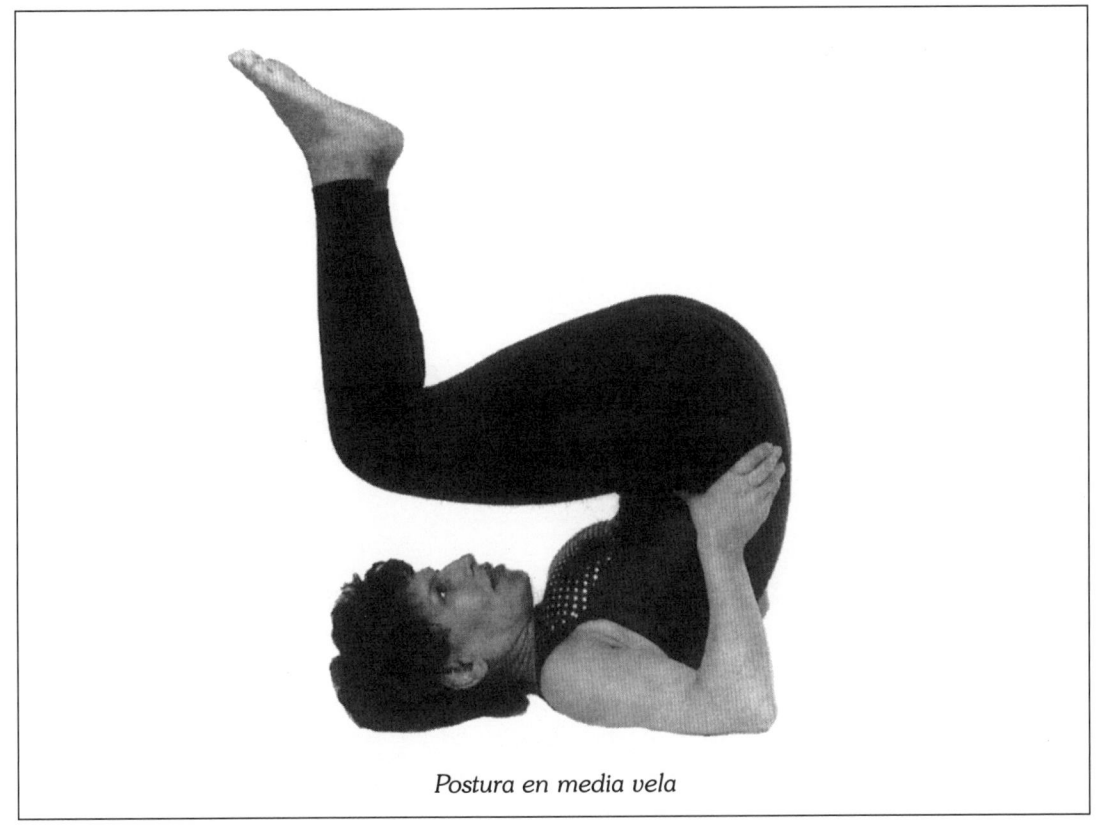

Postura en media vela

POSTURA 18
Medio puente con ligadura

La técnica

- Tumbado de espaldas, con las piernas flexionadas, los pies descansando de plano sobre toda la bóveda plantar, y se controlará su paralelismo riguroso;
- abarcar ambos tobillos con las manos, los miembros superiores bien tensos y las rodillas unidas;
- realizaremos varios ciclos respiratorios y luego, en coincidencia con una inhalación, realizaremos el tiempo principal de la posición alzando todo el cuerpo; se evitará todo balanceo discordante;
- bajando la cabeza de manera que el mentón se apoye en la parte superior del pecho.
- meta barriga y tense las nalgas; de esta manera se realiza una «llave lumbar» gracias a la acción protectora de los glúteos y los abdominales;
- la espalda, la pelvis y los muslos forman entonces una línea recta, inclinada hacia atrás, y cortada en ángulo recto por las piernas, al doblar las rodillas; las manos siguen aferrando sólidamente los tobillos. La postura, vista de lado, puede compararse con el arco de un puente, dividido por la mitad en la línea vertical de las piernas;
- realice varios ciclos respiratorios sin atenerse a ningún ritmo particular, y mantenga la posición mientras pueda, salvo sensación de malestar o de fatiga;
- aprovechando una espiración, descanse el cuerpo en el suelo, sin esfuerzo y sin brusquedades;
- dedique un tiempo suficiente a relajarse.

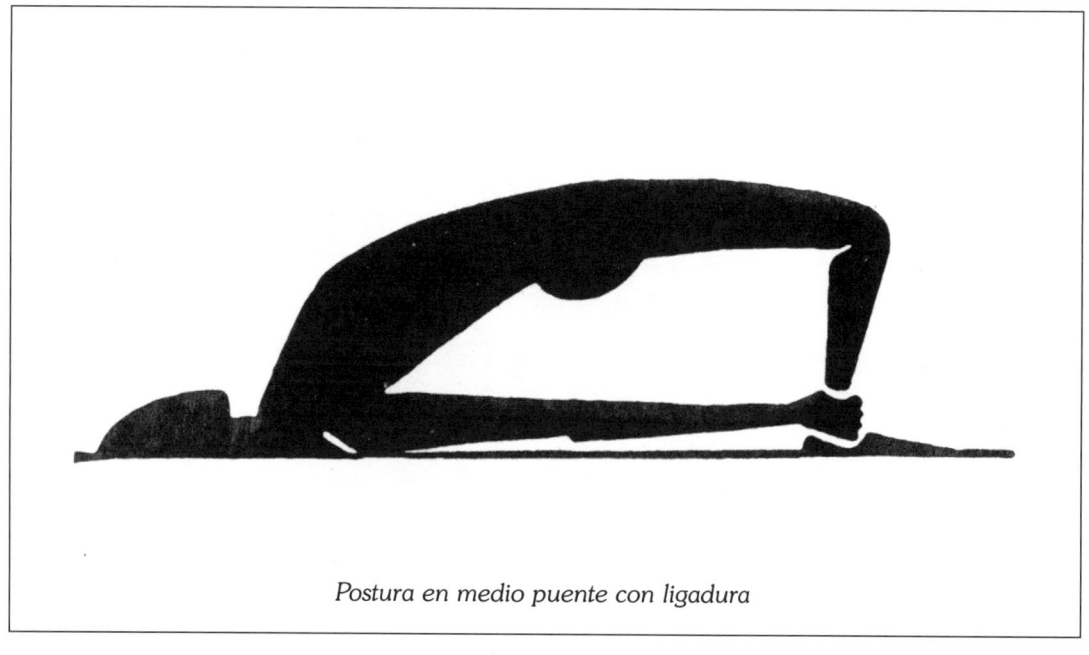

Postura en medio puente con ligadura

POSTURA 19

Diamante

La técnica

Primera fase
- Sentado sobre los talones, con los pies juntos, las piernas descansan juntas en el suelo desde las rodillas hasta las puntas de los pies, éstos dirigidos hacia atrás. Las manos reposan de momento con las palmas de plano sobre los muslos;
- baje la cabeza, entrecruce las manos volviendo las palmas hacia delante y luego, aprovechando una inspiración, tienda los brazos hacia delante para elevarlos en seguida, oblicuamente, hasta la altura de los ojos, al tiempo que adopta la postura arrodillada con los muslos levantados para erguir el busto;
- levante los brazos hacia la vertical; el rostro se alzará también, acompañando con la mirada el movimiento de las manos, que permanecerán con los dedos entrecruzados, las palmas ahora vueltas hacia el cielo;
- respire correctamente y aprovechando una espiración, retorne a la posición sentada; baje los brazos y apoye las manos sobre los muslos, siempre con los dedos entrecruzados, dirigiendo las palmas hacia delante.

*Segunda fase,
llamada «de la hoja doblada»*
- Ahora doble completamente el tronco sobre los miembros inferiores hasta que *la frente llegue a apoyarse en el suelo*. En este momento la cabeza queda por delante de las rodillas, la parte inferior del mentón casi en contacto con éstas;
- a continuación se llevan los miembros superiores hacia delante, enmarcando la cabeza, y se apoyan en el suelo, sin cambiar la posición de los brazos y los dedos;
- en caso de dificultad o imposibilidad para flexionar totalmente el tronco, puede hacerse a medias; lo principal es no levantar las nalgas;
- mantenga la posición todo el rato que le parezca, mientras no suscite malestar ni fatiga; respire con regularidad, sin imponerse ningún ritmo;
- por último retorne a la posición inicial y relájese.

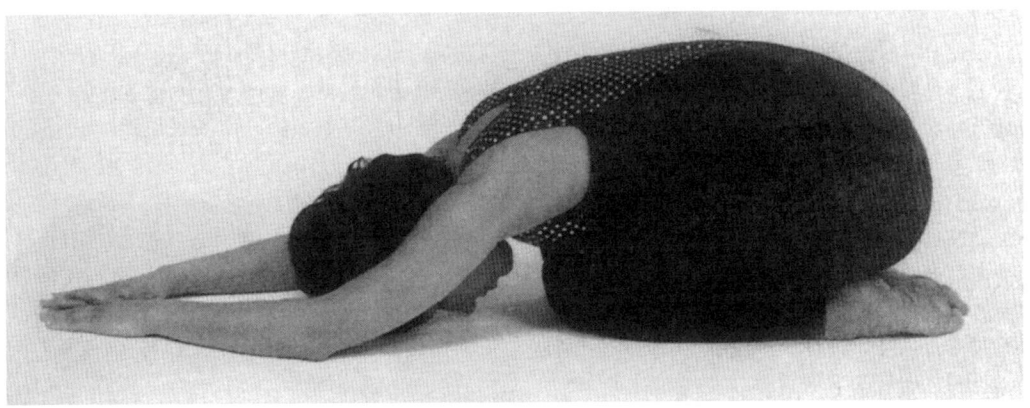

Postura del diamante, fase de la «hoja doblada»

POSTURA 20
Eliminación

La técnica

- Tumbado de espaldas, con los miembros inferiores bien estirados y extendidos;
- respire correctamente y aprovechando una inspiración, flexione la pierna derecha hacia el abdomen;
- sujete la rodilla con las dos manos, entrecruzando los dedos, y simultáneamente baje la cabeza hasta que el mentón entre en contacto con la parte superior del esternón (con lo que se ejecuta un jalandhara bandha), pero sin contraer la garganta;
- observe los requisitos anatómicos de la postura correcta: los hombros deben tocar el suelo; los brazos se elevan unos treinta grados pero se mantienen pegados al cuerpo, así como los codos; los antebrazos se elevan en vertical; los dedos cruzados sujetan firmemente la rodilla derecha; la

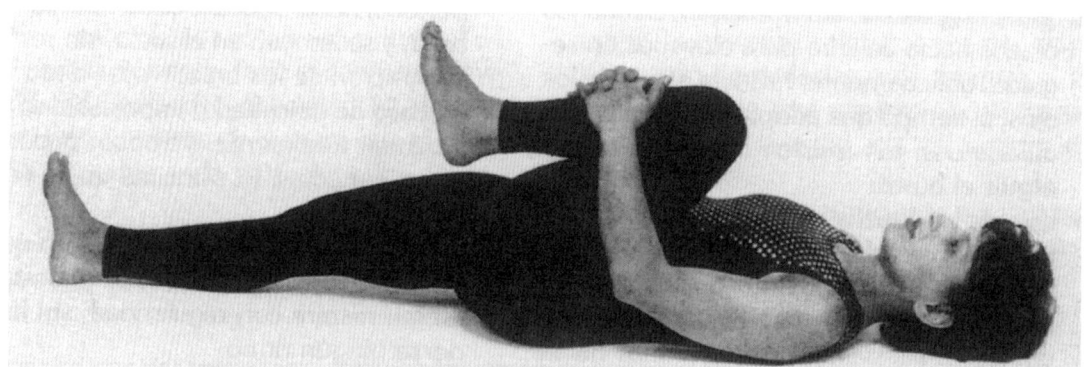

Postura de la eliminación con una sola pierna, eka pada asana

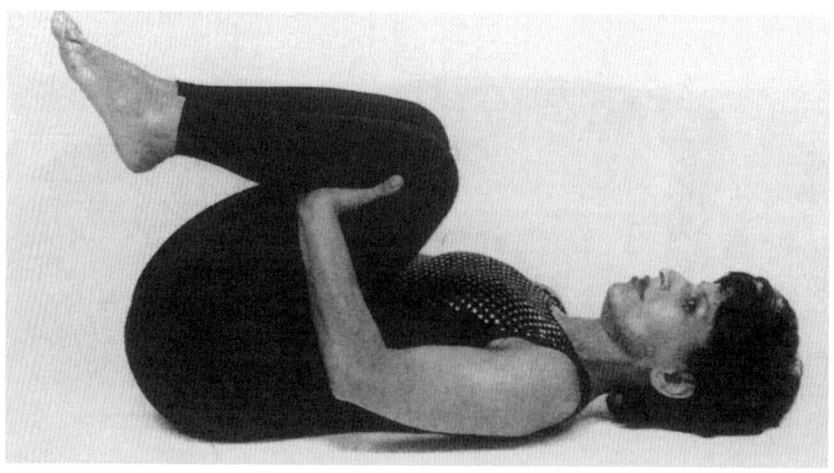

Postura de la eliminación con las dos piernas, apana asana

pierna queda horizontal, proyectada desde la rodilla hasta el tobillo; el pie apunta hacia delante aunque libremente, sin forzarlo y, sobre todo, sin crispación;
- manténgase la posición el tiempo que se quiera, mientras no aparezca sensación de fatiga o malestar, que impondría la terminación del ejercicio; respire libremente, sin ritmo impuesto; o por el contrario, practique alguna de las modalidades respiratorias de pranayama que sea compatible con la posición de decúbito y no requiera la ayuda de las manos.
- por último, relájese, suelte las manos y retorne a la postura inicial;
- reanude el ejercicio con flexión de la otra pierna; puede realizar varios ciclos consecutivos alternando entre la izquierda y la derecha;
- cuando la postura se efectúa con ambas piernas a la vez tenemos la variante llamada en sánscrito apana asana;
- en la página 277 veremos una técnica especial de esta variante, destinada al tratamiento de los dolores lumbares.

POSTURA 21

Flexión de pelvis sedente

La técnica

Vamos a describir cuatro movimientos consecutivos; el orden en que se explican puede modificarse, y de hecho varía según los diferentes autores.

- Sentados en el suelo, con las piernas estiradas por delante, la espalda bien recta –este punto es fundamental–, las manos apoyadas con fuerza sobre el suelo, junto a las caderas;
- realizamos varios ciclos respiratorios;
- acto seguido separamos los miembros inferiores formando el ángulo más abierto posible; si logra usted el *grand écart* sin perder el equilibrio, no lo dude, hágalo; por lo general, sin embargo, suele bastar un ángulo de 45 grados de cada pierna con respecto al tronco.

Aprovechando una espiración, ejecutaremos la fase inicial correspondiente al primer movimiento:

- inclinar el busto hacia delante, extendiendo los miembros superiores hasta sujetar las puntas de los pies con los tres primeros dedos de cada mano;
- se procurará mantener la espalda recta y las piernas estiradas, sin doblar las rodillas;
- efectuar uno o dos ciclos respiratorios y luego, coincidiendo con una espiración, inclinarse todavía más hacia delante hasta tocar el suelo con el mentón, si es posible; caso contrario interrumpir el avance según nuestras posibilidades; de todos modos es preferible abstenerse de tocar el suelo, antes que renunciar a la rectitud de la espalda;
- realizar varios ciclos respiratorios y luego, aprovechando una inspiración, elevar la cabeza y el pecho, y reunir las piernas estiradas por delante.

Realizaremos una relajación antes de abordar el segundo movimiento:

- Separar de nuevo los miembros inferiores cuanto sea posible, siempre teniendo en cuenta nuestras posibilidades, como en el apartado anterior;
- respirar correctamente y aprovechando una inhalación, elevar los brazos en vertical por encima de la cabeza; unir las manos entrecruzando los dedos con las palmas vueltas hacia arriba;
- efectuar una torsión del tronco hasta enfrentarlo con.la pierna derecha;
- flexionar el busto; los miembros superiores irán a buscar el contacto con la parte superior del tobillo derecho; la cabeza va a apoyarse sobre la rodilla derecha;
- si adelantamos aún más las manos, hasta aferrar el pie, habremos realizado la variante llamada pie-rodilla-cabeza o eka pada janu-shirsasana;
- respirar y, en coincidencia con una inhalación, levantar el pecho y la cabeza; aproximar los brazos, siempre estirados;
- por último, practicar una relajación suficiente.

Tercer movimiento: Es el mismo que el anterior, pero esta vez con el miembro inferior izquierdo.

Cuarto movimiento: Esta vez con flexión hacia delante; la cabeza toca el suelo entre las piernas separadas; las manos entrecruzadas tocan también el suelo por delante de la cabeza.

47 ▼   Recapitulación de las posturas de yoga y de sus técnicas

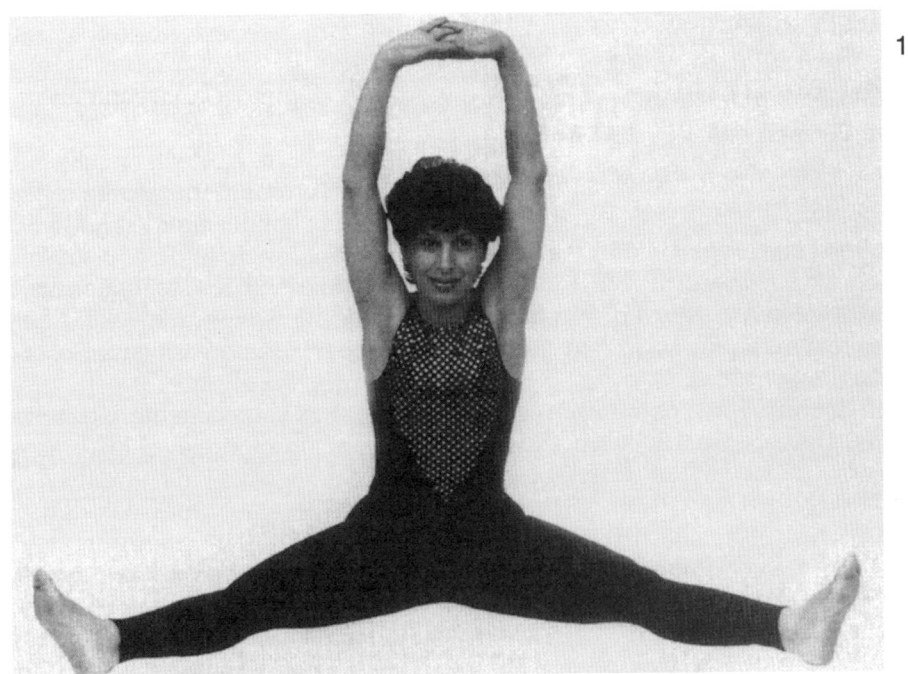

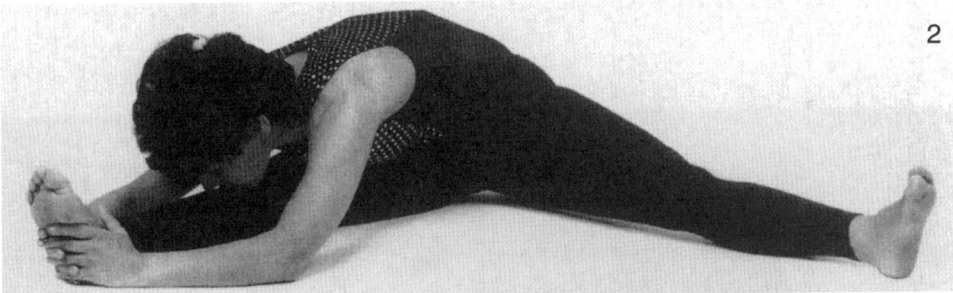

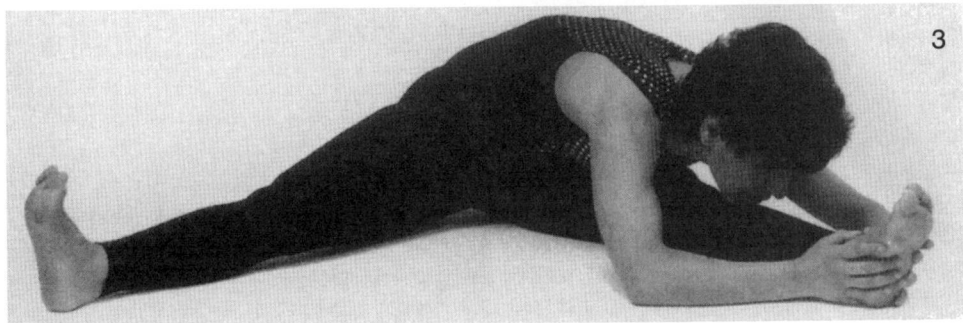

Postura sedente con flexión de pelvis
Posición inicial y movimimentos laterales ulteriores 2 y 3

POSTURA 22
Flexión de pelvis con estiramiento lateral

La técnica

- De pie, con las piernas juntas y los brazos colgando a los costados;
- respirar correctamente y aprovechando una inspiración, separar las piernas, colocándolas muy abiertas;
- separar lateralmente los miembros superiores, llevándolos a la horizontal, las palmas de las manos mirando al suelo;
- aprovechando una espiración, los dos pies realizarán una rotación hacia la derecha: de 90 grados para el pie derecho y bastante más discreta para el izquierdo;
- en estas condiciones la mano derecha irá a tocar el suelo junto al pie derecho y *detrás* de éste (como en la postura del triángulo);
- a continuación efectuamos un movimiento con el miembro superior izquierdo, el cual, en vez de buscar la vertical como si prolongase el brazo derecho por

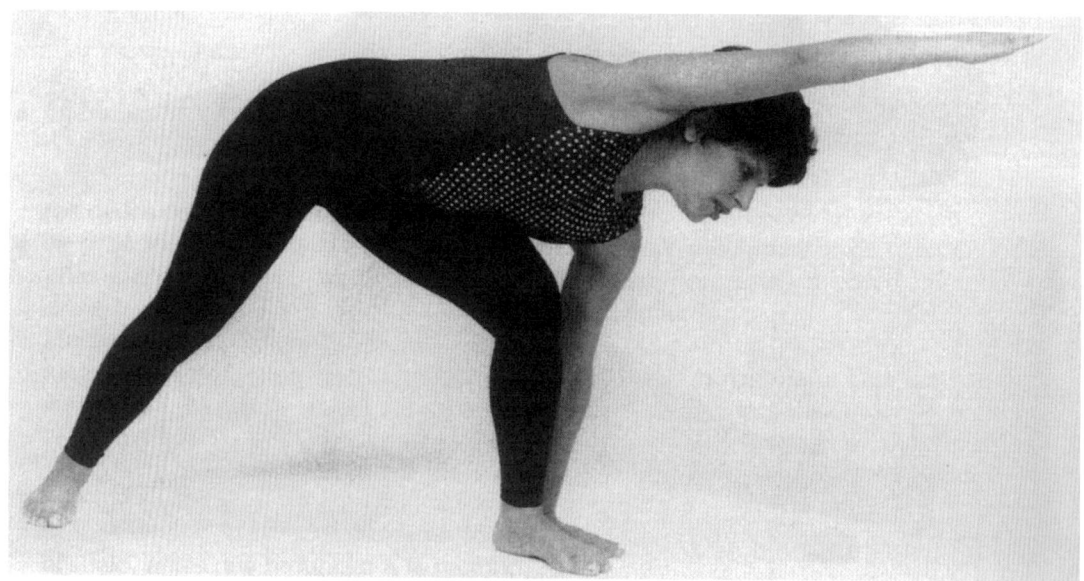

Flexión de pelvis con estiramiento lateral

el otro lado, irá a extenderse horizontalmente pasando cerca del oído izquierdo, manteniendo alineada la cabeza en el sentido que naturalmente y sin forzarlo nos marca el cuerpo.
- se debe notar una sensación de estiramiento que afecta a todo el cuerpo, y sobre todo a la parte lumbar de la columna vertebral. Para que tal estiramiento sea plenamente consciente, fijaremos la atención en varios puntos, concentrándonos en la parte superior de la columna vertebral; además es preciso mantener en un mismo plano las piernas y las caderas, para lo cual, en caso necesario, movilizaremos el tórax irguiéndolo hacia arriba y hacia atrás; la parte posterior de la rodilla izquierda debe estirarse también.
- mantenga la postura todo el rato que quiera y por lo menos un minuto, respirando de manera regular y profunda, sin forzar el ritmo;
- respire y aproveche una inhalación para devolver los miembros superiores a la postura inicial;
- relájese suficientemente y repita la postura del lado contrario.

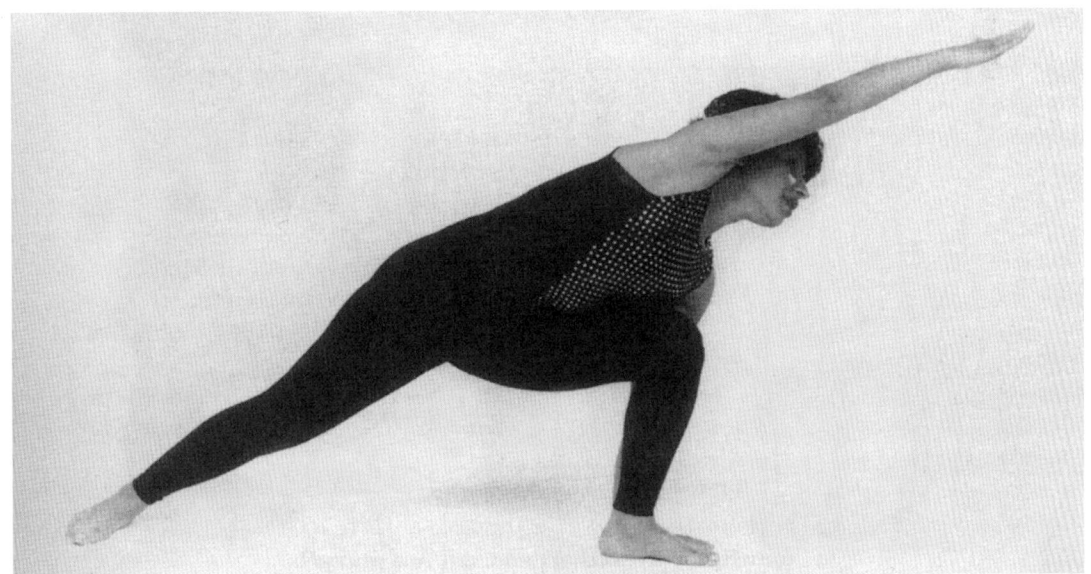

Flexión de pelvis con estiramiento lateral (variante)

POSTURA 23

Flexión en pie

La técnica

- De pie, con los miembros superiores colgando a los costados, los miembros inferiores juntos y apretados, en firme contacto los bordes internos de los pies, con lo que hemos realizado la postura llamada de atención;
- respiramos correctamente y coincidiendo con una inspiración, elevamos verticalmente los brazos, la espalda bien recta, sin ahuecarla;
- respiramos y aprovechando la espiración flexionamos el tronco hacia delante, sin doblar las rodillas;
- tocamos el suelo con las manos, si nos es posible; caso contrario llevaremos la flexión hasta donde podamos, sin forzar.

Los que logren tocar el suelo con las manos pueden tratar de apoyar el dorso de plano en el suelo por delante, o las palmas, o incluso detrás de los talones o lateralmente junto a los pies.

Manténgase la postura el rato que parezca bien, y por lo menos un minuto, salvo malestar o fatiga; luego retornaremos a la postura de atención.

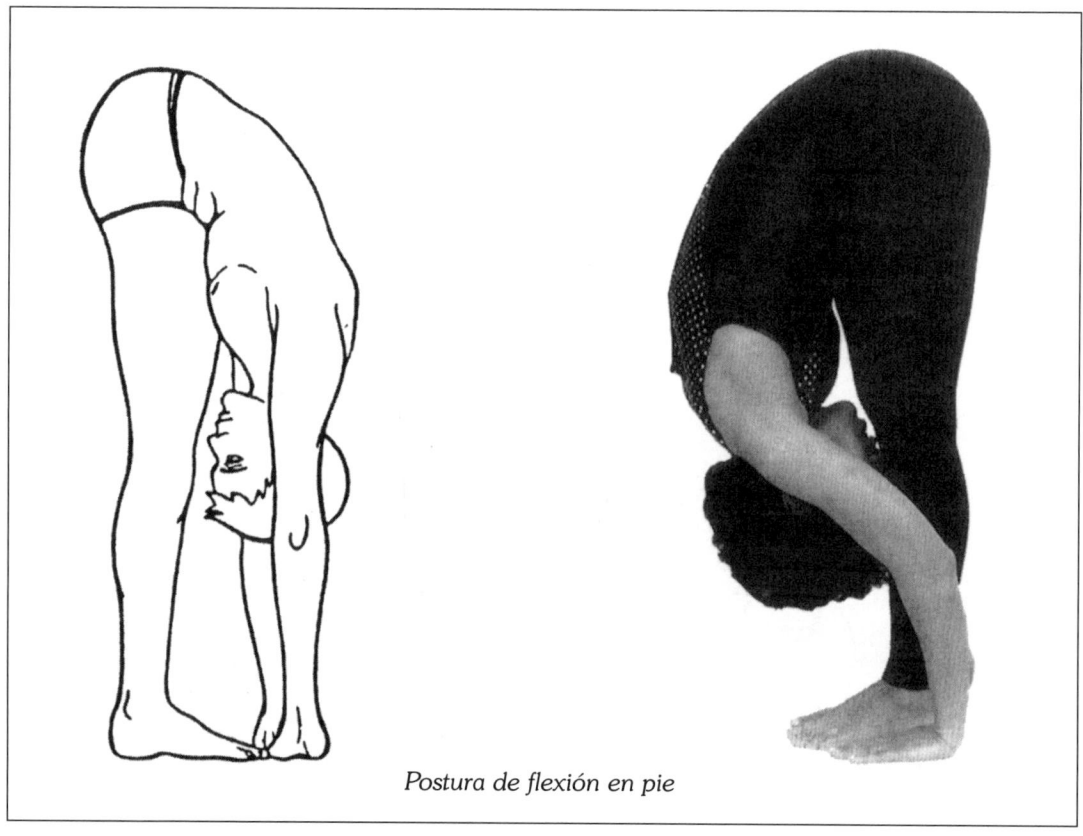

Postura de flexión en pie

POSTURA 24

Flexión-extensión de las piernas sobre la pelvis

La técnica

- Tumbados de espaldas, estiramos bien las piernas, muy atentos a no doblar en absoluto las rodillas; los miembros superiores reposan estirados a lo largo del cuerpo pero no rígidos;
- realizaremos dos o tres ciclos respiratorios y luego, al tiempo que exhalamos, levantamos las piernas hasta un ángulo de 30 grados aproximadamente;
- ahora permanecemos medio minuto respirando, sin forzar nada ni imponernos un ritmo particular;
- exhalamos y llevamos las piernas a la vertical (véase dibujo al pie), con las manos entrecruzadas sujetando las corvas para sostener la postura;
- mantenemos la postura durante un minuto aproximadamente; hecho esto bajamos las piernas y practicamos relajación suficiente;
- puede repetirse tantas veces como parezca, pero respirando correctamente y practicando una relajación eficaz entre las repeticiones de la postura; eventualmente pueden intercalarse variantes elevando una sola pierta, alternativamente la derecha y la izquierda.

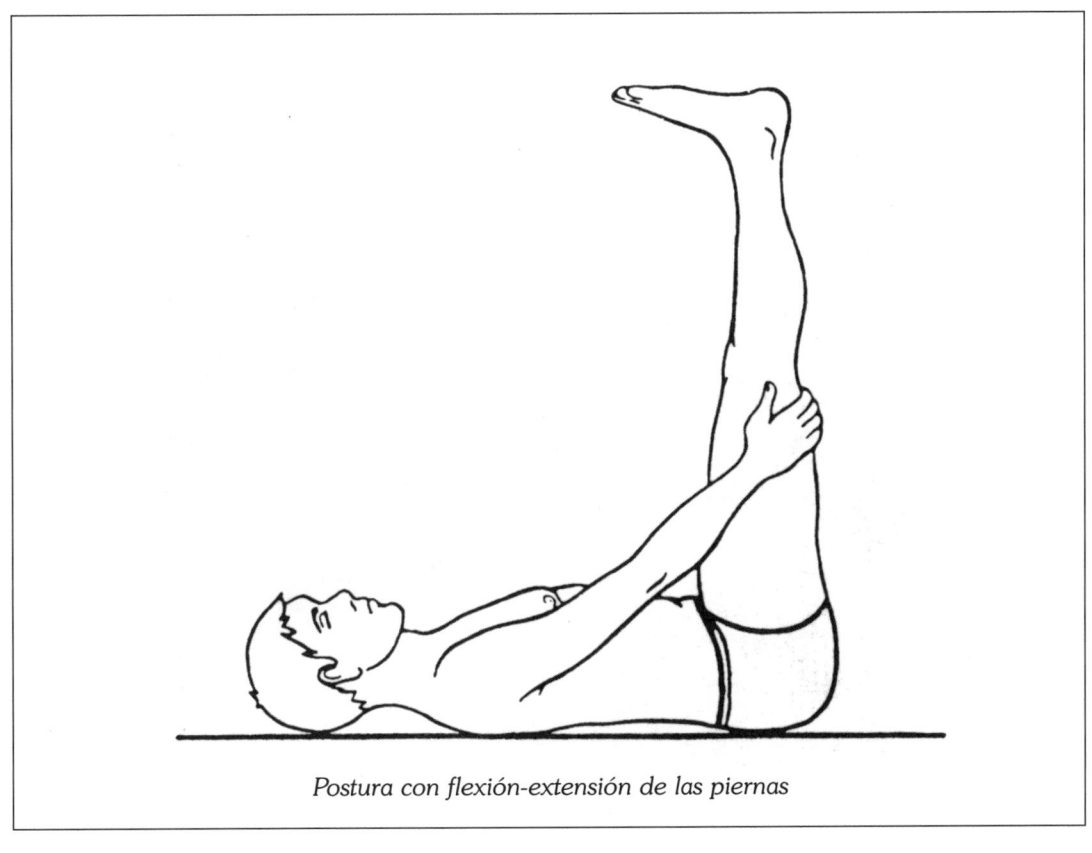

Postura con flexión-extensión de las piernas

POSTURA 25

Feto

La técnica

- Tumbado de espaldas, con los miembros estirados y juntos;
- efectuar una espiración y aprovechando la exhalación, replegar las rodillas sobre el pecho, ayudándose con las manos y uniendo éstas;
- bajar la cabeza y redondear ligeramente la espalda;
- respire correctamente y aproveche una espiración para tratar de poner la frente en contacto con las rodillas;
- en estas condiciones practicaremos una retención de aliento (kumbakha), después de vaciar los pulmones con una fuerte exhalación;
- realizaremos algunos ciclos respiratorios durante medio minuto por lo menos, salvo presencia de fatiga o malestar, y luego retornaremos despacio al decúbito supino inicial, aprovechando una espiración;
- practicar una relajación, preferiblemente en la postura del cuerpo muerto o shavasana.

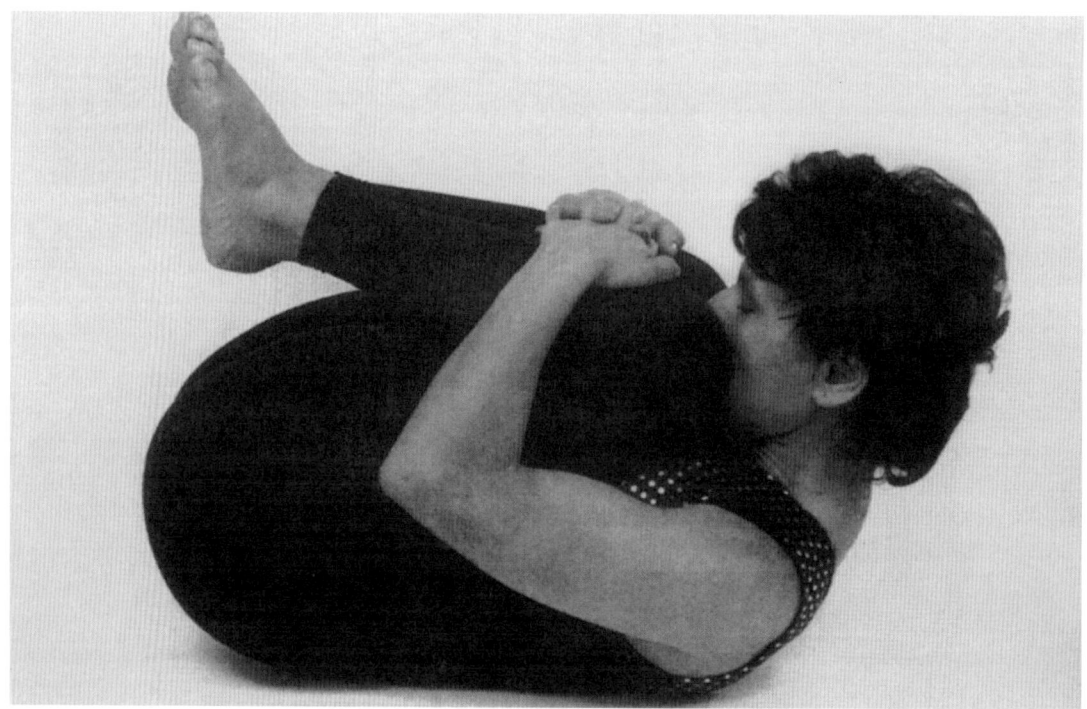

Postura del feto

POSTURA 26
Gran estiramiento anterior

La técnica

- Sentado, con los miembros inferiores bien estirados por delante; las manos van a apoyarse de palmas en el suelo, planas y con los dedos apuntando hacia adelante o atrás;
- doble las rodillas (no permanecerán mucho tiempo dobladas) y aplique firmemente las plantas de los pies, de plano en el suelo, y como si quisiera hundir los talones en tierra;
- se dispone así de un buen apoyo para los pies; acto seguido y aprovechando una espiración, se tienden las extremidades superiores para levantar el cuerpo, al tiempo que se hace extensión con los miembros inferiores, bloqueando las rodillas;
- vista la postura de lado, el cuerpo parece describir medio arco, pero no hay confusión posible con la postura en medio puente con ligadura, cuya técnica es absolutamente distinta;
- eche la cabeza atrás, estirando el cuello, pero procurando mantenerlo en línea con el cuerpo; importa evitar la caída intempestiva de dicho segmento anatómico hacia atrás.

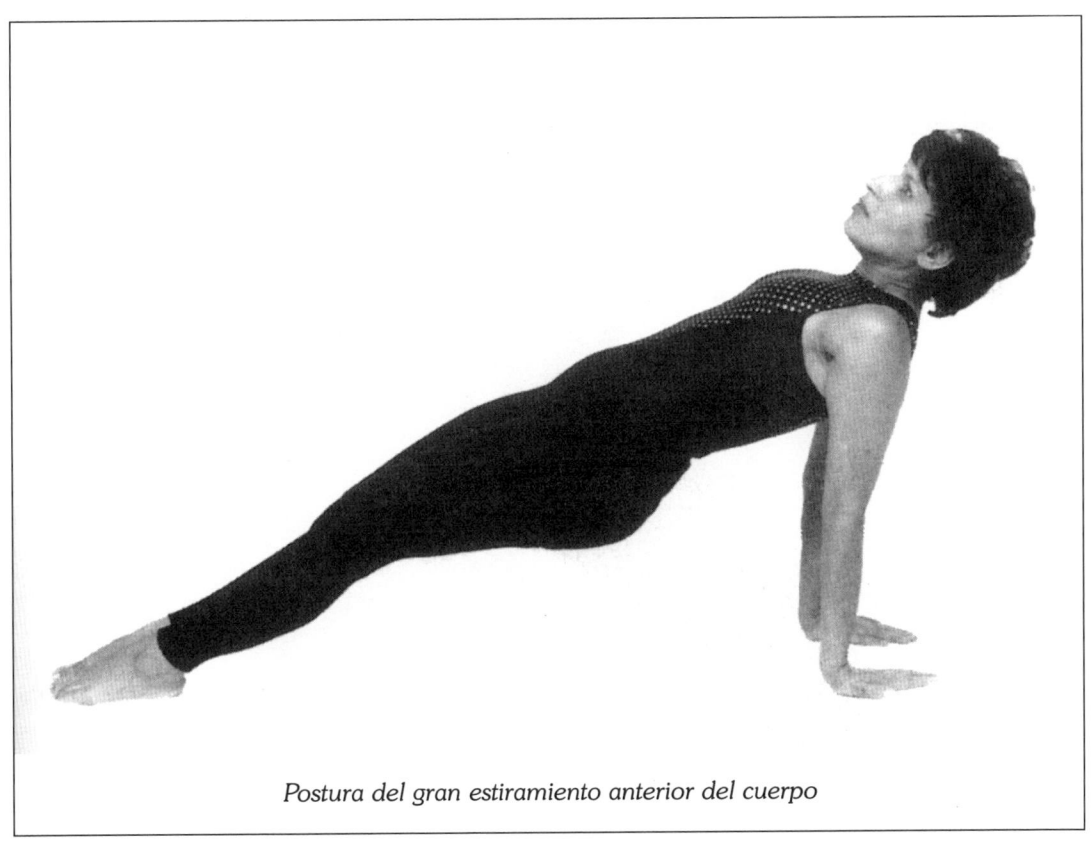

Postura del gran estiramiento anterior del cuerpo

POSTURA 27
Gran mudra

La técnica

- Sentado, con los miembros inferiores descansando en el suelo, extendidos hacia delante;
- doble la rodilla derecha y ponga la planta del pie derecho en contacto con la parte superior del muslo; la punta toca el muslo y el talón se apoya en el perineo;
- respire correctamente y en coincidencia con una inhalación, gire el busto hacia el miembro inferior derecho y luego, inclinándolo hacia delante, agarre el dedo gordo con el índice y el pulgar de las dos manos; si no consigue completar el movimiento, conténtese con apoyar sobre aquéllos dos índices, o detenerse a la altura del tobillo o a media pierna;
- estire con fuerza la columna vertebral y evite que el miembro inferior extendido obedezca a la tendencia de desplazarse hacia fuera;
- respire hondo y aprovechando una espiración, realice una contracción de todo el vientre como si quisiera tirar de los órganos abdominales hacia arriba y hacia atrás, contra la parte anterior de la columna vertebral y la cara inferior del diafragma;
- relaje la tensión del vientre; efectúe varios ciclos respiratorios y opere seguidamente una o varias contracciones abdominales, siempre bajo las mismas condiciones;
- para finalizar, relaje toda tensión muscular, respire tranquilamente, deje que la cabeza y las manos retornen a la posición inicial y despliegue la pierna izquierda;
- cuando se haya recuperado bien, reanude la postura invirtiendo la colocación de las piernas; en busca de la simetría, dedique el mismo tiempo a la segunda postura que a la primera (foto).

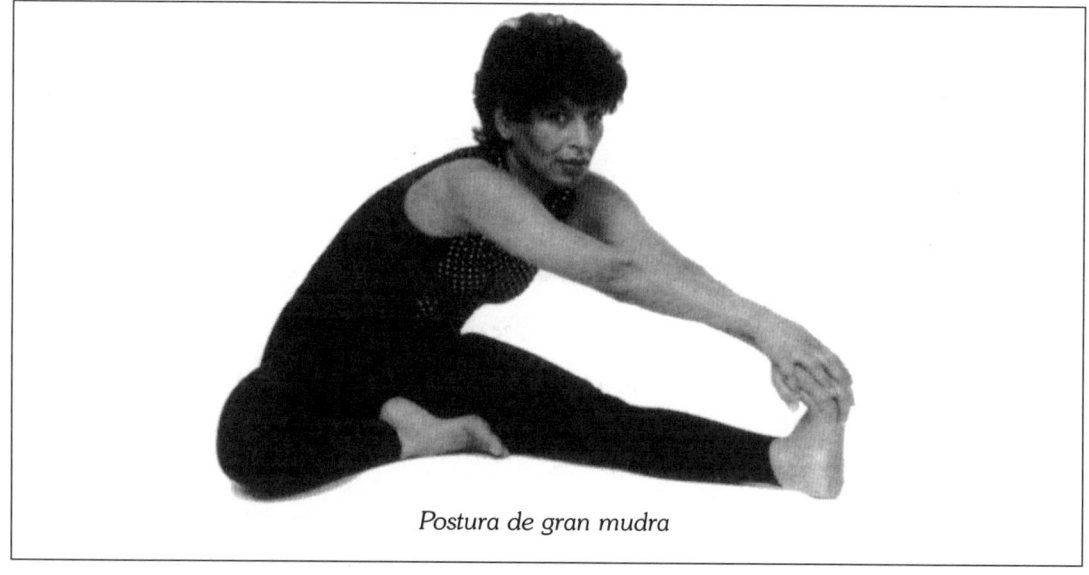

Postura de gran mudra

POSTURA 28
Loto

La técnica

- Sentado, con los miembros inferiores estirados por delante;
- doble la rodilla derecha, tome con las manos el pie derecho y llévelo hacia la base del muslo izquierdo;
- doble ahora la pierna izquierda, tome con las manos el pie izquierdo y llévelo hacia la base del muslo derecho;
- procure que la planta de los pies mire hacia arriba y mantenga el raquis bien derecho;
- extienda los miembros superiores y coloque las manos derecha e izquierda, con las palmas hacia arriba, sobre las rodillas correspondientes;
- haga círculo con el pulgar y el índice de cada mano; en estas condiciones hemos realizado un jnana mudra;
- en ausencia de dolor de rodillas (frecuente las primeras veces, y permanente en los individuos de rodillas frágiles), mantenga la postura el rato que le convenga; para quienes la toleran bien, propicia los ejercicios respiratorios de pranayama;
- por último se recupera con facilidad la postura inicial desplegando las extremidades; puede reanudarla repetidamente, invirtiendo cada vez la postura de las piernas.

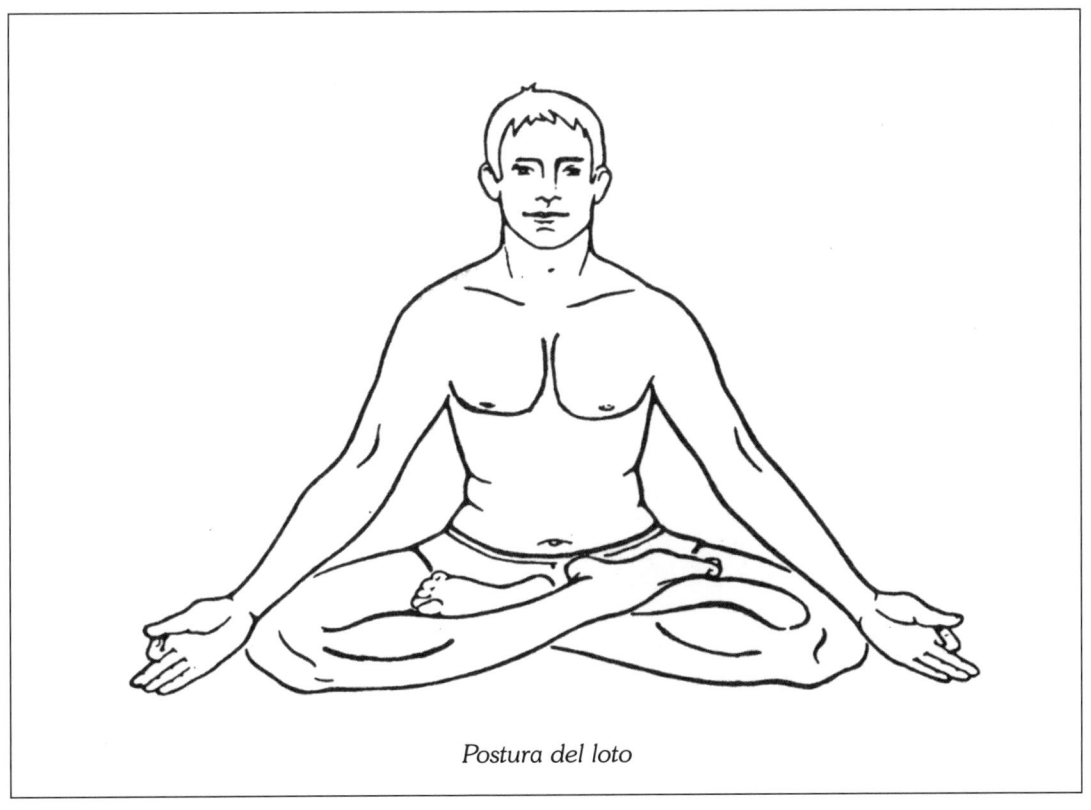

Postura del loto

POSTURA 29
Marici

La técnica

- Sentado, con las piernas juntas y estiradas, la espalda bien recta;
- doble la rodilla izquierda y coloque el pie izquierdo de plano sobre el suelo, bien apoyado desde la planta hasta el talón;
- el talón izquierdo debe ir a apoyarse contra el perineo;
- desde la rodilla hasta el tobillo, la pierna izquierda debe quedar rigurosamente perpendicular con respecto al suelo; el pie izquierdo formará un ángulo recto con el tobillo;
- el borde interno del pie izquierdo queda en contacto con el borde interno del muslo derecho, que reposa en el suelo;
- hasta aquí los miembros superiores han reposado en el suelo, al lado de las caderas, con los dedos dirigidos hacia delante;
- intente reunir las manos pasando por la espalda, entrecruzando al menos dos dedos; si le es posible, sujete la muñeca derecha con la mano izquierda;
- procure que el miembro inferior derecho quede bien extendido, y controle el equilibrio de las manos, del codo izquierdo y del miembro inferior izquierdo.
- repita la postura cambiando de lado.

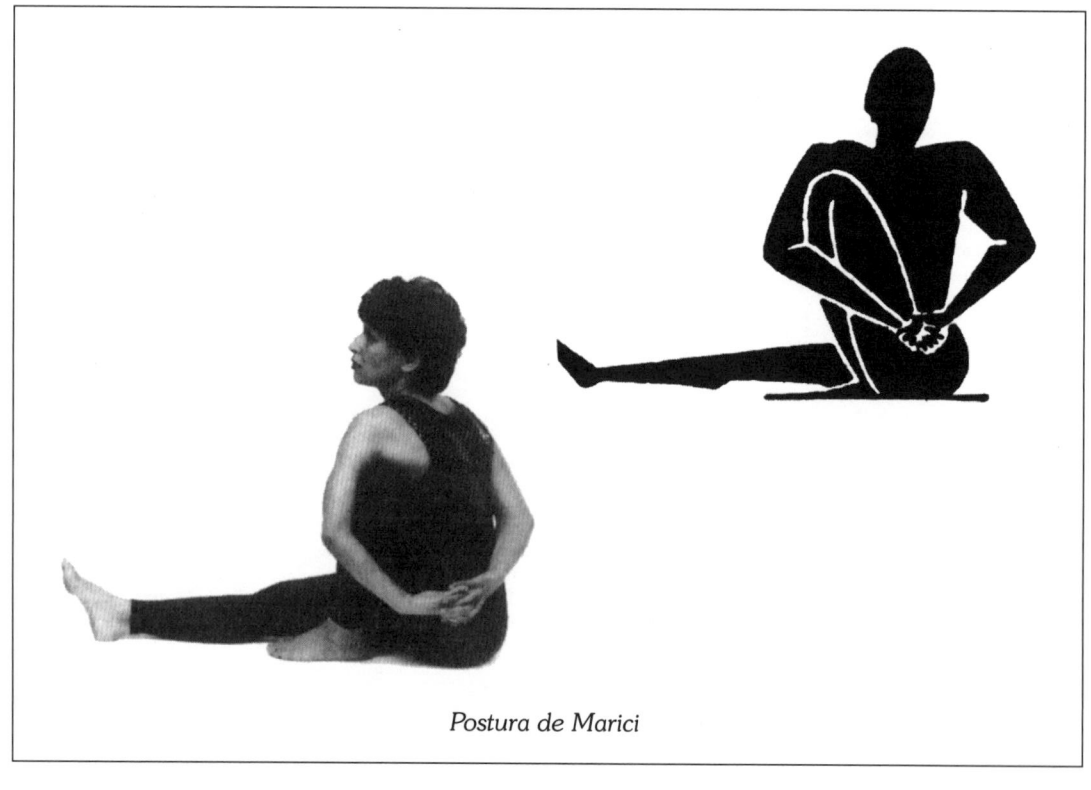

Postura de Marici

POSTURA 30
Montaña

La técnica

- Sentado, con las piernas bien estiradas;
- doble la rodilla derecha, tome con la mano el pie derecho y colóquelo sobre la base del muslo izquierdo;
- doble a continuación la rodilla izquierda, tome el pie con las manos y colóquelo sobre la base del muslo derecho;
- controle que las plantas de los pies miren hacia arriba y que el raquis esté bien recto;
- a los practicantes que no consigan sentarse en la postura del loto se les autoriza otra más sencilla, por ejemplo la del acorde perfecto, o la del remendón;
- junte las manos delante del pecho, como en oración, apoyando las palmas entre sí;
- eleve despacio los brazos hasta estirarlos por encima de la cabeza, siempre con las palmas unidas;
- por último, vuelva las palmas de las manos hacia arriba con los dedos entrecruzados, siempre manteniendo bien recta la espalda;
- mantenga la postura el rato que le parezca conveniente, y por lo menos durante medio minuto; cuando se haya acostumbrado podrá prolongarla a voluntad y le servirá para practicar las diferentes técnicas respiratorias de pranayama;
- para terminar bajaremos poco a poco las manos y relajaremos los miembros inferiores recuperando la postura inicial; dedicamos un tiempo suficiente a la relajación;
- repetimos el ejercicio invirtiendo la postura cruzada de los miembros inferiores.

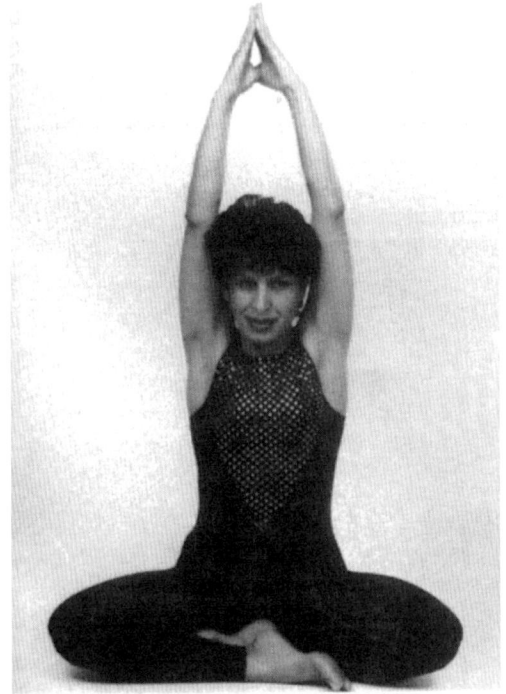

Postura de la montaña
Penúltima fase, con elevación de las manos

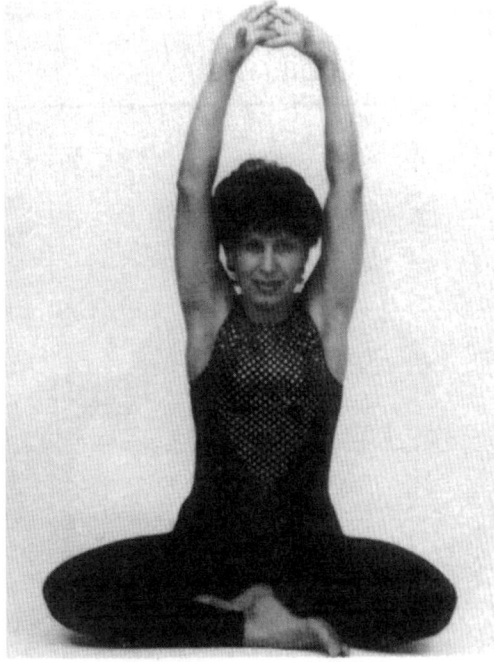

Postura de la montaña
Postura completa con autoestiramiento obtenido volviendo las palmas hacia arriba

POSTURA 31
Mudra de estómago

La técnica

- Tumbados de espaldas, con los miembros inferiores bien estirados por delante;
- tendemos los brazos hacia delante, entrecruzamos los dedos y volvemos las palmas hacia delante, con lo cual los pulgares irán a descansar sobre la parte anterior y superior de los muslos;
- en estas condiciones debe notarse un estiramiento de los miembros superiores, acompañado de una tendencia a la torsión hacia la parte mediana del cuerpo;
- respire correctamente y aprovechando una inhalación, eleve las extremidades superiores; las manos juntas, siempre con los dedos entrecruzados, irán al encuentro del suelo, por encima y por detrás de la cabeza;
- baje ahora la cabeza ejecutando jalandhara bandha (el mentón apoyado en la parte alta del esternón);
- efectúe uno o varios ciclos respiratorios, baje los brazos y retorne a la postura inicial aprovechando una espiración;
- como se observa, es bastante sencillo; hay que evitar, no obstante, toda incorrección al ejecutarla.

Sobre todo se prestará atención a los puntos siguientes: la cabeza debe permanecer bajada mientras se mantenga la postura; los miembros inferiores no deben doblarse ni separarse; no hay que alzar el tórax, que permanecerá en íntimo contacto con el suelo, en especial durante la ascensión de los miembros superiores; la espalda permanecerá recta, sin lordosis de la columna vertebral. Se observarán con exactitud las indicaciones tocantes a la sincronización entre movimientos y tiempos respiratorios: inspiración, espiración.

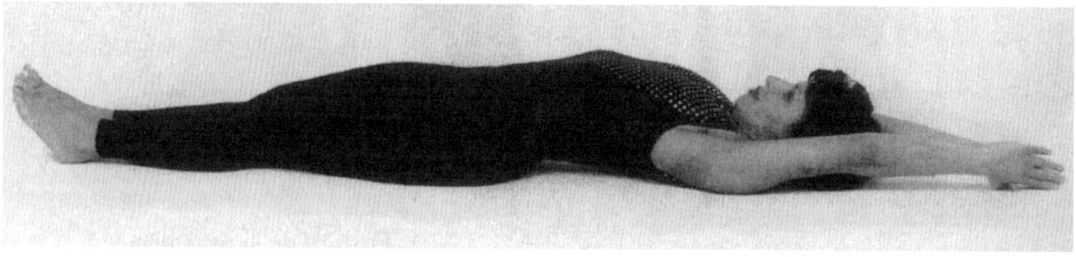

Postura de mudra de estómago

POSTURA 32
Orejas presionadas

La técnica

Remitimos al lector a la descripción técnica de la postura del arado (12), siguiéndola hasta el apartado que propone la posibilidad de encadenar con la postura de orejas presionadas;

- partiendo de la postura del arado ejecutada según se indica, doblar los miembros inferiores hasta que la cara interior de las rodillas vaya a cubrir las orejas;
- apretar con fuerza con cada una de las rodillas sobre la oreja correspondiente; al mismo tiempo hay que controlar que las rodillas no pierdan contacto con el suelo;
- controlar asimismo que los talones y la cara interna de los pies, hasta la punta, se hallen completamente unidos;
- en cuanto a los miembros superiores se dispone de dos soluciones: doblarlos apoyando las palmas de las manos en la espalda, o mantenerlos extendidos; eventualmente podemos entrecruzar los dedos; respire normalmente, sin imponerse ningún ritmo, y no le extrañe la aparición de una posible aceleración cardíaca, siempre y cuando no pase de moderada y no origine sensación de malestar;
- mantenga la postura el rato que le convenga, mientras no produzca fatiga ni sensación de malestar, que obligarían a cesar inmediatamente el ejercicio;
- transcurrido entre medio minuto y un minuto, recuperaremos la postura inicial tras efectuar un rodamiento en sentido inverso del que nos sirvió para construir el asana.

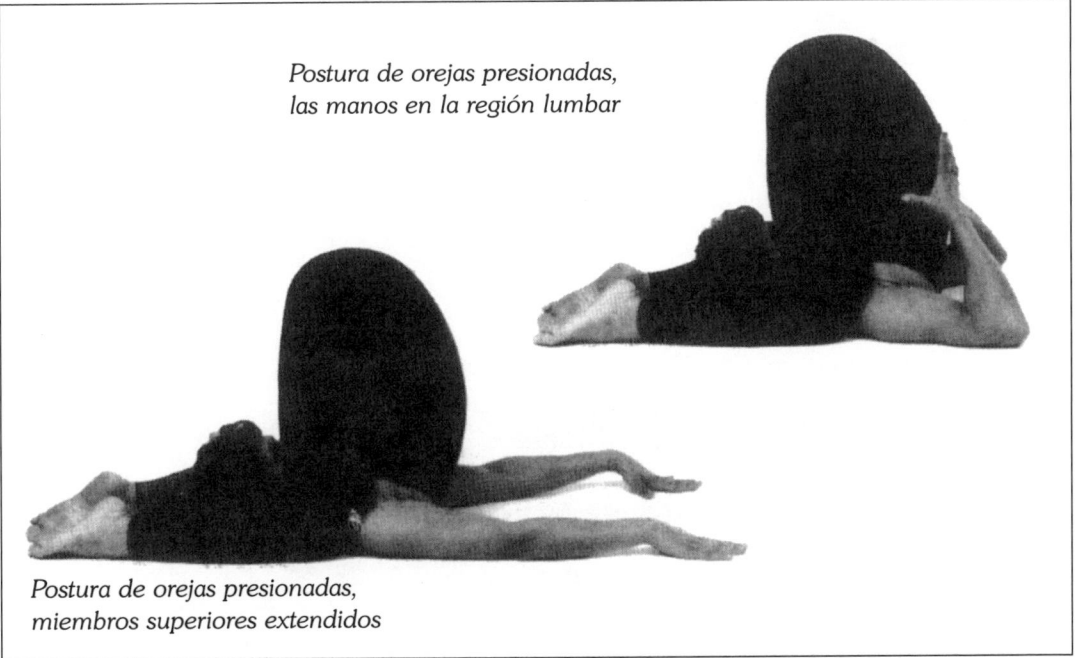

Postura de orejas presionadas, las manos en la región lumbar

Postura de orejas presionadas, miembros superiores extendidos

POSTURA 33

Pinza sedente

La técnica

- Sentado, con los miembros inferiores bien estirados;
- las palmas de las manos de plano en el suelo, al lado de las caderas;
- efectúe varios ciclos respiratorios;
- coincidiendo con una espiración, lleve hacia delante los miembros superiores deslizándolos a lo largo de las piernas; al término de este avance, los tres dedos primeros de cada mano irán a sujetar las puntas de los pies correspondientes; se controlará el estiramiento de la columna vertebral, ya que la espalda debe mantenerse bien recta; si se observa una especie de giba es que la postura no se ha realizado correctamente;
- en estas condiciones se aprovechará una espiración para separar los codos, utilizándolos a manera de palanca para adelantar el pecho, mientras la frente va a tocar las rodillas, luego la nariz, y por último el mentón si es posible; en este último tiempo se ayudará usted haciendo tracción con los pies;
- los practicantes avezados o muy flexibles pueden completar esta última fase técnica.

Es preferible no prolongar demasiado esta postura, recuperando la posición inicial después de uno o dos ciclos respiratorios.

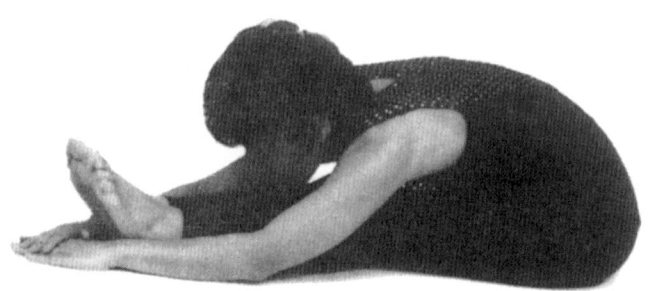

Postura sedente en pinza, manos extendidas en el suelo y superpuestas

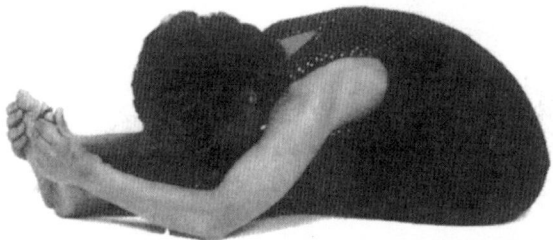

Postura sedente en pinza, manos sujetando las puntas de los pies

POSTURA 34

Saltamontes

La técnica

- Tendido boca abajo;
- apoye provisionalmente la frente en el suelo;
- alargue los miembros inferiores, estirándolos y apretándolos con fuerza contra el suelo; en seguida se servirá de ellos para ejecutar el movimiento esencial;
- noción capital: los hombros deben pegarse al suelo para hacer palanca a favor de los movimientos corporales;
- lleve los miembros superiores hacia atrás, a lo largo del cuerpo, las palmas de las manos en contacto con el suelo; también se puede apretar los puños y meterlos debajo de los muslos, a la altura del pubis.
- respire correctamente y aprovechando una exhalación, eleve simultáneamente el tórax y la cabeza, por una parte, y los miembros inferiores, por la otra;
- procure levantar los miembros inferiores tanto como sea posible;
- controlar que sólo el vientre soporte el peso del cuerpo y que los miembros inferiores queden bien juntos al principio, doblando sólo moderadamente las rodillas en un segundo tiempo;
- debe notarse una fuerte tensión de los músculos de la región dorsal;
- vista de perfil, la postura puede recordar el aspecto de un saltamontes posado en tierra;
- realice uno o varios ciclos respiratorios y mantenga la postura mientras se vea capaz.

Aproveche una espiración para recuperar la postura inicial y practique una relajación suficiente.

Hay una variante fácil con flexión de las rodillas a 90 grados, indicada para calmar los dolores de la parte baja del raquis.

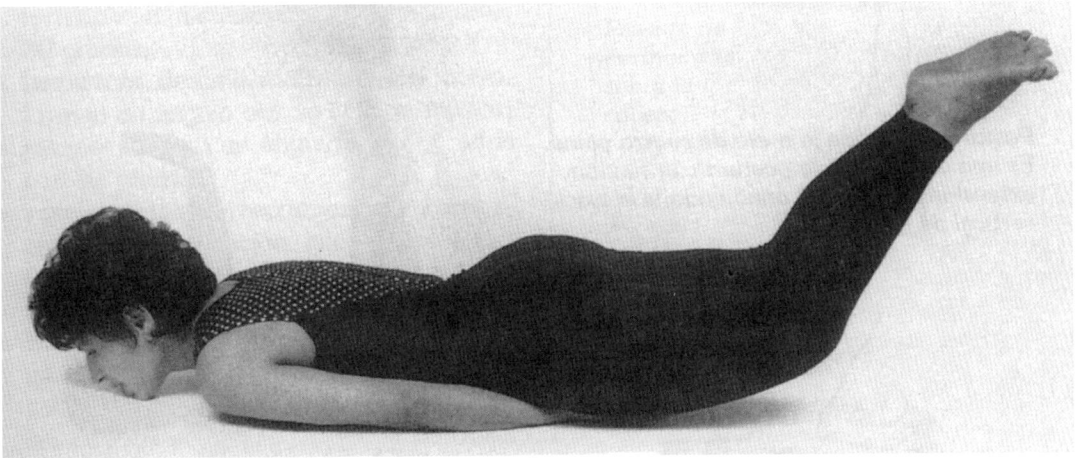

Postura del saltamontes

POSTURA 35
Mesa de cuatro patas

La técnica

- Sentado en el suelo, con los miembros inferiores estirados y los miembros superiores en perpendicular con respecto al suelo, las manos apoyadas en tierra junto a las caderas, con los dedos vueltos hacia los pies;
- respire correctamente y aprovechando una espiración, repliegue las piernas;
- respire de nuevo y coincidiendo con una espiración, levante el busto y los muslos llevándolos hasta la horizontal, empujando con brazos y piernas;
- apóyese firmemente sobre las palmas de las manos, que estarán dirigidas hacia delante;
- una vez construida la postura, los miembros inferiores forman una vertical desde los tobillos hasta las rodillas, casi en ángulo recto con los muslos, y lo mismo los miembros superiores desde las muñecas hasta los hombros en relación con el busto.

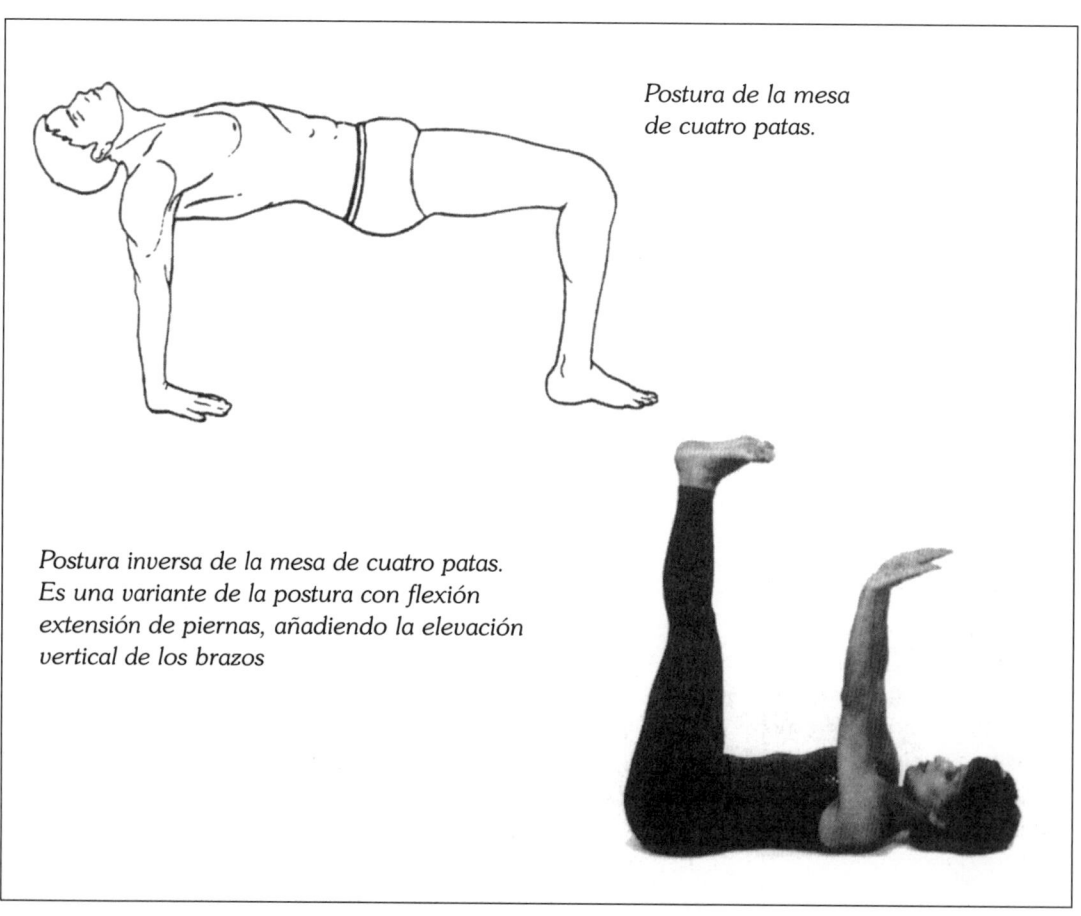

Postura de la mesa de cuatro patas.

Postura inversa de la mesa de cuatro patas. Es una variante de la postura con flexión extensión de piernas, añadiendo la elevación vertical de los brazos

POSTURA 36

Cabeza (permanecer sobre la)

La técnica

- Extienda sobre el suelo una manta doblada en cuatro y arrodíllese detrás de ella;
- apoye sobre el centro de la manta los antebrazos, desde las manos hasta los codos, procurando que la separación entre éstos no sea mayor que la anchura de sus hombros;
- cruce los dedos y disponga en forma de copa las palmas de las manos;
- posicione la cabeza sobre la manta de manera que la copa que forman las manos sirva de alojamiento a la parte posterior del cráneo (no la frente, ni ninguna otra parte); al mismo tiempo resbalaremos con las rodillas hacia delante para facilitar la colocación de la cabeza;
- acto seguido levantaremos las rodillas y adelantaremos los pies, cuyas puntas deben quedar lo más cerca de la cabeza que sea posible;
- en este momento la cabeza, el busto y las caderas estarán en línea vertical, perpendiculares al suelo, y los muslos hacia atrás forman con el cuerpo un ángulo de unos 30 grados;
- las piernas, desde la rodilla hasta el tobillo, forman un ángulo obtuso con los muslos;
- los pies forman un ángulo de 90 grados con las piernas;
- respiraremos correctamente y aprovechando una espiración, iniciaremos la elevación de los miembros inferiores, con las piernas dobladas;
- controlando el equilibrio, cuando lo tengamos bien asegurado levantaremos las piernas al aire hasta alcanzar la vertical; ahora todo el cuerpo, desde la coronilla hasta las puntas de los pies, describe una línea vertical, que debe permanecer bien estable;
- la duración de la postura varía según los individuos; en ausencia de molestias o de dolores (que se localizan sobre todo en las manos, e indican que la técnica ha sido defectuosa), procure mantenerla durante medio minuto por lo menos, y hasta cinco minutos si es usted un practicante avezado;
- ante la imposibilidad de realizar este asana sin ayuda, puede solicitarse la de un compañero, o podemos apoyarnos contra una pared o mejor aún en el rincón entre dos paredes; se aconseja encarecidamente el control por parte de un profesor, ya que toda incorrección en la ejecución de los movimientos arriesga repercusiones fisiológicas desfavorables; además las caídas no son raras entre los principiantes, y es útil la presencia de una persona cualificada que nos confiera seguridad;
- para terminar doblaremos las rodillas y realizaremos los diferentes movimientos en el orden inverso hasta recuperar la postura inicial.

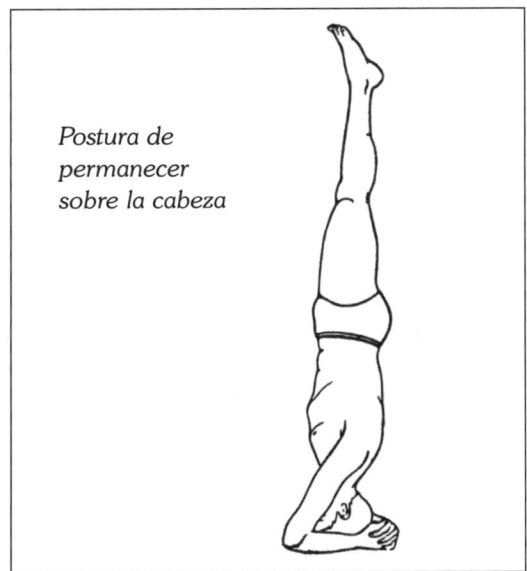

Postura de permanecer sobre la cabeza

POSTURA 37
Cabeza de vaca

La técnica

- Sentado en el suelo, con los miembros inferiores estirados por delante;
- apoye las manos en el suelo y sírvase de ellas para alzar un poco el cuerpo;
- doble la rodilla izquierda y siéntese sobre el hueco de la bóveda plantar del pie izquierdo;
- retire las manos;
- eleve la pierna derecha; el muslo derecho pasará por encima del muslo izquierdo; las rodillas se superponen con facilidad.
- levante las nalgas y ayúdese con las manos para poner en contacto con éstas la parte posterior de los talones y los tobillos;
- en adelante los tobillos van a descansar sobre el suelo; las puntas de los pies miran atrás, formando una «V» con apertura posterior.

Acto seguido procederá usted a una maniobra delicada:

- respire y aproveche una inhalación para elevar el miembro superior izquierdo en vertical; doble a continuación el codo hacia atrás y pase el antebrazo izquierdo por detrás de la cabeza hasta descansar la palma izquierda de plano entre los hombros, a nivel de la nuca;
- deje colgar el miembro superior derecho y aprovechando una espiración, doble el codo y levante el antebrazo por la espalda hasta que la mano derecha llegue a tocar los dedos de la izquierda;
- intente sujetar los dedos de una mano con los de la otra, e incluso sujetar la una con la otra; si no lo consigue, ayúdese con un pañuelo o pieza similar de tela procurando reunir las manos en la medida de lo posible;
- vista de espaldas, la postura presenta los dos antebrazos en línea oblicua; el antebrazo izquierdo se halla en contacto con la parte posterior de la cabeza, el codo a la altura del cráneo;
- vista de frente y por arriba, la postura recuerda (con un poco de imaginación) una cabeza de vaca;
- mantenga la postura mientras no comporte incomodidad o fatiga, por lo menos medio minuto si le es posible;
- respire con regularidad, sin ritmo impuesto; procure mantener la cabeza y el cuello bien erguidos;
- aprovechando una espiración, libere las manos, recupere la postura inicial y dedique un tiempo suficiente a relajarse;
- puede reanudar en seguida la postura, invirtiendo en cada ejecución la posición de los miembros.

65 ▼ *Recapitulación de las posturas de yoga y de sus técnicas*

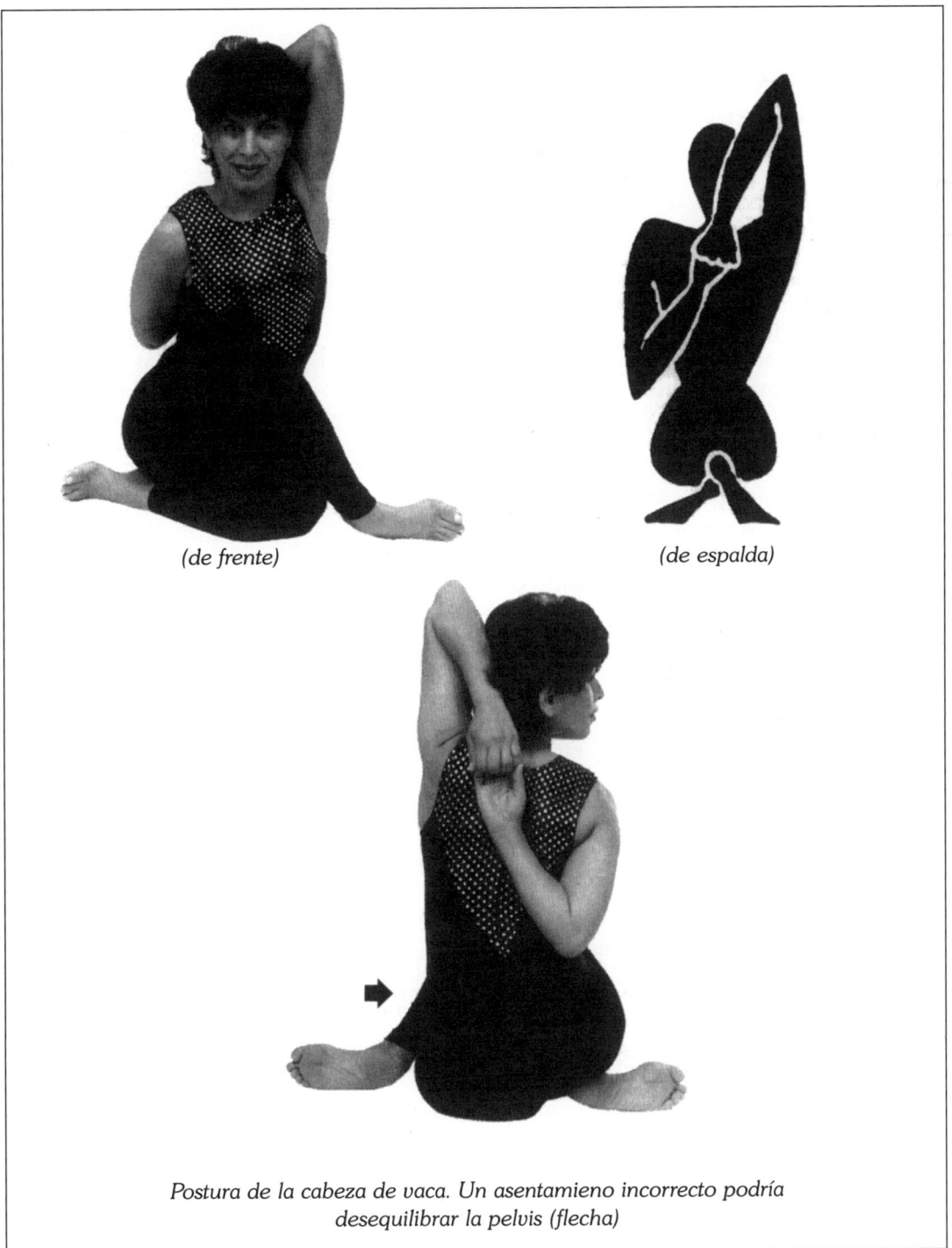

(de frente) *(de espalda)*

Postura de la cabeza de vaca. Un asentamieno incorrecto podría desequilibrar la pelvis (flecha)

POSTURA 38
Torsión asentada a nivel del estómago

La técnica

- Echados de espaldas;
- extendemos lateralmente los miembros superiores a la altura de los hombros, bien perpendiculares al eje del cuerpo, o sea, postura de brazos en cruz;
- respire correctamente y coincidiendo con una espiración profunda, levante los miembros inferiores hasta la vertical, manteniendo las piernas juntas, y sin doblar para nada las rodillas;
- respire de nuevo y durante una espiración, desplace las piernas hacia el lado izquierdo en arco de círculo; los pies irán hacia los dedos de la mano izquierda y el movimiento debe ser lento y progresivo, cuidando de evitar brusquedades;
- durante todo este tiempo los miembros inferiores habrán permanecido juntos, bien apretados, y manteniendo la torsión; se trata de tensar principalmente los músculos de los muslos y la articulación de la rodilla; una de las dificultades principales consiste en el evitar la elevación del hombro derecho cuando se está efectuando la rotación de piernas hacia la izquierda;
- debe controlarse permanentemente el íntimo contacto de la espalda con el suelo;
- sólo la ejecución rigurosa de esta postura, tan sencilla en apariencia, proporciona los resultados fisiológicos esperados; es lo que suele ocurrir con los asana más elementales del yoga;
- en estas condiciones volveremos la cabeza hacia la derecha, es decir del lado opuesto al de las piernas, la oreja derecha apoyada de plano en el suelo;
- es ahora cuando la postura manifiesta su aspecto estético más sorprendente, pero el motivo de la rotación de cabeza es otro: se trata de reforzar la *congestión activa* cervical, intensificando los efectos fisiológicos del asana sobre el organismo;
- efectúe varios ciclos respiratorios y mantenga la postura el rato que le parezca bien, salvo aparición de malestar o fatiga, y durante un minuto por lo menos, si le es posible;
- aprovechando una espiración, retorne las piernas hacia la vertical, es decir elevándolas;
- mantenga esta postura durante medio minuto, luego baje las piernas, centre la posición de la cabeza y recupere la situación inicial;
- dedique un tiempo suficiente a la relajación y practique repetidamente la postura, invirtiendo los lados cada vez, excepto
- los principiantes, que no deben ejecutar más de una torsión a la derecha y otra a la izquierda en cada sesión.

Variante eka pada

Esta postura puede realizarse con un solo miembro, cambiando de pierna a cada repetición, lo cual no modifica en absoluto las dificultades técnicas ni los efectos fisiológicos.

67 ▼ Recapitulación de las posturas de yoga y de sus técnicas

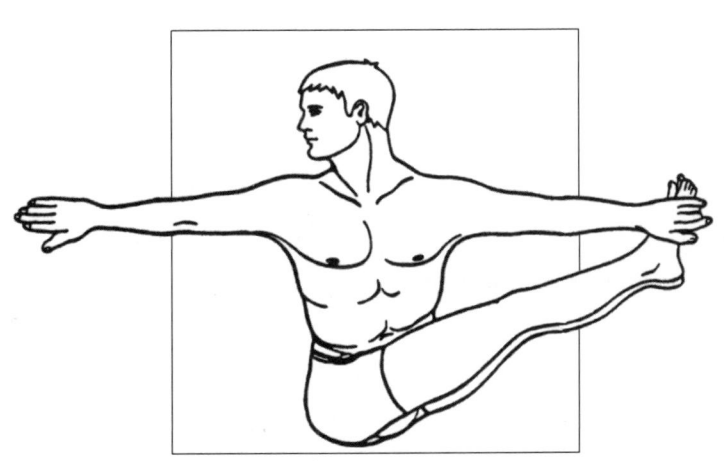

Postura en torsión asentada a anivel del estómago

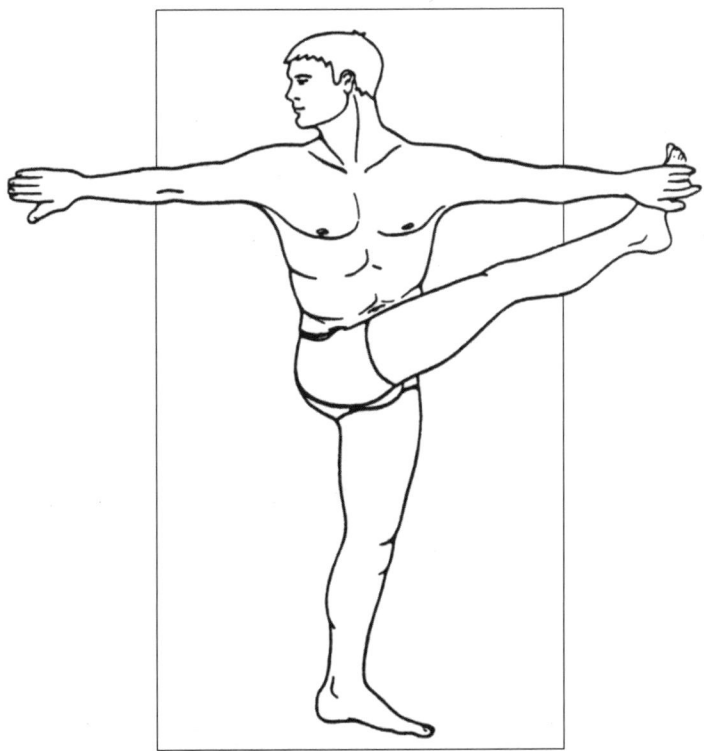

Postura en torsión asentada a anivel del estómago (variante eka pada)

POSTURA 39
Torsión en triángulo de pie

La técnica

En una primera fase calca la postura en triángulo de pie, a cuya descripción remitimos (postura 41), y difiere de ella en el momento de efectuar la flexión y torsión del tórax y de la pelvis:

- flexionar el tórax y la pelvis efectuando una torsión hacia la derecha; pero será el miembro superior izquierdo (y no el derecho como en la postura en triángulo de pie) el que vendrá a situarse detrás del pie derecho;
- retorno a la postura inicial, relajación y repetición adoptando la postura simétrica.

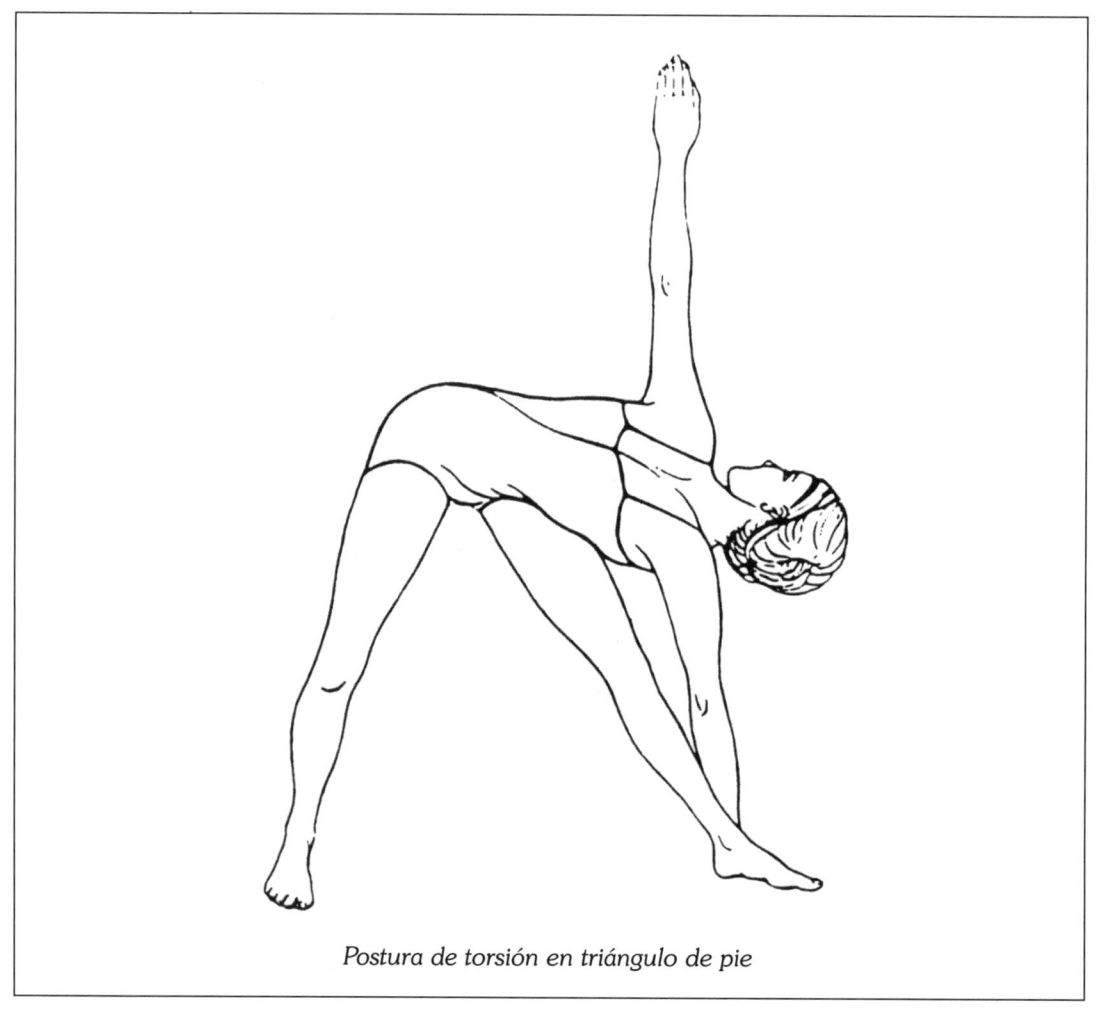

Postura de torsión en triángulo de pie

POSTURA 40

Tortuga

La técnica

- Sentado, con los miembros inferiores extendidos;
- respire correctamente y en coincidencia con una espiración, separe las piernas algo menos de 50 cm y flexione un poco las rodillas (lo suficiente para dar paso a los brazos en un movimiento ulterior);
- realice un ciclo respiratorio y luego, durante la espiración, incline el busto hacia delante;
- a continuación pase los miembros superiores por debajo de las rodillas;
- intente llegar hasta las nalgas con las palmas de las manos, cuyo dorso quedará en contacto con el suelo;
- si le ha salido bien la fase anterior, suelte las nalgas e intente llevar los brazos un poco más atrás; con un poco de entrenamiento, los practicantes más dotados de flexibilidad llegan a cruzar las manos a la espalda;
- lleve los talones más adelante, acentuando al mismo tiempo el adelantamiento del busto; intente establecer el contacto de la frente con el suelo, si le es posible;
- mantenga la postura durante varios ciclos respiratorios, y hasta un minuto por lo menos, salvo aparición de malestar o fatiga;
- vaya retardando progresivamente el ritmo respiratorio, insistiendo en prolongar la exhalación;
- aproveche una espiración para recuperar lentamente la posición inicial.

Variante para practicantes más avezados

- En vez de llevar las manos hacia las nalgas, abra los miembros superiores en horizontal pasando por debajo de las rodillas;
- extienda los brazos tanto como le sea posible, o limítese a cubrir los tobillos con las palmas de las manos;
- mantenga la postura el rato que le parezca, luego retire los brazos aprovechando una espiración;
- recupere seguidamente la posición sedente inicial;
- puede repetirse este asana varias veces seguidas, mientras no origine malestar o fatiga; entre cada repetición deben intercalarse, no obstante, varios ciclos respiratorios.

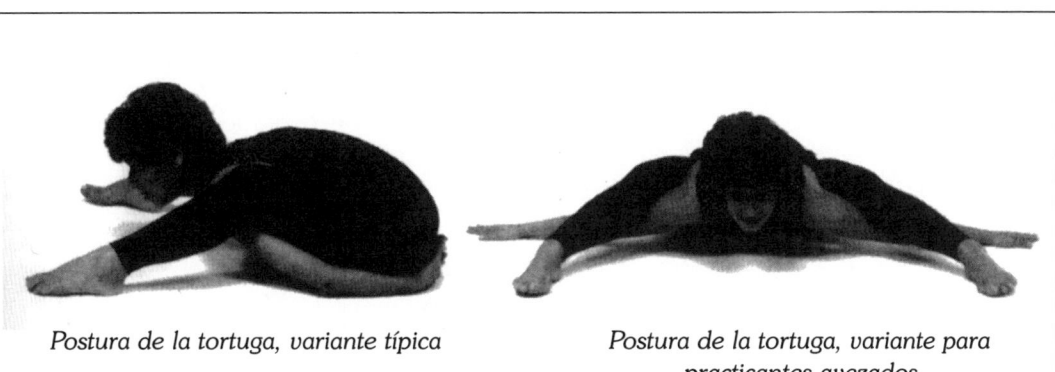

Postura de la tortuga, variante típica

Postura de la tortuga, variante para practicantes avezados

POSTURA 41
Triángulo de pie

La técnica

- En pie, con los pies juntos y apretados desde las puntas hasta los talones;
- procure estirar bien los miembros inferiores, sin doblar para nada las rodillas; contráigalas como si quisiera levantar las rótulas, tense hacia atrás la musculatura de los muslos y contraiga los glúteos. Meta barriga, hinche el tórax y mantenga bien recta y tensa la columna vertebral, sobre todo en las regiones lumbar y cervical; estire bien el cuello evitando encogerlo en ningún momento; sólo la observancia de estos detalles garantiza la utilidad fisiológica de la postura;
- vuelva las palmas de las manos hacia el suelo;
- al mismo tiempo separe los miembros inferiores como un metro, de manera que las puntas de los pies y las de los dedos queden más o menos alineadas en vertical.

Abordamos a continuación la parte más delicada del asana:

- el pie izquierdo gira quedando en un ángulo de 90 grados con respecto al eje del cuerpo;
- el pie derecho gira también, quedando a 45 grados;
- controle que ambas piernas continúan bien estiradas (dibujo), sin doblar las rodillas, salvo razón médica imperativa (foto 1);
- respire correctamente y durante una espiración efectúe la flexión del tórax y de la pelvis hacia abajo y hacia la izquierda, de manera que el miembro superior izquierdo, siempre estirado, vaya a colocarse detrás de la parte inferior de la pierna izquierda; si le es posible, apoye la mano izquierda de plano en el suelo detrás del pie izquierdo; caso contrario intente aferrar al menos el tobillo;
- el miembro superior derecho estirado se levantará hasta la vertical; en este momento ambos miembros superiores quedan en línea, perpendiculares al suelo, como lo estuvo el tronco en la posición inicial;
- la cabeza se vuelve hacia arriba, los ojos mirando la mano derecha;
- mantenemos la postura respirando con regularidad, sin imponernos ningún ritmo, el rato que nos convenga siempre y cuando no se presente molestia o fatiga, y por lo menos un minuto si nos es posible;
- finalmente retiramos del suelo la mano izquierda, nos erguimos y recuperamos la postura inicial, los miembros superiores colgando a los lados del cuerpo y las piernas juntas y apretadas;
- practicamos una relajación suficiente y luego varias repeticiones, cambiando de lado cada vez a fines de simetría. Hay que dedicar el mismo tiempo a cada repetición, excepto los principiantes, que se abstendrán de realizar más de un asana en cada sesión.

71 ▼ Recapitulación de las posturas de yoga y de sus técnicas

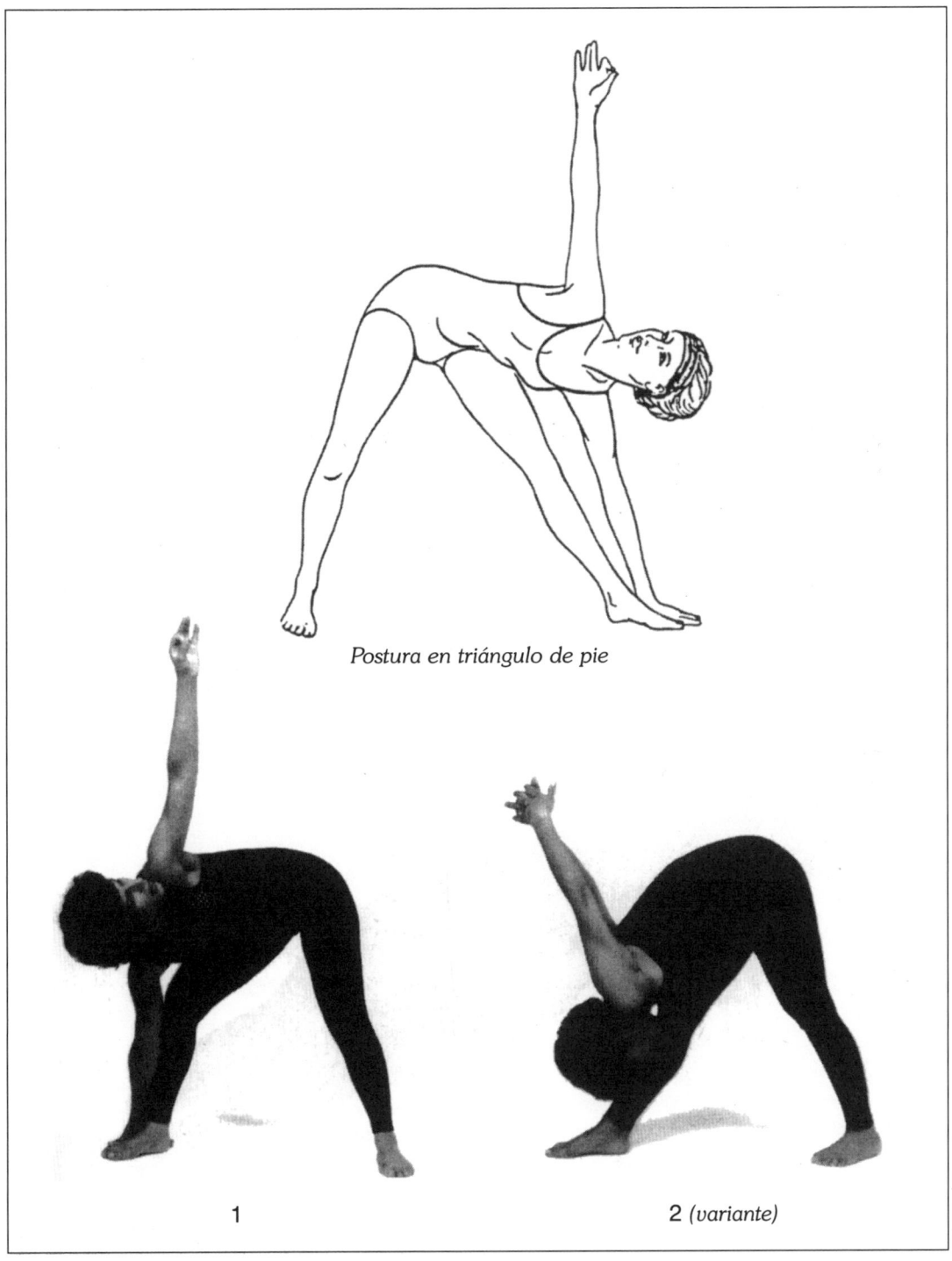

Postura en triángulo de pie

1   2 (variante)

POSTURA 42

Vasistha

La técnica

- Tumbados boca abajo en el suelo;
- separamos las puntas de los pies;
- apoyamos las manos de plano en el suelo a cada lado del pecho, los dedos dirigidos hacia delante;
- respiramos correctamente y en coincidencia con una espiración, levantamos la pelvis y el pecho; las nalgas quedan levantadas y el cuerpo doblado en «V» invertida forma con el suelo un triángulo. Los pies y las manos se apoyan de plano en tierra;

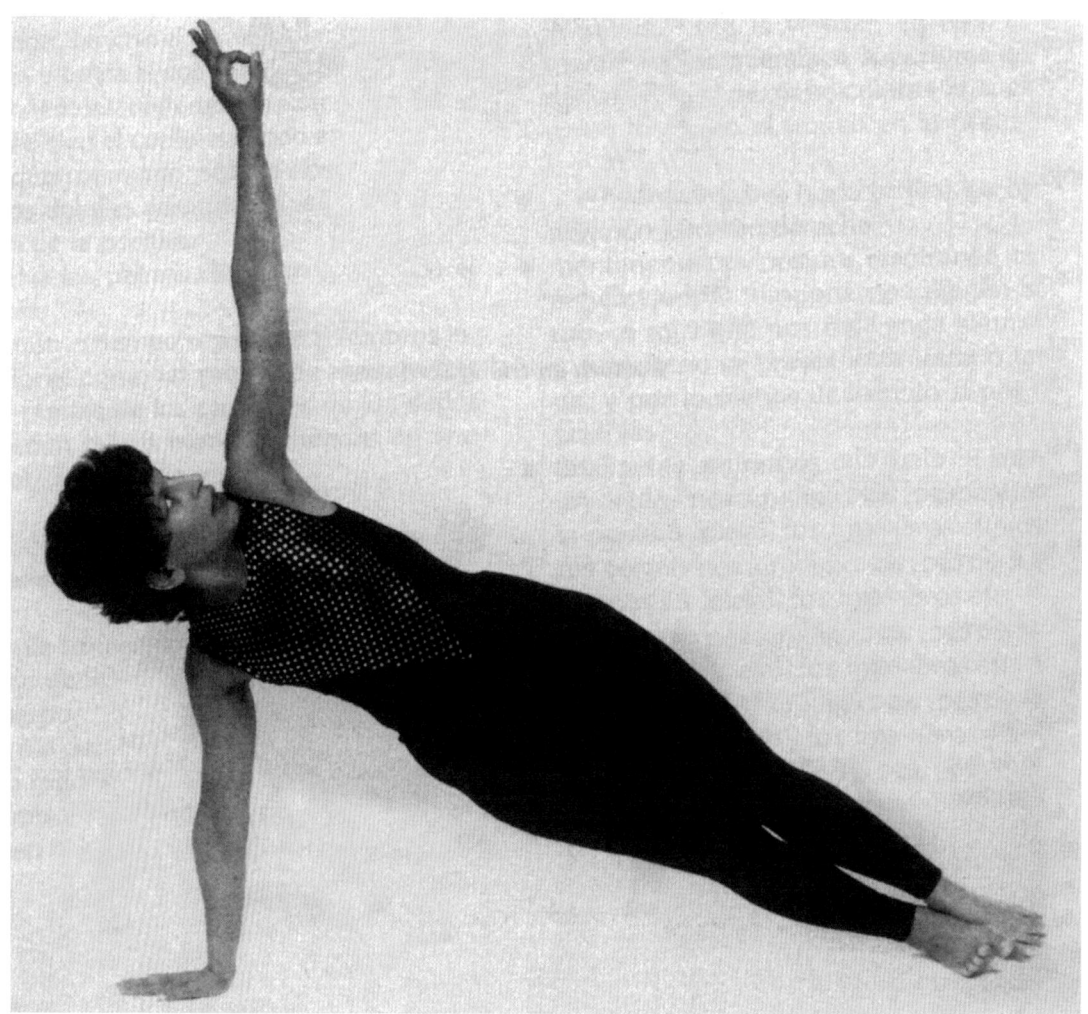

Postura de vasistha

- contrólese que la espalda esté bien recta y los codos tensos, sin doblarlos, como tampoco las rodillas; los pies deben hallarse bien planos, apoyados sobre la totalidad de la bóveda plantar, y bien paralelos, apuntando hacia delante;
- mantenga la postura durante un minuto respirando con tranquilidad, sin imponerse ningún ritmo;
- ahora el cuerpo tenso *debe bascular* hacia la derecha hasta que el borde externo del pie derecho se apoye de plano en el suelo sustentando el peso del cuerpo conjuntamente con la mano derecha, que permanecerá bien plana en tierra;
- al mismo tiempo levantaremos el brazo izquierdo hasta la vertical; ambos miembros superiores quedarán en línea perpendicular al suelo; levante la cabeza y vuélvala dirigiendo la vista hacia la mano levantada, estirada o haciendo jnana mudra (como en la foto);
- vista de perfil, la postura recuerda un triángulo; el cuerpo queda en diagonal de unos 45 grados con respecto a la vertical descrita por los brazos;
- recupere la postura inicial, relájese y repita la postura cambiando de lado simétricamente.

POSTURA 43
Buitre

La técnica

- Sentados, separaremos ampliamente las piernas, con las rodillas algo flexionadas;
- realizaremos una primera espiración, durante la cual inclinaremos lentamente el busto hacia delante, con los codos totalmente separados; éstos irán a apoyarse en el suelo, las manos permanecen juntas delante colocando las puntas de los dedos justo debajo del mentón.

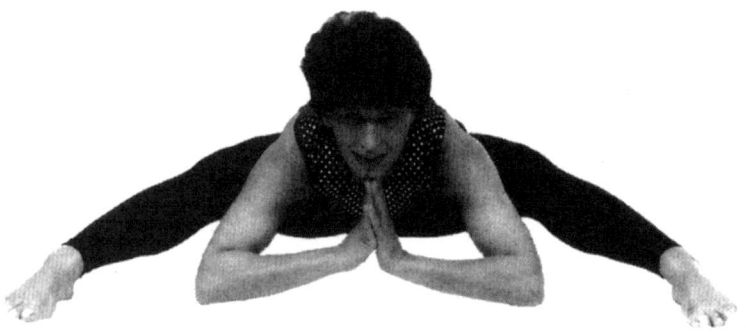

Postura del buitre

Variante

- El mismo comienzo, piernas separadas y busto flexionado hacia delante, pero apoyando las manos sobre los pies; luego exhalamos el aire y bajamos la cabeza hasta apoyar la frente en el suelo;
- alzaremos seguidamente los brazos hasta la vertical, dedos entrecruzados y palmas de las manos vueltas hacia abajo.

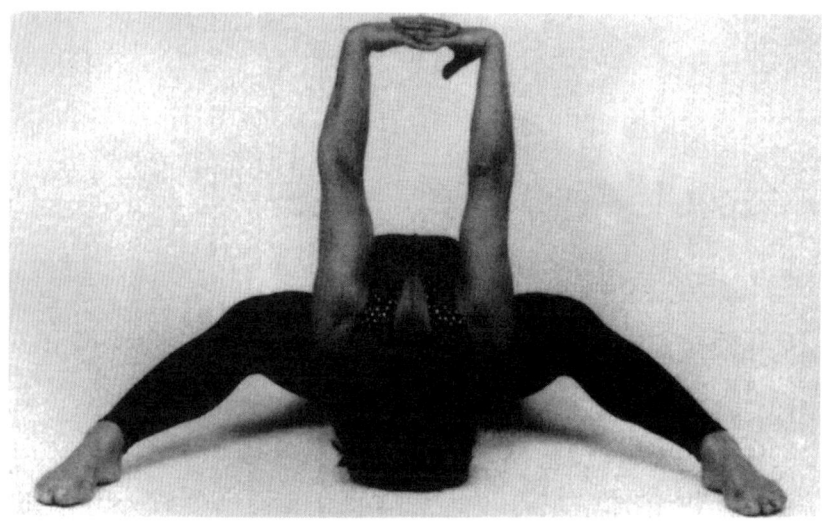

Variante de la postura del buitre

Capítulo III

ARTROSIS Y ARTRITIS

Artrosis

Muchos consideran que esta afección universal es el peaje inexorable de la edad, cuyos efectos desgastan las articulaciones. Es verdad que representa una proporción muy importante de las patologías Con secuelas de invalidez en personas de edad avanzada.

La artrosis afecta en los países occidentales a un 15 por ciento de la población y más de la mitad de dicha incidencia corresponde a las artrosis de columna vertebral.

Es el prototipo de las enfermedades de tipo reumático en que predominan las lesiones por desgaste y las degenerativas. Dichas lesiones atacan inicialmente el cartílago.

La moderna investigación ha demostrado que el cartílago no es un simple tejido conjuntivo totalmente inerte; al contrario, es histológicamente muy activo por cuanto se desarrollan en él intensas actividades físicoquímicas. El cartílago destruido va siendo reemplazado constantemente por cartílago nuevo, y el agente que se encarga de mantener tal equilibrio es la célula cartilaginosa, el condrocito. Pero en la artrosis, los condrocitos pierden la capacidad de desarrollar esa función, produciéndose una destrucción excesiva de cartílago y su no reconstrucción natural en cantidad suficiente.

El cuadro se complica debido a las lesiones de los tejidos contiguos: los huesos, las membranas sinoviales, etc.

Causas

Las causas de este envejecimiento articular excesivo y relativamente precoz todavía no están del todo determinadas. Condiciones mecánicas desfavorables pueden desencadenar o agravar la afección: exceso de presión sobre la articulación interesada, traumatismos, vibraciones. Ciertas malformaciones pueden favorecer su aparición, especialmente las de la cadera y de las rodillas. La predisposición hereditaria es innegable en muchos casos. Algunas hormonas tienen efecto protector sobre las articulaciones, o por el contrario predisponen también a la artrosis. La obesidad y los defectos de postura son otros factores que tal vez participarán en la génesis de la enfermedad.

Mencionemos por último que llamamos artrosis primitiva a la que no permite señalar ningún factor desencadenante.

Síntomas

Su aparición suele ser progresiva y la evolución es lenta, pero con recidivas penosas y que conducen inexorablemente a deformaciones y otros daños importantes, si no se interviene con una actuación enérgica para contrarrestar esa marcha fatídica.

Los dolores aparecen con los movimientos. Tras un período más o menos largo, breve en algunos pacientes y más prolongado en otros, el sufrimiento decrece; es lo que muchos llaman «el período de desentumecimiento».

Es más difícil que se disipen los dolores cuando la artrosis ha afectado a las articulaciones que sustentan el peso del cuerpo, como las de los miembros inferiores. En líneas generales estos dolores, aun cuando hayan llegado a desaparecer del todo, retornan inmediatamente en caso de fatiga o esfuerzo notable.

La articulación afectada presenta cierto grado de hinchazón, que comunica al tacto una impresión de cosa dura y firme, muy diferente de la hinchazón blanda que producen los reumatismos de tipo inflamatorio como la artritis. En la artrosis tampoco se observa calor local, ni inflamación evidente, también a diferencia de lo que sucede en las artritis.

Los dolores van acompañados de cierta rigidez y se producen crujidos al tratar de movilizar la articulación.

La lentitud de la evolución va acompañada, por lo general, de rebrotes más o menos acentuados que irán acelerando el proceso artrósico y tarde o temprano acabarán por conducir a una impotencia funcional dolorosa de la articulación.

Las lesiones de la sinovial son inconstantes, muchas veces tardías y menores en comparación con las del cartílago y el hueso. Ocurre a veces, sin embargo, que desde la fase inicial se presenta un exceso de secreción líquida sinovial, lo que determina una tumescencia más o menos notable; tras lo cual se produce una reacción contraria, la sinovia se empobrece en agua y acaba esclerosándose.

Localizaciones de la artrosis

Todas las articulaciones pueden ser víctimas de la artrosis y con mucha frecuencia lo son varias a la vez. No obstante, hay localizaciones más frecuentes que otras; es el caso de la artrosis de rodilla (gonartrosis), de la cadera (coxartrosis), de las manos, en especial del pulgar (rizartrosis); los diferentes segmentos de la columna vertebral también suelen quedar interesados: artrosis de cuello (cervicartrosis), de espalda (dorsartrosis), del raquis lumbar (lumbartrosis).

Cada una de estas localizaciones determina signos que matizan con sus peculiaridades el cuadro general del reumatismo artrósico. Tendremos ocasión de examinarlos con detalle cuando vayamos viendo los diversos capítulos dedicados a cada una de las articulaciones.

Exámenes complementarios

La analítica suele dar valores normales o escasamente modificados, salvo presencia de enfermedades concomitantes. La velocidad de sedimentación, por ejemplo, permanece baja, a diferencia de lo que ocurre en los reumatismos inflamatorios, que siempre se manifiestan por una subida más o menos acentuada.

Exámenes radiológicos: las primeras lesiones visibles traducen los efectos de los trastornos a nivel de cartílago. Bajo tales influencias, éste va perdiendo gradualmente sus cualidades esenciales, la resistencia y la elasticidad.

Conforme se inicia su degradación, hará posible el *pinzamiento de la interlínea articular,* signo esencial y que se aprecia radiológicamente.

Pronto la articulación pierde la capacidad de amortiguar golpes, y de ahí van a resultar otros tipos de lesiones visibles al examen radiográfico, pero que ya tocan el hueso adyacente al cartílago. De manera característica irán apareciendo:

- los *osteofitos,* producciones óseas patológicas que forman saliente en la superficie del hueso; sólo pueden brotar allí donde nada se opone a su crecimiento, de ahí que su lugar de elección se halle en el límite del cartílago articular y de la sinovial;
- las *condensaciones óseas:* al contrario que los osteofitos, estas condensaciones sí se forman en regiones anatómicas sometidas a fuertes presiones; favorece su aparición la desaparición del cartílago, con la consiguiente pérdida de la función amortiguadora que éste ejercía. Acompañan con frecuencia a los pinzamientos patológicos que se forman en la coxartrosis, por ejemplo, o entre dos vértebras. Muy visibles en las radiografías como zonas densas, de tonalidad más oscura.
- las geodas corresponden a pequeños agujeros que se abren en el seno del

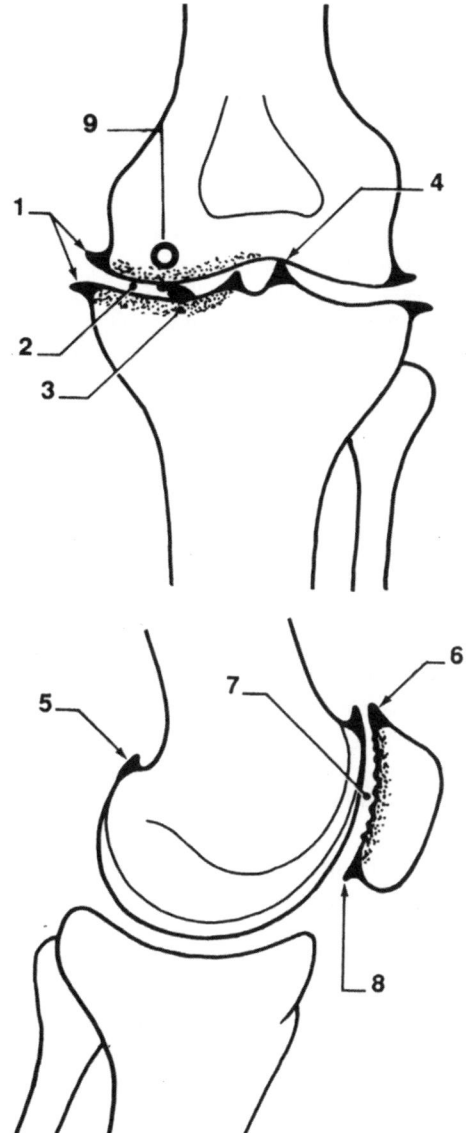

Signos radiológicos de los deterioros producidos por la artrosis

1 Osteofitosis marginal de los bordes de los cóndilos tibiales **2** pinzamiento interno de la interlínea fémoro-tibial **3** condensación ósea **4** espesamiento y alargamiento de las espinas tibiales **5** osteofito intercondilar superior **6** pico osteofítico subrotuliano **7** irregularidades de la cara posterior de la rótula **8** osteofitosis subrotuliana **9** geoda

hueso, en la parte próxima a la articulación. Indican, en general, una artrosis en fase ya bastante evolucionada; especialmente en las coxartrosis es rara la aparición de geodas en las etapas iniciales de la evolución.

La evolución

Procede por recidivas congestivas dolorosas, seguidas de una remisión más o menos completa y de duración variable. Así continuará durante algunos años y los dolores lo mismo pueden agravarse que desaparecer con el tiempo; en cambio la validez funcional de la articulación acaba por quedar considerablemente mermada.

Medidas recomendadas

Las indicaciones que vamos a dar se refieren a la artrosis con carácter general. Según las articulaciones de que se trate, habrá que tener en cuenta la localización particular de la artrosis, en especial cuando son de las que soportan en permanencia el peso del cuerpo, y aquéllas cuya movilidad origine frecuentes traumatismos.

Veamos, pues, para cada articulación el estudio de las medidas específicas que le conciernen.

Medidas de higiene preventiva

Hay que adoptar protecciones contra el frío y la humedad, evitar el sobreesfuerzo articular, los traumatismos y los micro-traumatismos, las presiones excesivas, las largas permanencias de pie o cargando alternativamente sobre un pie y el otro, y otras causas de deterioros anatómicos.

Es preciso combatir también los vicios de postura, los problemas estáticos que no se hallen todavía estructurados; son factores predisponentes de artrosis locales o incluso en articulaciones localizadas más arriba o más abajo. En consecuencia, se intentará sistemáticamente la corrección por la kinesiterapia o por vía de medidas ortopédicas, uso de aparatos, etc.; si es necesario se planteará una intervención quirúrgica.

En caso de aplastamiento u otras deformaciones de la bóveda plantar, se corregirá por medio de plantillas o de un calzado ortopédico; de lo contrario la sustentación del peso corporal queda mal repartida y se instaura por tanto una postura defectuosa.

Tratamiento médico

Comporta dos tipos de medicaciones:

- En primer lugar, se trata de combatir el estado doloroso, para lo cual recurre a los analgésicos cuyo prototipo es la aspirina y sus derivados, aunque existe toda una gama de ellos, entre los cuales conviene seleccionar los productos que se evidencian más activos –ya que existen grandes diferencias individuales– y los menos tóxicos. Hay que tener sistemáticamente presente que los tratamientos son de larga duración y que los efectos «secundarios» de determinadas sustancias no son despreciables, sobre todo cuando se acumulan en el decurso de los años, como sucede con los anti-inflamatorios.
- Segundo, se intenta corregir o por lo menos estabilizar las propias lesiones artrósicas. Hacen falta medidas en sentido inverso: frenar las producciones óseas excesivas a nivel de la articulación y de las zonas próximas: osteofitos, picos de loro, condensación ósea, etc.; por otra parte hay que estimular, por el contrario, el cartílago articular al objeto de limitar su deterioro y retardar su adelgazamiento y desaparición.

Recurriremos, por consiguiente, a toda una gama de medicamentos como los extractos de cartílago, los extractos de paratiroides, las vitaminas, las medicaciones quimioterapéuticas, los preparados a base de plantas medicinales, los oligoelementos, etc.

Terapéuticas manuales

Los tratamientos basados en manipulaciones, que nos vienen de América, comportan movilizaciones activas forzadas. Lo cual permite el desbloqueo de las superficies de la articulación afectada, recuperando un juego articular normal en un mínimo de tiempo; generalmente basta con dos o tres sesiones.

Kinesiterapia

Los masajes con sus diversas modalidades técnicas y la reeducación funcional se proponen devolver flexibilidad a las articulaciones afectadas por la artrosis, así como corregir o estabilizar sus deformaciones. Son de un interés fundamental, porque si bien conviene descargar de esfuerzos las articulaciones lesionadas, no por eso deben dejar de funcionar las demás, las que no están tocadas y cuya inmovilización resultaría perjudicial.

Incluso a nivel de las articulaciones artrósicas, hay que mantener la movilidad de los músculos y los ligamentos, poniéndolos en juego hasta donde sea posible.

Aun siendo menester evitar todo esfuerzo anómalo y toda fatiga, hay que mantener a todo precio el funcionamiento articular todavía disponible.

Curas termales

Su finalidad consiste principalmente en consolidar los efectos de los tratamientos y prevenir las recaídas. Hay numerosas posibilidades, con beneficios ciertos en muchos casos. En Francia destacan los establecimientos de Aix-les-Bains, Dax, Luchon, Amélieles-Bains, Bareges, Cauterets, Aix-les-Thermes, Uriage, etc.

Los procedimientos incluyen las duchas, los baños en pileta o piscina, las aplicaciones de fangos termales, los baños de vapor o de Bertholet locales o generales, y con carácter auxiliar, la ingesta de aguas medicinales.

Conviene destacar el interés de la terapia placentaria según el método de Filatov. Sus diferentes modalidades influyen de manera muy favorable sobre la artrosis, sobre todo en forma de implantes.

El papel del yoga

Las consideraciones generales que exponemos en este capítulo son válidas para todas las articulaciones susceptibles de ser atacadas por la artrosis. Pero también procede una adaptación para cada una de ellas, sin embargo, de acuerdo con la localización anatómica. Se darán estas precisiones cuando estudiemos individualmente cada articulación.

Se consultarán en los lugares correspondientes las indicaciones prácticas.

Podemos anticipar aquí, no obstante, algunos principios generales, sobre todo la necesidad de tener en cuenta la noción de contraindicación para algunas de las posturas. Las que se conserven o seleccionen para la sesión de yoga deben ejecutarse en decontracción y suprimiendo todos los esfuerzos inútiles. Los movimientos, así como el mantenimiento de la postura en su fase estática, deben acompañarse de una respiración regular, en lo cual intentaremos prolongar la duración, sobre todo, de la espiración. Al mejorar la calidad de la respiración potenciamos la circulación en general y contribuimos a mejorar la vascularidad de la articulación.

Aunque el cartílago, como tejido, no contiene vasos sanguíneos y por tanto no se beneficia de una oxigenación directa, no hay que olvidar que se nutre por saturación, a expensas de los elementos contiguos, y particularmente por medio del líquido sinovial, y que dicho mecanismo funcionará tanto mejor cuanto más oxigenados se hallen dichos tejidos nutrientes.

Tratamiento quirúrgico

Interviene cuando han fracasado todas las demás medidas terapéuticas.

Se han propuesto muy diversas intervenciones correctoras frente a las desviaciones óseas y otras deformaciones: osteotomía, etc. La cirugía moderna ha cobrado un papel cada vez más destacado en el tratamiento de las artrosis invalidantes de las articulaciones principales: prótesis total de cadera o de rodilla, entre otras.

Artritis

Esta denominación comprende todas las variedades de inflamación de las articulaciones. Sin embargo, hay que distinguir numerosas modalidades y tendremos que distinguir, en cualquier caso, entre las formas agudas y las crónicas.

Síntomas

Los síntomas de una artritis traducen esencialmente un estado inflamatorio, a diferencia de lo que observamos en las artrosis, cuyos síntomas son, esencialmente, de orden degenerativo. Las artritis no son peculiares de las personas de edad avanzada, antes al contrario, afectan a sujetos de cualquier edad. Con mucha frecuencia el origen de la inflamación articular es un foco infeccioso; el inicio es súbito, la extensión rápida y espectacular. Puede interesar al mismo tiempo varias articulaciones.

A nivel de la articulación se presenta alterado el color de la piel, que se halla enrojecida, tal vez más o menos violácea y edematosa. Se observa una notable elevación del calor local. Los dolores son muchas veces muy intensos, y los agudiza la movilización pasiva así como los movimientos activos. Éstos no van acompañados de crujidos como en las artrosis, pero se encuentran muy limitados en cuanto al radio de acción.

A menudo se aprecia fiebre y cierto deterioro del estado general, signos acompañados con frecuencia de una inflamación de los tejidos adyacentes, a la que llamamos periartritis. A veces hay derrames en el interior de la articulación (derrame de sinovia; o hidrartrosis).

Es asimismo frecuente la hinchazón de los ganglios próximos a la región afectada; a veces también la de otros no tan próximos.

Oponemos de manera muy definida:

- Las artritis infecciosas, habitualmente consecutivas a una enfermedad infecciosa; estos tipos de artritis presentan dos peligros principales:
  - la supuración,
  - la rigidez más o menos pronunciada, que puede conducir al anquilosamiento.
- Las artritis de tipo reumático, que entran en el cuadro de afecciones reumáticas bien determinadas: reumatismo articular agudo, gota, espondilartritis anquilosante, reumatismo psoriásico. En algunos de estos casos el peligro de anquilosamiento es el riesgo preponderante; en cambio, estos tipos de artritis no supuran nunca.

El carácter inflamatorio de las artritis de tipo reumático viene determinado por el hecho de que las lesiones iniciales interesan la sinovial. Las lesiones del cartílago y las óseas son facultativas y no se manifiestan en la artritis sino secundariamente con respecto a las lesiones de la sinovial, a diferencia de lo que ocurre en la artrosis.
- Forman grupo aparte una serie de artritis de causas diversas, en conjunto más raras y caracterizadas por evoluciones peculiares: artritis relacionadas con ciertas enfermedades de la sangre, como la hemofilia, etc., o con enfermedades del colágeno, o determinados tumores, etc.

Medidas a tomar

La terapéutica varía según la naturaleza de la artritis y las causas determinantes. Por lo general es susceptible de tratamiento médico, a veces quirúrgico.

Artritis y yoga

En presencia de una artritis no se realizará ninguna sesión en la que intervenga la articulación afectada mientras subsistan huellas del estado patológico inicial.

Lo mismo se aplica, salvo excepciones, a la reeducación confiada al kinesiterapeuta.

Es preciso que el brote evolutivo haya desaparecido a prueba, no sólo de la extinción de los dolores, sino también de la normalización de los exámenes de laboratorio. Hay que esperar a que haya descendido claramente la velocidad de sedimentación, por debajo de los 10 mm la primera hora. La articulación no debe hallarse ya caliente y debe haberse reabsorbido el posible derrame. Todo el arte de la reeducación consiste en saber detenerse a tiempo y esperar lo que sea necesario, hasta que los tratamientos médicos hayan surtido sus efectos; sólo entonces podremos reanudar muy progresivamente nuestras disciplinas.

Periartritis

El término sirve para designar todas las lesiones dolorosas localizadas en la periferia de una articulación. Los procesos interesan diversos elementos anatómicos: las bolsas serosas de la región, los ligamentos, las partes inmediatas de los tendones incluidas las inserciones de éstos en el periostio y sus fundas sinoviales.

Causas

Pueden ser inflamatorias o degenerativas (por complicación de una artrosis, en algunos casos), o debidas a microtraumatismos de origen muchas veces profesional.

Algunas son de naturaleza refleja; estos casos guardan relación con afecciones muchas veces localizadas muy lejos de la articulación afectada: enfermedades cardíacas, pulmonares o neurológicas.

Síntomas

Los dolores, entrecortados por períodos de calma, despiertan al movilizar la articulación. Hay irradiaciones dolorosas que siguen el trayecto de los nervios y los músculos vecinos. Los tendones afectados presentan tendencia a calcificarse, y suele producirse pérdida muscular; algunas formas desembocan en el anquilosamiento de la articulación.

La periartritis más frecuente es la que afecta al hombro, o periartritis escapulo-humeral.

Tratamiento

Viene a ser, aproximadamente, el mismo que se aplica a las tendinitis (véase el capítulo siguiente).

Como es obvio, si la periartritis responde a una de las causas generales que citábamos con anterioridad, el tratamiento de tal causa tiene la primacía.

Papel del yoga

Cualquier periartritis exige la suspensión de la práctica de yoga durante su período evolutivo, pudiendo reanudarse aquélla durante los períodos de calma o después de la curación. No obstante, se evitarán las posturas que supongan un esfuerzo de la articulación afectada, o bien se procurará ejecutarlas con mucha prudencia.

Poliartritis reumatoide

Aquí trataremos en un artículo aparte (véase la pág. 222) esta afección caracterizada por la aparición de artritis muchas veces múltiples y de evolución severa.

Como veremos, y aunque parezca sorprendente, la política que se recomienda en relación coh la práctica de yoga es bastante más flexible que en los casos de artritis corriente que acabamos de describir.

Capítulo IV

TENDINITIS

Los tendones

Para empezar conviene definir lo que es un tendón y distinguir éstos con exactitud frente a los ligamentos.

Mientras el ligamento se extiende de un borde a otro de una articulación para solidificarla y protegerla, el tendón es la terminación, de naturaleza anatómica muy especial, de un músculo sobre un hueso.

Los tendones pueden compararse a cables que transmiten la fuerza de los músculos. Son capaces de resistir tracciones muy potentes, pero también presentan fragilidad extrema en caso de esfuerzo incorrecto.

Los tendones son formaciones de tejido conjuntivo, fibrosas, de color blanco nacarado, e inextensibles.

Algunos tendones no son rectilíneos y precisan de un aparato de deslizamiento, el cual puede adoptar diversos aspectos: ranura osteo-fibrosa, o funda sinovial. Por ejemplo la rótula es un hueso sesamoideo incluido en el tendón del cuadríceps a nivel de la rodilla.

La longitud del tendón depende del recorrido muscular y del punto de aplicación de la fuerza. La sección del tendón es proporcional a la potencia que desarrolla el músculo.

Los tendones se hallan bastante mal provistos de vasos sanguíneos; por tanto, su oxigenación es deficiente y subsisten en condiciones precarias. En cambio, es digna de nota su riqueza en terminaciones nerviosas. En el plano de la terminación ósea, el tendón se inserta directamente o por medio de una membrana de tejido conjuntivo llamada aponeurosis.

El tendón está constituido por fibras de colágeno, cuya orientación depende de la función del músculo, pero siempre paralelas entre sí, lo cual confiere a aquél su resistencia así como una elasticidad real, pese a la inextensibilidad aparente.

El aspecto es variable; hallamos tendones redondos, ovalados, a veces planos. Los hay cortos y los hay largos.

Poseen numerosos receptores del dolor, lo cual explica su gran sensibilidad.

También poseen mecano-receptores o propioceptores que informan al cerebro en todo momento acerca de la posición de la articulación en el espacio, los movimientos efectuados y el estiramiento articular existente.

Tendinitis

Es la tumefacción inflamatoria de un tendón. Por su frecuencia las tendinitis casi pueden considerarse parte de las contrariedades habituales de la vida cotidiana.

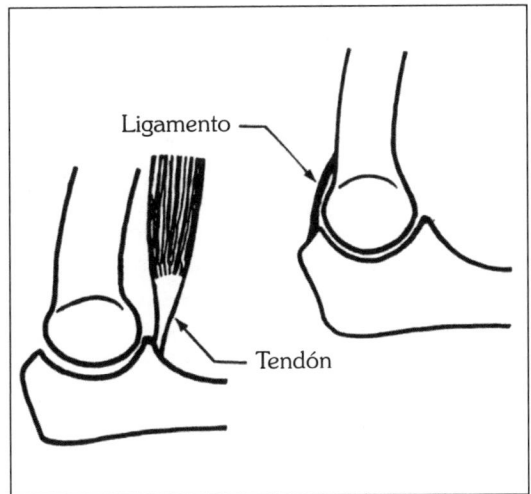

1 El ligamento conecta dos huesos y asegura la amplitud normal de la articulación.
2 El tendón es el extremo del músculo por donde éste se inserta en el hueso y así resulta posible el movimiento.

Causas

Por lo común es consecuencia de esfuerzos intensos, de posturas incorrectas mantenidas largo tiempo, de agotamiento físico, de sobreesfuerzo deportivo realizado sin un calentamiento previo suficiente, de microtraumatismos remetidos, en particular las repeticiones de un mismo gesto que pone siempre en juego los mismos grupos musculares. Algunos incriminan también a las irritaciones locales de origen externo, por ejemplo el roce del calzado en la inflamación del tendón de Aquiles.

El frío y la humedad figuran entre los factores predisponentes, y algunos autores señalan la influencia de las infecciones dentales y de la garganta. A la ingesta insuficiente de bebidas también se le atribuye cierto papel, sobre todo en el caso de los deportistas. El empleo de materiales defectuosos origina numerosas tendinitis, en especial entre los jugadores de tenis. Pistas con revestimientos defectuosos, excesivamente duros y por consiguiente poco amortiguadores, o irregulares y abollados, son factores bien conocidos en la actualidad.

Factores psicológicos

Cuando un sujeto se halla sometido a fuerte estrés, con frecuencia se observa la aparición de tendinitis de origen psicosomático. En similares condiciones también puede suceder que cobren un desarrollo anormalmente intenso unas tendinitis crónicas que bajo circunstancias normales habrían podido evolucionar hacia la curación. Se echa de ver el gran interés de los efectos calmantes del yoga, y muy especialmente de la postura shavasana, en tales situaciones (postura 8 del capítulo 2).

¿Cómo se manifiesta la tendinitis?

Los síntomas iniciales son: dolores a nivel del tendón o de su inserción en el hueso, los cuales se agudizan al contraer el músculo en cuestión. Al mismo tiempo dicho músculo queda mermado en cuanto a su fuerza y movilidad. Se aprecia hinchazón local. Son habituales las irradiaciones dolorosas hacia las regiones contiguas. Estos dolores irán variando según los

Estadios evolutivos

Distinguimos cuatro:

- *Primera fase:* dolor pasajero, que sólo se manifiesta por la mañana al despertar y desaparece en cuanto se calientan los músculos.
- *Segunda fase:* aparición de trastornos inflamatorios, de resultas de los cuales el dolor reaparece en el decurso del esfuerzo y subsiste un rato después de interrumpir la actividad.
- *Tercera fase:* se desencadenan los trastornos degenerativos a nivel del tendón, el cual adquiere fragilidad y es asiento de dolores persistentes incluso durante la noche.
- *Cuarta fase:* dolores incapacitantes que obstaculizan toda actividad y pueden conducir en ocasiones a la ruptura del tendón con ocasión de un mínimo esfuerzo.

Localización

Las tendinitis se observan con menos frecuencia en los tendones grandes excepto la cintilla de Maissiat (véase en pág. 107), que constituye un caso particular de posible fragilidad anatómica. Habitualmente afectan a tendones de poca sección pero que corresponden a músculos muy potentes, y principalmente a nivel del pubis, el codo, el hombro y la rodilla.

Estudiaremos las principales localizaciones al tratar de cada articulación: la del tendón de Aquiles en la parte posterior del pie, la tendinitis de la punta de la rótula, la «pata de ganso» que afecta a la rodilla, el «codo de tenista», y otras que afectan a la cadera, el hombro y la muñeca.

Variedades de tendinitis

Según la localización precisa de la lesión distinguimos:

- Tendinitis de inserción,
- tendinitis del cuerpo del tendón,
- miotendinitis,
- dolencias de inserción resultantes de tendinitis particulares, cuyo prototipo es la enfermedad de Osgood-Schlatter (a la que dedicaremos artículo propio).

Complicaciones

La complicación más frecuente de las tendinitis es la *ruptura* del tendón. Puede observarse como secuela de un traumatismo o, muchas veces, a causa de un mal gesto. En algunas circunstancias se manifiesta espontáneamente, sin razón aparente, como suele ser el caso de la persona que lleve mucho tiempo padeciendo una tendinitis crónica. Las infiltraciones de corticoides en el tendón con intenciones terapéuticas, a lo que parece pueden favorecer la ruptura sobre todo cuando la inyección se practica en el seno del tendón mismo, no en los tejidos periféricos, y si las infiltraciones se han reiterado y comportan la inyección de un volumen medicamentoso importante, superior a 1 ml. En cualquier caso se aconseja no exceder de cuatro infiltraciones cualquiera que sea el motivo.

Síntomas

Aparece brutalmente un dolor intenso y queda excluida toda posibilidad de mover el músculo cuyo tendón se halla afectado. Se

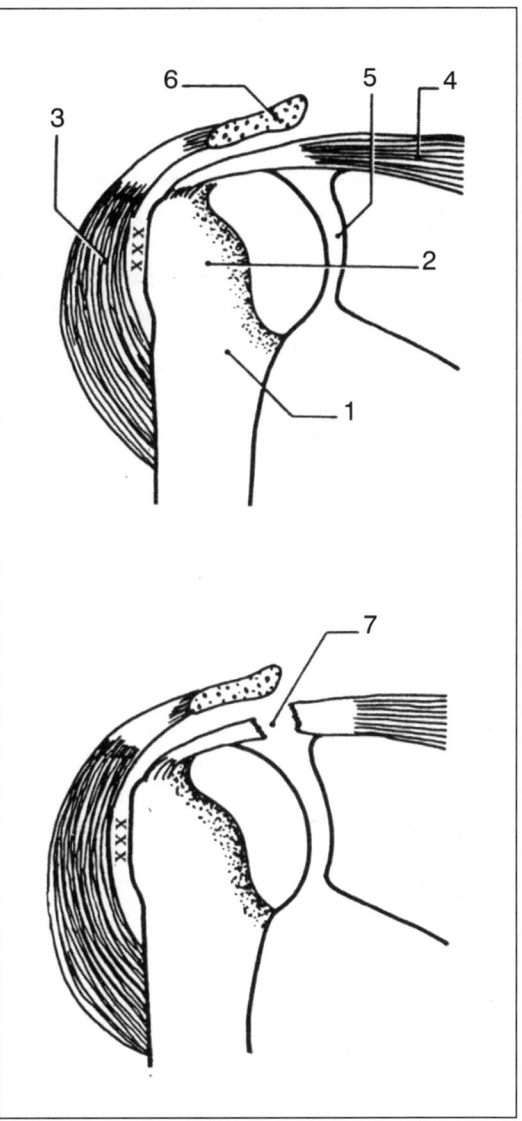

La ruptura del tendón del infraespinoso en el cuadro de ruptura de la envoltura de los rotadores es una complicación seria de la tendinitis de hombro

1 Cuello quirúrgico del húmero **2** cuello anatómico del húmero **3** músculo deltoides **4** músculo infraespinoso **5** superficie articular del omóplato **6** acromion visto en sección **7** ruptura del tendón del infraespinoso

observa una hinchazón en el lugar de la lesión y muchas veces resulta palpable la solución de continuidad del tendón. La ecografía es un buen medio de exploración.

Algunas rupturas manifiestan síntomas muy particulares. Así, en la tendinitis del tendón de Aquiles el sujeto no puede andar de puntillas; la ruptura del tendón del bíceps braquial produce la aparición de una «bola» muy visible; en el hombro, la ruptura del infraespinoso entra en el cuadro muy particular del síndrome de la envoltura de los rotadores.

Terapéutica

En el apartado anterior ha quedado dicho lo que cumple decir sobre las infiltraciones de corticoides en los tendones.

Hay que insistir en la obligatoriedad del reposo, por más que contraríe a los pacientes, sobre todo a los deportistas. El reposo favorece la cicatrización de las microlesiones del tendón y evita el muy peligroso paso a la cronicidad, facilitando el retorno de la normalidad. En ausencia de reposo no obtendremos sino un paliativo temporal, seguido de una recidiva a no tardar.

Se administran los sedantes habituales para el dolor y medicaciones anti-inflamatorias por vía interna así como externamente. El calor está contraindicado teniendo en cuenta las reacciones de los vasos sanguíneos en la región interesada. Es preferible la crioterapia, es decir el tratamiento por el frío, cuyas modalidades de aplicación se han modernizado mucho. Las ondas cortas, la ionización, el láser, son también recursos empleados y últimamente se recurre mucho a la mesoterapia.

Los estiramientos musculo-tendinosos se basan en la extensión progresiva del tendón hasta alcanzar una tensión máxima. En principio los practica el kinesiterapeuta, quien luego puede enseñar al paciente para que sepa practicarlos por sí mismo. Tienen una de sus indicaciones en ciertas tendinitis, conjugados con los masajes transversales profundos de Cyriax.

La cirugía se reserva a ciertos casos de tendinitis nodulares y a los de ruptura del tendón; halla aplicación en algunas tendinitis del tendón de Aquiles o del codo, así como en la pubalgia.

Reanudación del yoga

En todo el período álgido así como durante el reposo imperativo, el miembro afectado por la tendinitis no puede participar en la sesión de yoga; pero ello no excluye que se pongan en juego las articulaciones no afectadas, ni la práctica de las modalidades respiratorias de pranayama. Y por cierto que es capital el favorecer mediante la oxigenación que diversos tipos de respiraciones proporcionan a los músculos y a las articulaciones.

Podrá reanudarse el yoga, aunque de manera prudente y progresiva, al tiempo que el kinesiterapeuta inicie la reeducación. A ésta le corresponde el papel terapéutico principal, pero el yoga puede ejercer una función coadyuvante, en virtud de las contracciones estáticas que implican las posturas en que el miembro interesado permanezca extendido y no se someta a ningún movimiento en el decurso del asana. Véase en el artículo que dedicamos a la tendinitis del tendón de Aquiles (bajo el epígrafe «Aquiles, tendinitis de») un tipo de realización técnica que puede servir de modelo para otros casos.

En el estudio particular de las articulaciones tendremos oportunidad de examinar diversas tendinitis. Damos seguidamente un ejemplo entre los que suelen citarse a menudo en la prensa deportiva, aunque también se dan en la vida corriente:

Pubalgia

Por abuso idiomático esta palabra designa un conjunto de dolores en la región púbica, que afectan con carácter bastante electivo a los deportistas.

Pueden interesar la región inguinal e irradiar hacia el perineo, los abductores del muslo y la parte baja del abdomen.

Son tres las afecciones que pueden causar dolores en la región del pubis:

- Las localizadas por debajo de la articulación del pubis. Constituyen la forma más frecuente, la clásica *tendinitis de los abductores*. Afecta con especial frecuencia a los futbolistas, en razón de los esfuerzos asimétricos y los apoyos sobre una sola pierna que son moneda corriente en dicho deporte. Como consecuencia, la charnela pubiana sufre esfuerzo de cortadura bajo el par de torsión creado por los músculos abductores del muslos y los abdominales.
- La localizada por encima de la articulación, forma llamada *parietal* o suprapubiana, atribuible a lesiones o debilidad de la musculatura y de las aponeurosis de la parte baja del abdomen.
- Las localizadas a nivel de la propia articulación: *osteo-artropatía pubiana,* cuyo diagnóstico irá conducido esencialmente por la radiografía, mientras que la evolución se sigue con precisión mediante la escintilografía. Es la única pubalgia verdadera en el sentido riguroso de la palabra.

Síntomas

En la anamnesis se resalta con frecuencia que los dolores han aparecido después de unas modificaciones de las condiciones de la actividad deportiva, o de un nuevo sistema de entrenamiento.

Por lo general los dolores son poco intensos durante la carrera en línea recta, pero se amplifican con los movimientos de abducción de los muslos y las rotaciones, sobre todo si se realizan con excesiva intensidad. Las flexiones laterales son habitualmente nocivas. El examen general comprenderá un control del equilibrio del raquis y de los miembros en inmovilidad, y luego durante los principales tipos de movimientos, así como la palpación de los músculos y la realización de pruebas contra resistencia.

Al principio, sobre todo, los dolores se revelan en el decurso de una prueba deportiva; pero luego tienden a volverse permanentes, y además el ejercicio los agudiza sistemáticamente.

Hay otras enfermedades que pueden causar dolores regionales de aspecto similar. Corresponde al especialista en medicina deportiva, o al reumatólogo, el establecimiento del diagnóstico diferencial.

Tratamiento

Se funda en el reposo, la exclusión de los movimientos que originan los dolores y la administración de antálgicos y sedantes habituales para obtener la decontracción. Según casos se considerará la de anti-inflamatorios.

La *kinesiterapia* asocia los masajes para decontracción y la reeducación muscular funcional.

La eventual reanudación de la actividad deportiva después de una recuperación suficiente debe ir acompañada de una modificación del entrenamiento y de las necesarias precauciones en la práctica de la actividad; en especial se renunciará a la violencia en la ejecución de los gestos.

El papel del yoga

Puede continuarse su práctica, incluso durante los períodos dolorosos, a condición de eliminar todas las posturas que pongan en juego la región del bajo abdomen, el pubis y la parte superior del muslo. Hay que evitar sobre todo los movimientos de abducción de cadera: flexión de pelvis sentado (21), postura de la tortuga (40), así como las torsiones de tronco: triángulo en pie (41), torsión asentada a nivel del estómago (38), etc.

Las contraposturas cuyos movimientos sean antagonistas de las movilizaciones nocivas de las posturas anteriormente citadas pueden ensayarse con prudencia, concretamente las que parten del decúbito prono: la postura de la cobra (15), la del saltamontes (34), la del arco (4), ésta en la variante fácil, con las piernas bien separadas. Interesa posicionar un almohadón debajo del pubis en todas estas posturas para cuya ejecución nos acostamos boca abajo.

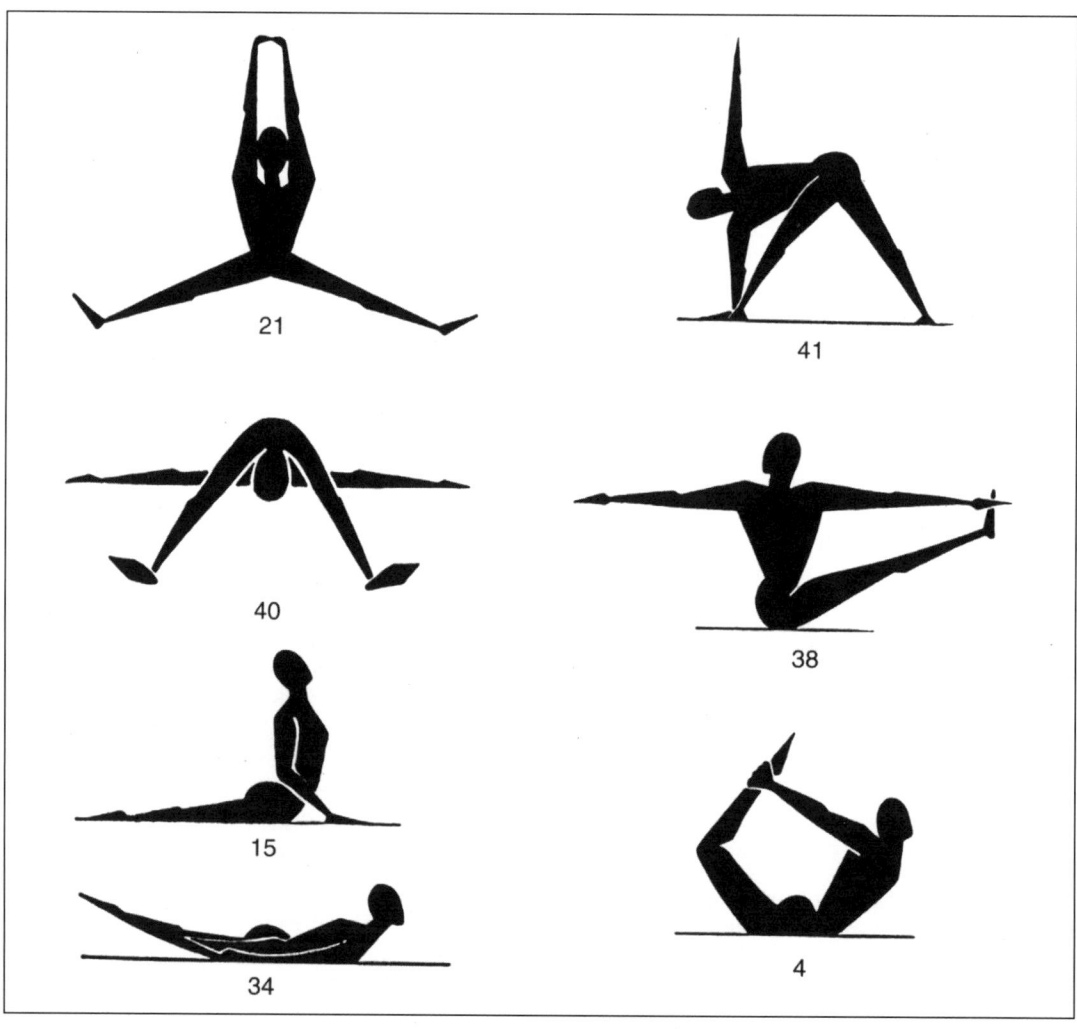

Bursitis

Se llaman así las inflamaciones de las bolsas serosas de las articulaciones. Éstas son formaciones anexas a un tendón que facilitan el deslizamiento de éste en las zonas sometidas a intensos esfuerzos mecánicos. Las bursitis son visibles a nivel del hombro, donde se localizan dos bolsas serosas, en la inserción del tendón de Aquiles y detrás del olécranon del codo (bursitis retro-olecraniana). Pueden citarse otras, como las que afectan a la bolsa serosa del trocánter de la cadera, la de rótula (bursitis prerrotuliana o higroma de la rodilla), etc.

Síntomas

A veces se distinguen difícilmente de los de la tendinitis, y aunque las disposiciones médicas y las intervenciones locales difieren, el papel del yoga viene a ser prácticamente el mismo. Es decir, que consiste en aguardar a la desaparición de los dolores y demás síntomas antes de reanudar la actividad con la máxima prudencia y progresividad.

Capítulo V

TORCEDURAS

La torcedura se define clásicamente por la aparición de lesiones del ligamento de una articulación, debidas a un movimiento forzado pero que no ha llegado a producir luxación, es decir dislocación o desencaje de las superficies articulares.

Antes de examinar las repercusiones patológicas de una torcedura procede que definamos con exactitud la naturaleza y la función de los ligamentos.

Ligamentos

Un ligamento es una banda fibrosa tendida de un punto a otro de una articulación, con la finalidad de estabilizarla. El tendón también estabiliza la articulación pero como debe asegurar además su movilidad, se establece un compromiso entre el funcionamiento de ambos.

En los casos patológicos:

- El ligamento pierde su función estabilizadora, bien sea que se halle desgarrado o incluso roto, o que haya adquirido por cualquier motivo una laxitud extrema;
- si entra en el cuadro de un proceso esclerosante y fibrosante, se producirá, por el contrario, el anquilosamiento de la articulación.

Sin embargo, el ligamento no es un órgano exclusivamente pasivo de la articulación. Se halla en comunicación permanente con el cerebro gracias a sus órganos propioceptivos que informan en todo momento sobre la posición de la articulación en el espacio, sus movimientos y su grado instantáneo de estiramiento. En cambio, cuando hay lesiones del ligamento las señales que recibe el cerebro son inexactas o erróneas, lo cual desencadena respuestas cerebrales también incorrectas. Una de las manifestaciones más objetivas de tal estado de cosas es la inestabilidad de la articulación cuando sus ligamentos se hallan traumatizados, y sobre todo si dicha articulación es la de la rodilla o el tobillo.

Todos los días, los ligamentos son víctimas de agresiones a las cuales resisten victoriosamente, por lo general.

Cuando no sucede así, y queda descompuesta toda la articulación, estamos ante una luxación. Si únicamente los ligamentos han sufrido lesiones más o menos graves, tenemos una torcedura.

Se trata, pues, de unas manifestaciones patológicas de extraordinaria frecuencia. Se observan a todas las edades, aunque principalmente en los individuos jóvenes dada la gran difusión de las prácticas deportivas.

Su mecanismo

La torcedura es fruto de un movimiento excesivo o anómalo, en el decurso de la realización de una acción rápida o desequilibrada en su ejecución.

En las canchas deportivas menudean dos movimientos especialmente peligrosos:

- Desviación de la pierna hacia fuera con rotación externa, hallándose la rodilla semiflexionada: en esta situación queda particularmente comprometido el ligamento lateral interno;
- desviación de la pierna hacia fuera, pero esta vez con rotación interna sobre la rodilla medio flexionada: entonces resulta amenazado el ligamento externo.

Favorecen la aparición de una torcedura varios factores como: la ausencia de entrenamiento, o una preparación incorrecta, la omisión del calentamiento (en especial, de los necesarios estiramientos) previo al esfuerzo si se trata de una práctica deportiva, la negligencia que omite la observación del estado del terreno y que motiva el paso en falso. Otros factores son: utilización de materiales inadecuados, fragilidad constitucional o debida a una patología cualquiera, estática defectuosa sea por defecto de postura corporal o por anomalía anatómica (un miembro más corto que el otro, una deformidad del pie o de la rodilla, etc.).

Localización de las torceduras

Las dos articulaciones afectadas con mayor frecuencia son la del tobillo y la de la rodilla. Serán objeto de estudio particular en los capítulos que dedicamos a las articulaciones.

Hay asimismo torceduras de hombro, de codo, de los dedos, etc., pero no son tan frecuentes.

Según la gravedad de las lesiones se distinguen torceduras de:

- *Primer estadio:* simple elongación del ligamento; la severidad aparente de este tipo de torcedura proviene de los trastornos asociados, exclusivamente: edema, hematoma, manifestaciones dolorosas más o menos irradiadas a distancia, y muchas veces fuera de proporción con la lesión de ligamento propiamente dicha.
- *Segundo estadio:* con lesiones ya bastante más notables: ruptura parcial del ligamento, por ejemplo.
- *Tercer estadio:* es el que se produce cuando hay ruptura completa o desinserción del ligamento.

Cualquiera que sea la gravedad de la torcedura, ésta puede presentarse acompañada, sobre todo en los casos de articulaciones como la de la rodilla, de derrames en el interior de la articulación: líquido seroso en el derrame sinovial, acumulación de sangre en las hemartrosis.

Se llama lesiones tardías a las que muestran una persistencia anómala y evolucionan, en ocasiones, hacia la cronicidad. Su causa es una cicatrización deficiente de las lesiones del ligamento, por lo cual éstas subsisten y en ocasiones incluso se agravan, mucho después del tiempo normal de curación.

Síntomas

El dolor que acompaña a la tumefacción debida a la torcedura es de gran valor para el diagnóstico, aunque puede ocurrir que sea difícilmente interpretable.

Ocurre en algunos casos que la torcedura es poco dolorosa, o tal vez indolora. Por regla general, sin embargo, el dolor suele hallarse presente por no decir muy presente. En los casos típicos la evolución recorrerá tres fases:

- Dolor inmediato de intensidad variable y no proporcional a la importancia de la lesión del ligamento;
- tregua con sedación más o menos pronunciada del dolor;
- reanudación progresiva del dolor, por la cual el lesionado se sentirá inducido a consultar con su médico dentro de las 48 horas.

El dolor va acompañado de una hinchazón articular tan pronto como se instaura la torcedura. Si además hubo sensación de desgarramiento, indica que aquélla puede ser grave.

Entre los demás signos, el derrame fugaz de sangre indica que se ha producido lesión de un vaso arterial. Más a menudo, una equimosis tardía indica por lo general la presencia de una lesión asociada.

El examen médico da lugar a una serie de pruebas que proporcionan indicaciones precisas, por ejemplo exámenes radiológicos u otros que se juzgue recomendables con arreglo al contexto clínico.

Medidas recomendadas

En presencia de cualquier torcedura conviene realizar un examen médico completo, en su caso consultando la opinión de un cirujano. En el entorno deportivo, el médico especializado cuya presencia es siempre conveniente podrá intervenir de manera pronta y activa.

Los exámenes complementarios irán en función de la decisión médica tras apreciar el balance clínico clásico, que comporta una serie perfectamente codificada de pruebas. Podrá entonces procederse a una radiografía, o eventualmente xerografía, artrografía, artroscopia, escáner, etc.

Tratamiento

Su finalidad es doble: rapidez de la recuperación articular, no persistencia de recordatorios del accidente, o dicho en términos técnicos, curación sin secuelas.

El *tratamiento local* convendrá sobre todo a las formas benignas: aplicación de hielo picado envuelto en una toalla, o mejor aún puesto en una bolsa de hielo, sin olvidar la necesidad de intercalar una tela entre la piel de la articulación y el hielo, a fin de evitar congelaciones. Existen también geles que se conservan a temperatura ambiente y se introducen en el frigorífico antes de la aplicación. La duración media de una aplicación de hielo es de 20 minutos, aunque pueden repetirse. Otras técnicas recurren a baños helados 2 o 3 veces al día, o utilizan pulverizaciones refrigerantes de cloruro de etilo en spray. Con frecuencia se practican, si las lesiones cutáneas no establecen contraindicación, unos masajes muy suaves con un preparado que asocie, por ejemplo, un corticoide con un derivado de salicilato; en cuanto a las infiltraciones locales de corticoides, suelen desaconsejarse.

El *problema de la inmovilización:* a veces la decisión es difícil, por lo que se establece grosso modo la línea de conducta siguiente, siempre modificable según evolucionen las circunstancias: hay interés en inmovilizar las torceduras benignas, hay «necesidad» de inmovilizar las graves.

Dicha inmovilización se obtiene sobre todo con ayuda de vendajes elásticos compresores o por otras técnicas, como la escayola, etc. La contención flexible de la articulación recurre al vendaje elástico en presentaciones adaptadas a la articulación de que se trata: tobillera, rodillera, etc. Recibe el nombre de *strapping* una contención realizada mediante una banda elástica ancha que presenta estiramiento longitudinal. En caso de edema importante y siempre y cuando la localización de la torcedura lo permita, es útil descargar y sobreelevar la articulación. Pero no se olvide que todo retraso excesivo en reanudar la movilización y el apoyo amenaza con favorecer la aparición de la temible algodistrofia (véase el capítulo 14).

Una cosa es inmovilización y otra es reposo. Este implica, para el caso del deportista, la interrupción de su actividad.

La puesta en reposo de la articulación durante 1 a 2 semanas puede recurrir a diversos medios sin obligar, en la mayoría de los casos, a prescindir de las actividades no traumatizantes de la vida cotidiana.

Ni qué decir tiene que los casos graves deben remitirse inmediatamente a un centro especializado.

La *reparación quirúrgica:* es posible reemplazar por vía quirúrgica los ligamentos destruidos o no funcionales, tomando ligamentos naturales del mismo individuo o de un banco de trasplante, o incluso ligamentos artificiales, técnica ésta en pleno desarrollo actualmente.

El *tratamiento médico* puede recurrir a la mesoterapia con multi-inyecciones locales de vasodilatadores y sedantes, asociados a la procaína que es elemento básico de esta técnica.

Tienen también aplicación otros calmantes y los anti-inflamatorios, de preferencia los no esteroides, es decir con exclusión de la cortisona y derivados; de hecho la administración general de corticoides se halla contraindicada.

La reanudación de las diversas actividades después de la curación se establece de manera progresiva, controlando con atención la ausencia de recidiva de las molestias; otra posible forma de recidiva es la aparición de una nueva torcedura en la misma articulación.

Corresponde papel privilegiado en la fase de reeducación a la kinesiterapia, eventualmente completada con un tratamiento fisioterapéutico. Los masajes transversales profundos según la técnica de Cyriax no comenzarán sino a partir del tercer día.

La electroterapia puede servir como auxiliar en la lucha contra el dolor, en particular las corrientes de baja frecuencia y los ultrasonidos; son procedimientos de interés, sobre todo, cuando se ha colocado una escayola o se ha practicado una intervención quirúrgica.

El papel del yoga

Durante toda la fase dolorosa la articulación afectada queda fuera del alcance de la práctica.

Podrán reanudarse las sesiones cuando haya comenzado la reeducación a cargo del kinesiterapeuta, y teniendo en cuenta las reacciones del sujeto a las primeras tentativas de movilización. Las posturas que se autoricen lógicamente deben tener en cuenta el sentido general asignado a la reeducación, no sea que vengan a contrarrestar los resultados de ésta.

Deben evaluarse con rigor las repercusiones de la práctica de yoga sobre la articulación afectada.

Véase lo expresado en los artículos que dedicamos a cada una de las articulaciones.

En cuanto a las articulaciones inmovilizadas o ferulizadas, siempre son útiles las contracciones estáticas, siempre y cuando se haya precisado su indicación. Recuérdese lo expuesto sobre las contracciones estáticas en el capítulo 1.

En las torceduras de los miembros inferiores suelen quedar deteriorados los propioceptores, con las consecuencias habituales que ello acarrea; en estos casos el yoga puede coadyuvar muy útilmente a la reeducación propioceptiva (cf. capítulo 1).

Capítulo VI

LA CADERA O ARTICULACIÓN COXO-FEMORAL

Esta articulación une el miembro inferior a la cintura pelviana. Su gran movilidad se debe a que las superficies articulares son casquetes esféricos que casan, el uno convexo, que es la cabeza del fémur, y el otro cóncavo, en figura de cáscara de huevo que ocupa un hueco del hueso de la cadera o hueso ilíaco, y es la cavidad cotiloidea. La articulación es sólida porque tiene que soportar el peso del cuerpo y transmitirlo a los miembros inferiores. Es además una articulación profunda, oculta bajo gruesas partes blandas, lo cual tiene por consecuencia la dificultad para examinarla y el carácter engañoso de los síntomas determinados por sus patologías.

Los elementos de la articulación

La *cabeza del fémur* está situada en la parte superior e interna del fémur o hueso del muslo. Redondeada y lisa, mira hacia arriba, hacia dentro y un poco hacia delante.

Se une al cuerpo del fémur por medio de un segmento más estrecho, el cuello quirúrgico o *cuello anatómico,* cuya base se prolonga en forma de fuerte saliente rugoso llamado el *trocánter mayor.*

En el borde inferior del cuello hallamos una prominencia más reducida, que es el *trocánter menor.*

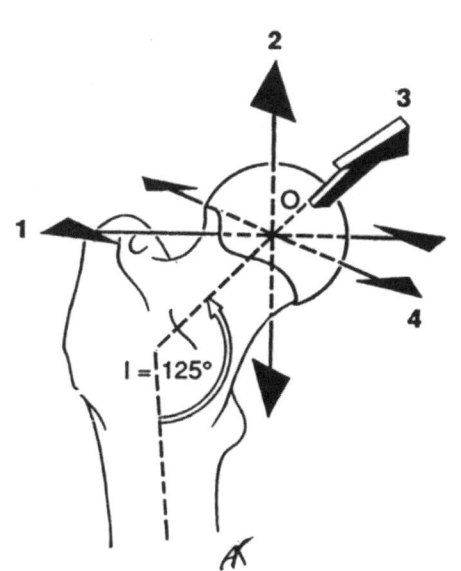

La parte articular de la extremidad superior del fémur es la cabeza del fémur

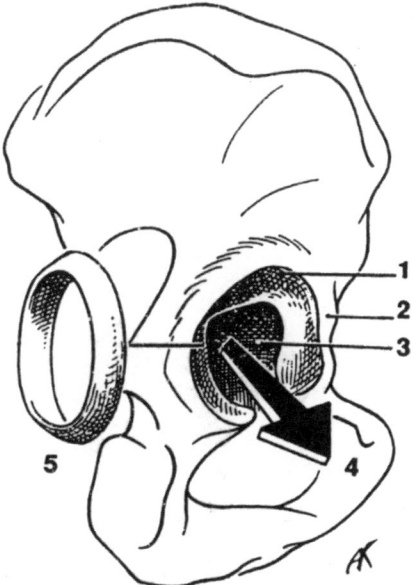

La parte articular del hueso ilíaco es la cavidad cotiloidea

1 Saliente articular **2** ceja cotiloidea **3** fondo posterior del cotilo **4** eje de la cavidad **5** ribete cotiloidal (supuestamente desencajado)

La *cavidad cotiloidea* es aproximadamente un casquete esférico hueco profundamente alojado en el hueso ilíaco, que constituye una de las dos alas externas y superiores del hueso pélvico.

El eje principal mira hacia fuera, hacia delante y hacia abajo; en cuanto a la cavidad misma, está delimitada en su periferia por un reborde irregular, delgado y cortante, la ceja cotiloidea.

Consta ésta de dos partes bien distintas, la una periférica, que es el saliente articular; la otra circular, que es el fondo posterior.

La cabeza del fémur como casquete esférico representa dos tercios de una esfera, mientras que la cavidad cotiloidea sólo representa un tercio de esfera; hay, por tanto, cierta incongruencia, aunque la cavidad cotiloidea esté agrandada por la presencia del ribete circular cotiloidal.

La *cápsula articular* tiene forma de cono truncado y se halla recubierta por una membrana sinovial.

Los *ligamentos:* uno de ellos, el *ligamento redondo,* une la cabeza del fémur a la cavidad articular a nivel de ésta. La cápsula articular queda reforzada por otros potentes ligamentos:

- En *su cara anterior*
  – el *ligamento* de *Bertin,* abanico fibroso delgado en su parte media y más grueso hacia los bordes debido a la presencia de los haces superior e inferior. Recibe también el nombre de ligamento íleo-femoral y es uno de los más potentes del organismo;
  – y el *ligamento pubo-femoral.*
- En *su cara posterior*
  – el *ligamento isquio-femoral.*

Esta combinación anatómica garantiza a la cadera una gran estabilidad asociada a una movilidad considerable, aunque inferior a la del hombro.

Mantiene la cadera, en efecto, un manguito fibroso muy sólido, y además queda reforzada por los potentes ligamentos y por gruesos músculos.

Los movimientos de la cadera

La articulación de la cadera dispone de una extensa gama de movimientos:

- la flexión, en el decurso de la cual se lleva el muslo hacia el busto;
- la extensión, que lleva el muslo hacia atrás;
- la aducción, que junta los muslos;
- la abducción, que lleva el muslo hacia fuera;
- la rotación interna y la rotación externa;
- y también es posible la circumducción.

La conjugación de todos estos movimientos ofrece un juego de posibilidades considerable.

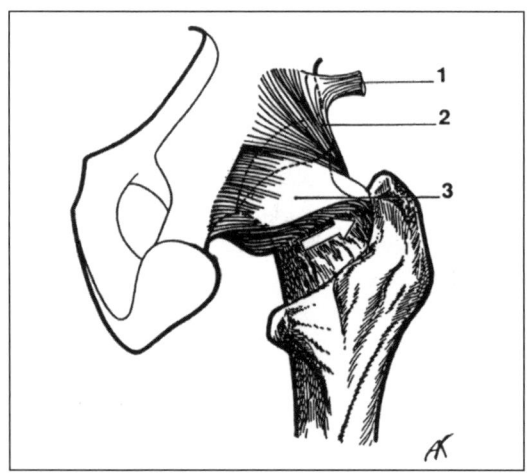

Vista posterior de la articulación de la cadera

1 Tendón del músculo recto anterior **2** tendón recurrente del mismo **3** ligamento isquio-femoral. En el plano de la flecha se desliza el tendón del músculo obturador externo.

Las implicaciones de la cadera en la vida corriente

No bastaría con el estudio de la deambulación y de los movimientos elementales para apreciar toda la importancia que reviste la articulación de la cadera para los gestos de la vida cotidiana.

Un defecto de movilidad, o la presencia de dolores de cadera invalidantes, pueden repercutir en todas estas actividades: subir y bajar los peldaños de la escaleras, ponerse en pie abandonando la cama, calzarse, lavarse los pies, cortarse las uñas de los pies, ponerse en pie abandonando un asiento, ponerse unos pantalones, unos panties,

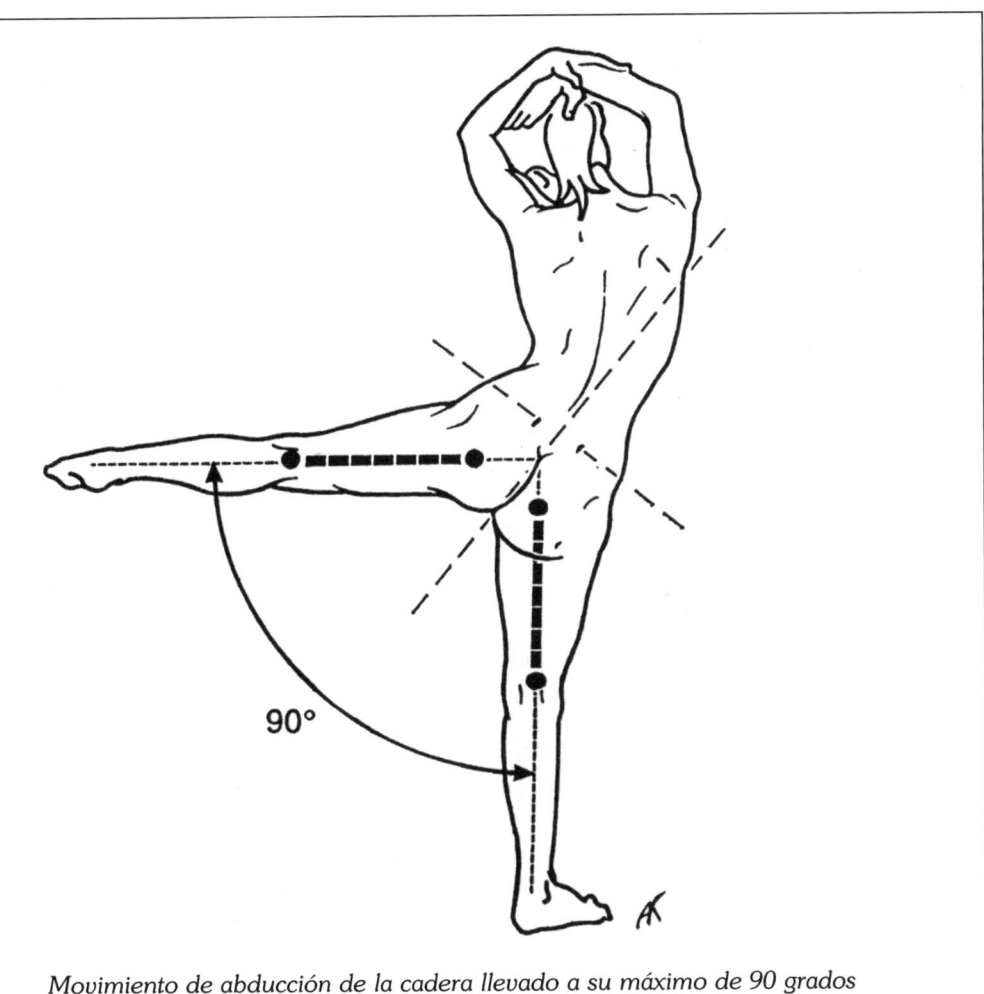

Movimiento de abducción de la cadera llevado a su máximo de 90 grados
El raquis participa del movimiento de la cadera, en este caso inclinado a 45 grados sobre el costado portante

unas bragas; en el coche, utilizar los pedales de embrague, freno y acelerador.

Toda anomalía, dificultad o imposibilidad en la realización de estos gestos habituales invita a estudiar dónde radican los límites de la amplitud articular.

El *practicante* de *yoga* tendrá que atender entonces a indicaciones o contraindicaciones precisas: en caso de dolor y/o inflamación se impone la abstención. Por el contrario, si se observa una rigidez, el yoga recupera todos derechos siempre y cuando aquélla no haya alcanzado el anquilosamiento.

Los dolores de cadera y sus engaños

No todos los dolores que interesan esa zona son atribuibles a la propia articulación de la cadera. Muchos de ellos tienen otra procedencia y es menester deslindar su relación con los movimientos de la columna lumbar inferior y de la región dorso-lumbar; así cuando el dolor se produce al inclinarnos hacia atrás por lo general se halla afectado el disco L5-SI; en las flexiones laterales interviene, en cambio, el disco L4-L5. Un dolor por torsión del tronco corresponde a la parte baja de la columna vertebral dorsal y la parte superior del raquis lumbar.

Toda patología no explicada de cadera requiere un examen de las rodillas y la verificación de la ausencia o la existencia de desigualdad de los miembros inferiores. Los problemas de estática deben investigarse incluso a nivel de los pies: pie valgo, pie plano, varo del calcáneo, etc.

En yoga son numerosas las posturas cuya construcción no interesa la cadera, o que sólo implican movimientos de flexión o de extensión desprovistos de influencia (o incluso favorables a veces) si la cadera mantiene movilidad suficiente y no duele. Sin embargo, hay que tener en cuenta las «variantes», muy numerosas, en que intervienen las grandes aperturas de piernas o las flexiones uni o bilaterales de una o ambas piernas. Estamos entonces ante un problema individual.

Problemas que plantean las lesiones dolorosas de la cadera para la práctica del yoga: lesiones de diversos tipos que pueden manifestarse dolorosas de manera espontánea o en el decurso de la sesión de yoga o después de ella.

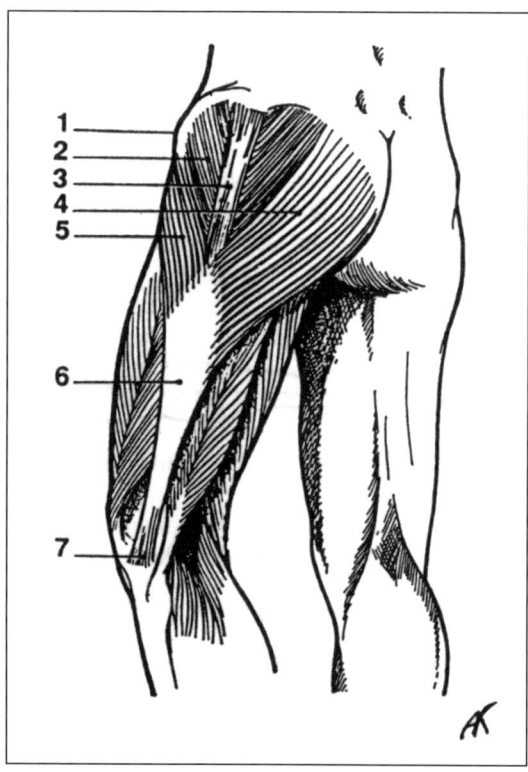

Localización de la cintilla de Maissiat en la cara externa del muslo

1 Cresta ilíaca anterosuperior **2** aponeurosis glútea que recubre el músculo glúteo mediano **3** cintilla de Maissiat **4** parte superficial del glúteo mayor **5** tensor de la fascia lata **6** tendón del glúteo menor **7** tubérculo de Gerdy

• **Lesiones musculares**

Entre éstas, la desinserción de la cintilla de Maissiat sobre la cara externa del trocánter mayor provoca un fenómeno de resalto que se observa esencialmente en los movimientos de flexión de la cadera simultaneada con una desviación hacia fuera y con una rotación interna o externa, es decir los movimientos de flexión-abducción-rotación.

La mano del observador puesta sobre la cadera palpará el resalto, debido al tensor de la cintilla de Maissiat mientras se desliza sobre la cara externa del trocánter mayor. Esta afección se observa tanto entre los deportistas como en todos los que realizan un trabajo físico intenso con extensión de la cadera y del raquis.

Para observación electiva del resalto mencionado véase en la postura del árbol (3, pág. 112).

Se trata de una patología benigna que rara vez reclama una intervención quirúrgica con sutura muscular sobre el trocánter mayor.

• **Lesiones de los tendones de inserción**

Son del tipo tendinitis, trocanteritis por ejemplo. Entre los diferentes músculos que se insertan en el trocánter mayor hay varias bolsas serosas en las que puede localizarse una inflamación, la cual recibe entonces el nombre de bursitis.

Existe, en particular, una bolsa entre el tensor de la fascia lata y el tendón del glúteo mediano, y otra más pequeña entre el tendón del glúteo mediano y el del menor.

Las medidas recomendables ante la presencia de bursitis y tendinitis se exponen en el artículo correspondiente.

A los que padecen tal género de afecciones podemos tranquilizarlos en cuanto a la benignidad de las mismas. Es muy excepcional que una bursitis se transforme en capsulitis de la cadera, es decir que alcance planos más profundos.

• **Lesiones que interesan la articulación a nivel del cartílago y del hueso**

Aunque no sea la única posible causa de lesiones articulares, la afección que procede considerar en primer lugar es en talj la coxartrosis, de la que pasamos a nos seguidamente.

Coxartrosis

Localización de la artrosis a nivel de la cadera. Este tipo de reumatismo degenerativo afecta por igual a ambos sexos; habitualmente suele aparecer en la segunda mitad de la vida y su frecuencia aumenta con la edad.

No es posible describir en detalle todas las influencias mecánicas a que se expone una articulación portadora. Concretamente, en lo que concierne a la cadera bastará decir que durante la marcha soporta empujes iguales a cuatro veces el peso del cuerpo.

El apoyo se convierte en peligroso cuando la cabeza del fémur se halla mal centrada; en estas condiciones una zona restringida soporta todo el esfuerzo que normalmente debería estar repartido de manera uniforme.

La lesión cartilaginosa sobreviene entonces electivamente en este punto, por donde se inicia la coxartrosis. Un traumatismo, una práctica deportiva mal adaptada a la constitución del sujeto, y la enfermedad se declarará con rapidez todavía mayor.

Síntomas

En esencia el paciente acude a la consulta porque le duele la rodilla. Este dolor va constantemente acompañado de una limitación del movimiento.

La aparición del dolor es progresiva pero su localización varía y puede incluso manifestarse a nivel de la rodilla.

No es de tipo inflamatorio como sucede con las artritis (véase este artículo), sino que se trata de un dolor típicamente «mecánico». En esencia sobreviene después de una caminata o una larga permanencia en pie. Es muy típica su aparición después de subir o bajar escaleras. El reposo calma estos dolores por regla general; los pacientes los sufren por lo común durante el día y no en el decurso de la noche, aunque hay excepciones.

Otros signos llaman luego la atención del coxartrósico: una rigidez progresiva de la cadera que, de momento, le molesta al calzarse y agacharse. Aparece una cojera más o menos pronunciada. Es posible que note sensaciones de debilidad o de bloqueo, y crujidos.

Esta rigidez de la cadera, sin embargo, al principio no es demasiado marcada. Con el tiempo se convierte en un obstáculo progresivo a la ejecución de muchos movimientos cotidianos.

En el examen médico se pone de manifiesto la limitación dolorosa de los movimientos pasivos de la pierna con respecto a la pelvis, la existencia de puntos álgidos, y la pérdida de masa muscular en el muslo y la nalga del lado afectado.

En una fase posterior se constituyen posturas viciosas en que la pierna flaquea y se desvía hacia dentro y hacia fuera; lo cual no deja de ejercer repercusiones por compensación sobre la columna vertebral; también se forman pequeñas cavidades vacías debajo del cartílago (geodas subcondrales).

El examen radiológico es capital porque muestra estas lesiones características y en particular el pinzamiento de la interlínea y la aparición de osteofitos (salientes hipertróficos externos).

Variedades

Según los casos se distinguen, con frecuencia aproximadamente igual:

- Las *coxartrosis primitivas,* que representan una localización electiva pero no explicada del mal artrósico en la cadera. Con frecuencia van acompañadas de manifestaciones artrósicas a nivel de otras articulaciones.
- Las *coxartrosis secundarias:* son las consecutivas a una lesión adquirida, o una malformación congénita que ha precipitado la formación de una artrosis a nivel de la cadera. Son más precoces que las anteriores; en más de la mitad de los casos obedecen a una malformación por cuya causa la cabeza del fémur no tiene la congruencia correcta con la cavidad cotiloidea, comúnmente llamada displasia de cadera.

La malformación es bilateral en un 80 por ciento de los casos.

Evolución

En ausencia de medidas válidas, la coxartrosis evoluciona lenta pero progresivamente hacia una agravación ineluctable.

Ello afecta sobre todo a la movilidad de la articulación; incluso cuando se obtiene la curación, con frecuencia los movimientos de determinada amplitud van acompañados de una cierta sensación dolorosa. Sin embargo la indicación quirúrgica debe fundarse más en los dolores que en la limitación de la motilidad, en particular si hay dolores permanentes con exacerbación nocturna que impida el sueño.

Algunas coxartrosis se manifiestan bilaterales desde el primer momento, pero también en las unilaterales siempre es de temer la extensión al otro lado.

Terapéutica

El tratamiento médico

Dado que la afección entra en el cuadro general de las artrosis, véanse en el capítulo dedicado a éstas las generalidades relativas al tratamiento.

La localización de la artrosis en la cadera invita, no obstante, a especificar ciertos detalles complementarios; si la administración de los sedantes clásicos contra el dolor y de los decontractantes usuales no exige ningún comentario especial, aquí procede subrayar los buenos resultados que aportan:

- El calor, en forma de infrarrojos, baños calientes, parafango, etc.
- y los masajes, que actúan eficazmente sobre las contracturas musculares y relajan los cordones dolorosos, en particular a nivel de los abductores de la pierna, los glúteos y los pelvitrocanterianos.

Las técnicas utilizadas son el masaje transversal profundo de Cyriax, los amasamientos, y las maceraciones con rodamiento, éstas realizadas a nivel de las capas celulíticas dolorosas.

Las contracciones estáticas o isométricas (véase el capítulo 1) deben ser breves y se orientan a contrarrestar las contracturas musculares. Presentan la doble ventaja de calmar el dolor y fortalecer la musculatura.

La kinesiterapia se practica en descarga para que el peso del cuerpo no fuerce la articulación y para respetar las superficies cartilaginosas que han adquirido fragilidad.

La reeducación en seco muchas veces resulta dolorosa; de ahí que se recomiende su práctica en piscina, siempre y cuando no haya, desde ese punto de vista, ninguna contraindicación dermatológica o cardiológica (véase el artículo «Yoga en el agua»). Las bañeras trilobuladas permiten una reeducación individual. Las movilizaciones activas contra resistencia es mejor realizarlas a mano que mediante la técnica de poleas.

La articulación de la cadera está protegida por cierto número de músculos, entre los cuales destaca el glúteo mediano, que es el que lleva el muslo hacia fuera. Además sirve para mantener la horizontalidad de la pelvis durante la deambulación. Debe tenerse en cuenta la atrofia habitual de este glúteo mediano y la del cuadríceps femoral en la evolución de afecciones como la artrosis.

En el caso de un coxartrósico sería nocivo procurar la musculación por igual, ya que nos expondríamos a fortalecer algunos músculos que como los abductores ejercen una acción nociva sobre la cadera por tener habitualmente un tono y contracción excesivos.

En la coxartrosis se aconsejan habitualmente los ejercicios destinados a prevenir o corregir la flexión viciosa de la rodilla, vicio de postura muy temible.

A tal efecto se le solicita al sujeto que se eche boca abajo media hora todos los días, con una almohada colocada bajo las rodillas. De esta manera se asegura al muslo una buena extensión, e incluso cierto grado de hiperextensión atribuible al efecto de la almohada. Dicha postura permite proteger la elasticidad de la cápsula articular.

La técnica resulta menos eficaz en caso de flexum ya estructurado, en cuyo caso el sujeto deberá tumbarse de espaldas durante media hora todos los días, posicionando sobre la cara anterior del muslo un saco de arena de 2 a 5 kg de peso.

Medidas a tomar en presencia de una coxartrosis

Revisten una importancia fundamental. La cadera se comporta como una articulación «susceptible». Tiene vocación portante, y parece bien protegida en las profundidades de su anatomía, pero es relativamente frágil y menos tolerante que la rodilla, por ejemplo.

El enfermo víctima de una coxartrosis debe persuadirse a fondo de que las lesiones que padece son «mecánicas» y las soluciones de su problema deben ser también «mecánicas».

Muchos coxartrósicos temen por encima de todo el anquilosamiento, por lo cual se fuerzan a caminar. Pues bien, deben saber que la mejor política para su caso es la de economía articular. De ahí el principio general en que se fundan las medidas que vamos a describir: descargar la articulación; no permitir que se anquilose, por supuesto, pero por encima de todo, ¡no desgastarla!

Acostarse en cama dura, realizada en caso necesario colocando una tabla rígida debajo del colchón. Acostarse en decúbito prono ayuda a combatir la flexión viciosa de la rodilla o flexum. No hay que dudarlo e incluso a mitad de la jornada es aconsejable descansar boca abajo media hora o más.

En la postura echada boca arriba o sentada, no cruzar jamás las piernas ni colocar un almohadón debajo de las rodillas.

Evitar los largos recorridos a pie, en especial sobre suelos duros o terrenos accidentados y desiguales. Evitar las largas permanencias de pie o en cuclillas, y subir las escaleras buscando el apoyo del pasamanos, mejor aún tomar el ascensor, si lo hay. Prescindir de los tacones altos: 4 cm serían una medida óptima.

Trabajar de preferencia sentados en silla de respaldo recto y provista de brazos para descansar los codos, pero sin prolongar demasiado la permanencia en esta postura, intercalando de manera sistemática y regular breves paseos a pie.

La postura debe ser erguida, la espalda recta, el vientre en retracción, la cabeza como si quisiéramos empujar el cielo, sin dejarla nunca colgante ni pendulante.

Para ponerse en pie partiendo de la postura sentada hay que recurrir a la fuerza de las piernas, evitando tomar impulso en el asiento ni, desde luego, en los propios muslos. Cuando salgamos de compras llevaremos el carrito, a fin de ahorrar fatigas inútiles. Los desplazamientos algo largos pueden hacerse en bicicleta; iremos más lejos y descansaremos nuestras caderas. Las bicicletas plegables son prácticas porque pueden llevarse a todas partes.

Hay toda una serie de aparatos auxiliares concebidos para estos pacientes: calzadores especiales para enfilar las medias y los zapatos, cepillos de mango especialmente largo, etc.

En caso de peso corporal excesivo, es aconsejable seguir un régimen y tratamiento adelgazante; recuérdese que cada kilo eliminado descarga 4 kilos del esfuerzo de la articulación de la cadera.

El empleo de un bastón permite descargar la cadera enferma aliviando la mitad del peso corporal.

Sobreelevar, si es posible, la taza del inodoro.

Atención al plan de ejercicios gimnásticos que nos impongamos, el cual debe tener en cuenta ciertas reglas fundamentales. Algunos músculos es mejor no privilegiarlos. En general el tono muscular excesivo es un factor de compresión articular nocivo en este caso y que predispone a posturas viciosas. Se estará a lo que disponga la dirección científica del kinesiterapeuta.

Tratamiento quirúrgico

El criterio difiere según se trate de:

- *Coxartrosis primitiva*, susceptible de tratamiento médico mientras sea posible, pero conscientes de que conducirá al acto quirúrgico en razón de la progresión de la impotencia funcional y los dolores.
- *Coxartrosis secundaria:* si se debe a una malformación, la intervención quirúrgica precoz podrá suprimirla y paliar en mayor o menor medida los efectos ya instaurados. En estos casos, por tanto, interesa decidirla con la mayor prontitud posible.

Existen dos tipos principales de intervenciones quirúrgicas:

- Las *intervenciones conservadoras,* cuyas principales técnicas son la consolidación de la cadera y las osteotomías;
- las *intervenciones radicales,* a su vez clasificadas en dos tipos:
  - Artrodesis de la cadera, consistente en anquilosar la articulación en una postura favorable;
  - la artroplastia de cadera, que reemplaza por piezas de metal o de plástico las superficies articulares enfermas de la cabeza del fémur y de la cavidad cotiloidea; este método conoce actualmente una considerable aceptación.

Papel del yoga después de la intervención quirúrgica

Es de gran utilidad, bajo la reserva imperativa de no comenzar sino una vez que la reeducación a cargo del kinesiterapeuta haya proporcionado resultados tangibles y cuando sea posible la movilización indolora. En presencia de rigidez articular conviene no demorar demasiado la práctica de las posturas que movilicen la articulación sin generar otras sensaciones penosas excepto la de «desentumecimiento».

Repercusiones del yoga sobre la cadera

Antes de proceder a un estudio analítico hay que observar que las posturas sentados en el suelo o acuclillados, formen parte de un ejercicio de yoga o no, generalmente se toleran mal en las afecciones de la cadera.

Bajo indicación médica, a veces el kinesiterapeuta hará intervenir en la reeducación de ciertas coxartrosis los movimientos de torsión o de circumducción de los miembros inferiores; la movilización es activa y pasiva, con vigilancia competente de las reacciones del sujeto. El yoga no cuenta con esas posibilidades, ni es su vocación.

En consecuencia, las torsiones que repercutan directamente sobre la cadera no se realizarán sino con suma prudencia; más generalmente se evitarán las posturas que las impliquen.

Pasemos a examinar el impacto de las principales posturas que ponen en juego la cadera.

- La postura del acorde perfecto (1) es difícilmente realizable cuando hay coxartrosis, puesto que exige flexión, abducción y rotación externa; en cambio, puede ser útil en las patologías de cadera por afección de los músculos, en particular los abductores.

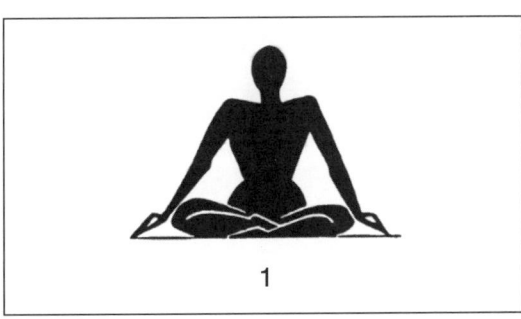

1

- La postura con ligadura del ángulo de la cadera (2) se asemeja a la anterior estructuralmente y proceden las mismas observaciones
- La postura del árbol (3) podría agravar una coxartrosis existente en el lado de sustentación; la otra pierna en flexión, con la planta del pie apoyada en el muslo, no repercute directamente sobre la cadera. Por consiguiente, se evitará el asana en caso de coxartrosis bilateral. Si la artrosis se da sólo en un lado, se evitará la postura con sustentación por ese lado; la realización con apoyo en el lado sano carece de inconveniente, salvo el abandono de la norma de simetría que normalmente preside la práctica de yoga.

En la postura del árbol, una inclinación de la cadera hacia el lado de sustentación puede dar lugar aun desgarramiento; es el fenómeno de la «cadera con resalto» en relación con un movimiento del trocánter mayor hacia fuera, que un observador puede apreciar palpando con la mano.

- La postura del arco fuerza el trabajo de la cadera en extensión, lo cual coincide con el sentido de las medidas de reeducación dirigidas a luchar contra los vicios de postura de la coxartrosis (véase en página 27).

El movimiento articular se realiza sin torsión y el asana es, en principio, practicable y beneficioso, salvo aparición de dolor en el decurso de su ejecución.

- La postura de atención (5) se realiza en pie, con las piernas rígidas. Hay que realizar alzamientos sobre las puntas de los pies a fin de compensar los efectos nocivos de la prolongada permanencia de pie por lo tocante a la circulación en los miembros inferiores. En este asana no interviene ningún efecto sobre la cadera, ni favorable ni desfavorable. La única restricción que afecta a su uso en caso de cadera patológica y más particularmente de coxartrosis deriva, precisamente, de dicha estación prolongada en apoyo bilateral; también hay que prestar atención a no ejecutar demasiadas elevaciones sobre las puntas de los pies sin atender suficientemente a la estática de la parte inferior del cuerpo.

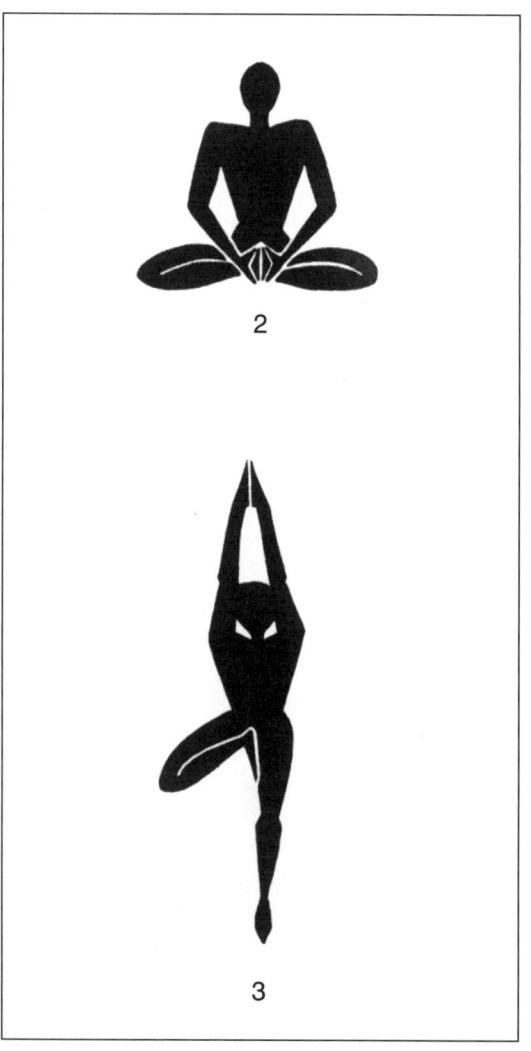

2

3

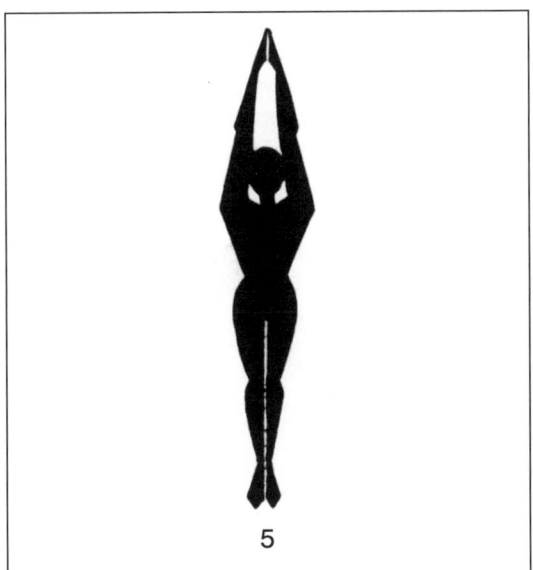

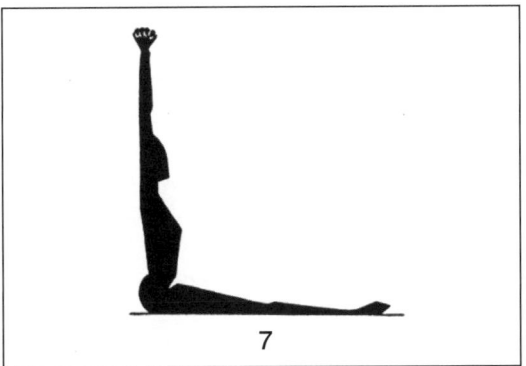

- La postura del barco (6) determina una flexión completa del cuerpo; la cadera se halla en flexión sin torsión, luego no debe plantear problema si la movilidad es normal.

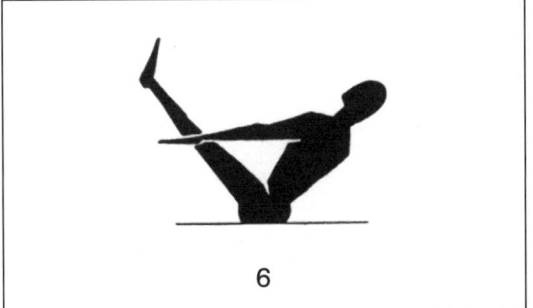

- En la postura del bastón (7) hay que sentarse formando un ángulo de 90 grados, la columna vertebral lo más recta posible. Si el sujeto no tiene dificultad para sentarse, no procede ninguna observación particular. El apoyo en una pared puede ser aconsejable si permite evitar sensaciones penosas.

- En la postura de la silla (9) fingimos sentarnos en una silla imaginaria, normalmente sin apoyo, pero éste se tolera e incluso se recomienda a los sujetos frágiles y a las mujeres embarazadas. La columna vertebral está recta, el busto y los muslos describen un ángulo de 90 grados. Esta postura no tiene ninguna influencia nociva a nivel de la cadera. En la fase terminal, cuando toca incorporarse, hay que proceder con precaución atendida la posibilidad de repercutir sobre los meniscos de las rodillas; en el plano de la cadera, en cambio, no hay ninguna contraindicación que afecte a las diferentes fases del movimiento, naturalmente si el sujeto puede ejecutar sin molestia las flexiones a nivel de las rodillas y de la cadera.

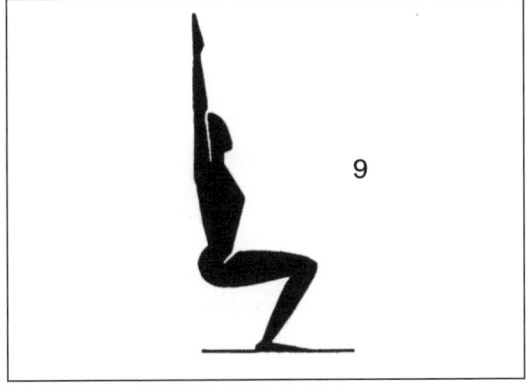

- La postura del arado (12) aumenta la movilidad de la cadera. Lo mismo que las demás posturas llamadas inversas porque la cabeza queda en posición baja y se eleva más o menos el resto del cuerpo, hay alivio del peso corporal en el plano del coxis y las caderas; la flexión hacia atrás de la figura de arado favorece la movilidad. Pueden tratarse de este modo algunas rigideces ligeras de la cadera siempre y cuando no esté seriamente perjudicada la movilidad de ésta o próxima al anquilosamiento.

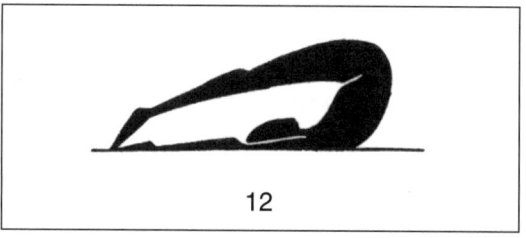

12

- La postura del perro cara al cielo (13), perfecta para conferir flexibilidad a la espalda y a la región lumbar en el individuo sano, se halla contraindicado en el coxartrósico, no porque haya influencia directa sobre la propia cadera sino porque en la coxartrosis, el enfermo utiliza sus sacro-ilíacas para compensar; pero la postura del perro cara al cielo resulta sumamente invalidante para estas articulaciones.

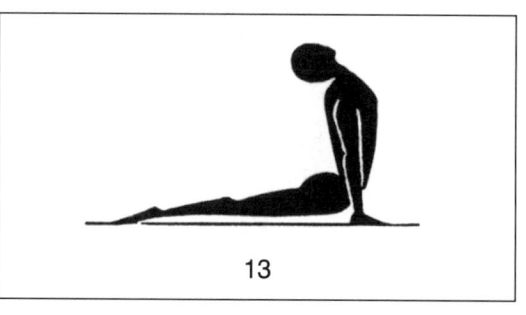

13

- La postura del perro hocico al suelo (14) da lugar a una postura en flexión; la única condición que se impone es que la movilidad no sea dolorosa, pero sí suficiente para permitir la realización del asana.

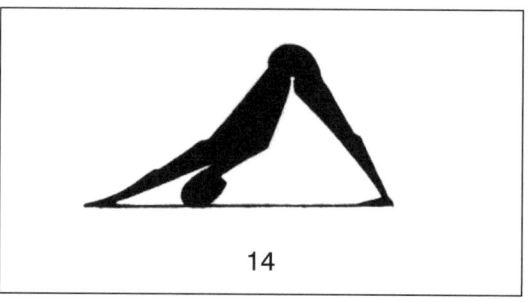

14

- La postura en medio puente con ligadura (18) no resulta particularmente perjudicial para la cadera, dado que no hay a nivel de ésta sino un movimiento de flexión hacia atrás, sin torsión ni postura forzada. Sin embargo, en caso de coxartrosis y aunque ésta sea no dolorosa y suficientemente móvil, hay que sospechar la presencia de una artrosis lumbar asociada, como sucede en efecto con bastante frecuencia, y el tipo de movimiento que se realiza aquí no es aconsejable para quien tenga un raquis lumbar frágil. La prudencia se impone, pues, a causa de las lesiones asociadas, no de la cadera misma.

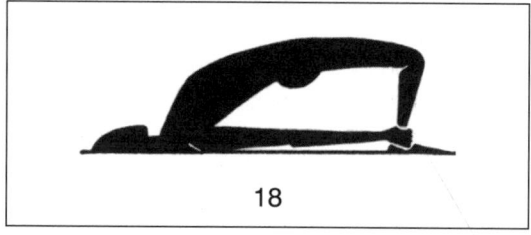

18

- La postura de la cobra (15) es buen asana para luchar contra el flexum de la cadera. Recibe este nombre un vicio de postura con ligera flexión de la rodilla, acompañada de rotación interna yabducción del muslo; por repercusión se produce un desquiciamiento de la pelvis, el cual por su propia naturaleza no dejará de acarrear consecuencias.

Se observará también que la postura de la cobra evita la influencia nociva del peso corporal y que el movimiento, en general, es de amplitud módica y escasa dificultad, salvo en la variante llamada de la cobra real, donde las plantas de los pies han de aplicarse sobre el occipucio. Esta variante sólo es accesible a sujetos muy entrenados, cuya columna vertebral y cuyas caderas se hallen en condiciones perfectas, y dotados de una flexibilidad casi de contorsionista.

- La postura de la eliminación (20) es excelente, por cuanto se practica en decúbito supino y el peso del cuerpo no carga sobre las piernas. Las flexiones que se ejecutan con las piernas y los muslos son muy fisiológicas y el esfuerzo queda modulado por la tracción que realiza el mismo sujeto en función de sus posibilidades. Es una postura que confiere flexibilidad a las caderas y por tanto aconsejable, aunque su verdadera indicación terapéutica consiste en corregir las perezas intestinales y urinarias. Hay que evitar, no obstante, todo movimiento brutal, sobre todo al finalizar el asana, cuando se estiran de nuevo las piernas para retornar a la postura inicial de decúbito supino, miembros extendidos.

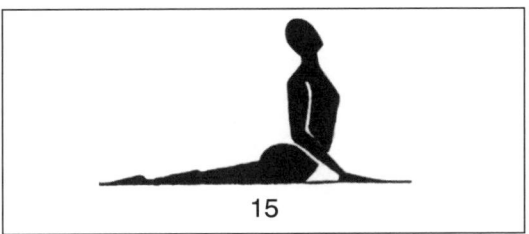

15

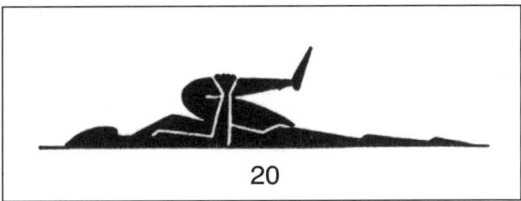

20

- En la postura del diamante (19) hay una fase final llamada «la hoja doblada» en la que el yogui inclina el busto de plano hacia delante hasta apoyar la frente en el suelo. Lo cual requiere una flexión anterior y sin torsión de las caderas, favorable por sus efectos flexibilizadores, y que no tiene otra contraindicación sino los estados anatómicos caracterizados por rigideces muy avanzadas o dolores de movilización.

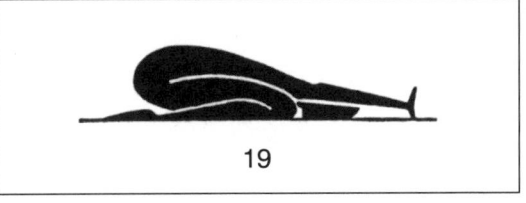

19

- La postura sedente con flexión de pelvis (21) representa un caso ya más complicado. La postura inicial es la sedente con las piernas separadas, abducción que se incluye en el cuadro de las medidas destinadas a evitar vicios de postura en diversas afecciones de las caderas. Sin embargo, resulta irrealizable a poco que se halle estructurada la coxartrosis.

Seguidamente hay una flexión anterior del busto que llevará las manos en extensión a contacto con el suelo; luego se practican dos flexiones laterales sucesivas, una a la derecha y otra ala izquierda, sujetando con ambas manos el tobillo o el pie del lado correspondiente. Para realizar esos dos movimientos no sólo hay flexión de tronco sino además torsión, primero a un lado y

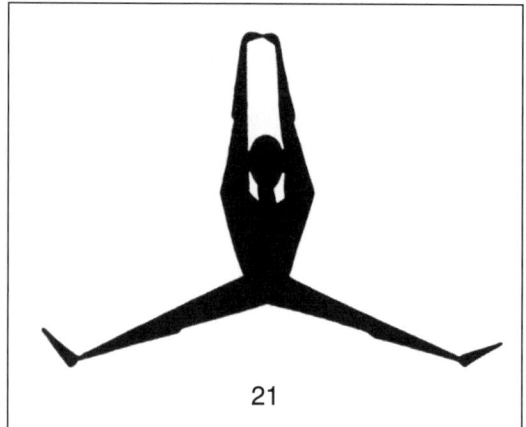

21

luego al otro. Si la movilidad es normal, o si la o las caderas no están doloridas, la primera fase con flexión simple hacia delante confiere flexibilidad y resulta beneficiosa incluso para los afectados de coxartrosis ligera. Las dos fases siguientes son más discutibles atendido que combinan un cierto esfuerzo de flexión con una torsión que, en la mayoría de los casos, no será bien tolerada por la cadera. Por consiguiente, nos abstendremos sistemáticamente de practicar este asana ante el menor problema articular de cadera.

En caso de lesión unilateral es posible realizar una fase de torsión, la que corresponde al lado opuesto al de la cadera afectada.

- La postura de flexión de pelvis con estiramiento lateral (22) parece útil si el sujeto es capaz de realizarla y sus caderas la soportan.
- La postura con flexión de piernas sobre la pelvis (24) es similar, en cuanto a su ejecución, a la postura de la eliminación que hemos visto en un párrafo anterior, salvo que las piernas se elevan verticalmente en vez de doblarlas. Aquí tampoco hay movimiento de torsión; en cambio es distinta la postura de las manos, en este caso unidas en el hueco poplí-

teo para realizar una tracción. Pocas diferencias hay entre ambas posturas desde el punto de vista fisiológico. La tracción mencionada sirve para asegurar la correcta perpendicularidad de la pierna y por tanto no es necesario que sea tan intensa como en la postura de la eliminación. No es de temer ningún esfuerzo excesivo porque toda la ejecución la controla el mismo sujeto, con ausencia de toda repercusión del peso corporal y de movimientos de gran amplitud. Procuraremos, sin embargo, no estirar demasiado bruscamente las piernas cuando retornemos a la postura inicial.

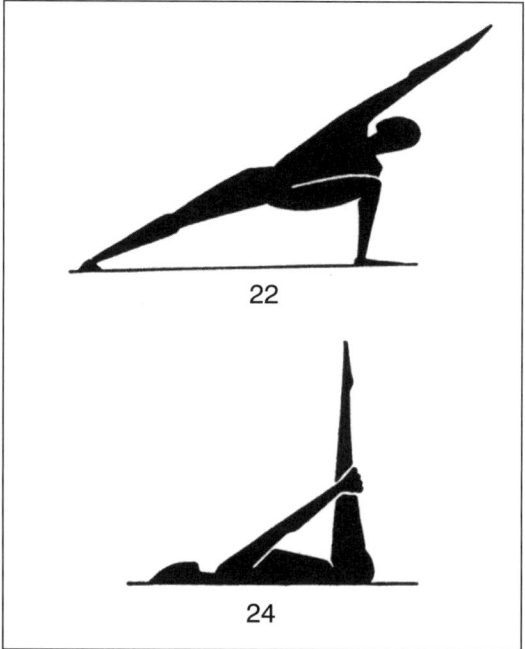

22

24

- En la postura del feto (25) hay repliegue general del cuerpo sobre sí mismo, partiendo del decúbito supino. Ofrece las mismas ventajas que la postura de la eliminación, con la diferencia de que las rodillas se repliegan todavía más de manera que la flexión de la cabeza ponga en íntimo contacto a ésta con aquéllas. En nuestro estudio de las repercusiones de las diversas posturas por lo que concierne a la cadera, aquí sólo procede tener en cuenta las posibles lesiones asociadas, como puede ser una cervicartrosis que complique la coxartrosis y contraindique este asana. En cuanto a las demás patologías de la cadera no hace falta tener en cuenta la flexión cervical. La postura del feto se ha evidenciado como un buen método para la reeducación de la cadera en el cuadro general de las posturas basadas en el decúbito supino, con eliminación del peso corporal y siempre fundadas en la ausencia de todo movimiento de torsión.

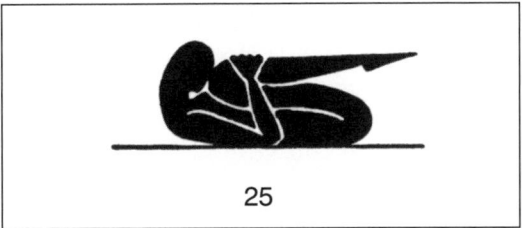

25

- Otras posturas como el gran estiramiento anterior del cuerpo (26) y la de la mesa de cuatro patas (35) carecen de influencia sobre la cadera. Como asanas son difíciles y no poco fatigosas, pero no hay contraindicación por lo que se refiere a las patologías de la cadera, siempre y cuando no existan otras patologías asociadas.

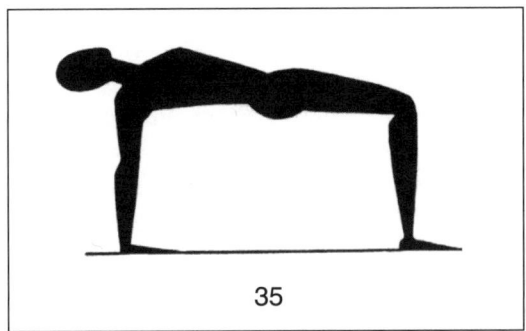

35

- En la postura del gran mudra (27) aparece la noción de torsión que hasta aquí sólo habían planteado las fases 2ª y 3ª de la flexión de pelvis sedente. Tenemos el mismo problema que con este último asana. En presencia de coxartrosis, aunque sea ligera e incluso indolora, no se practicará el asana si las lesiones son bilaterales, y si son unilaterales se prescindirá del trabajo simétrico que corresponderá, y se evitará el llevar la mano hacia el pie con movimiento de torsión hacia el lado afectado por la coxartrosis.

El mismo criterio se adoptará ante las afecciones tipo tendinitis o lesiones musculares dolorosas, que normalmente suelen ser unilaterales.

La ejecución de la postura hacia el lado ileso no presenta ningún problema y sería lástima privar al sujeto de sus ventajas.

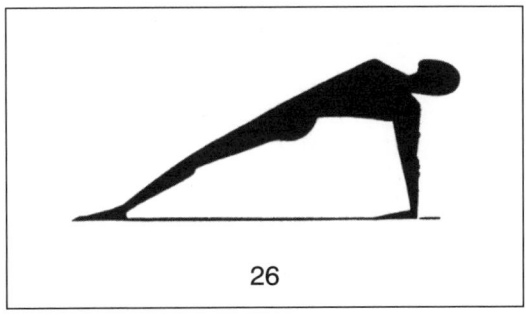

26

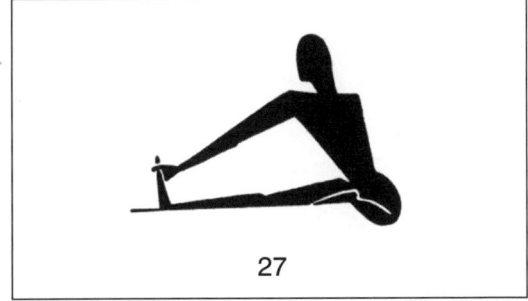

27

- La postura del loto (28) con el cruzamiento de las piernas que implica y la torsión de los pies hacia dentro, es de las que someten a más duro esfuerzo las articulaciones de los occidentales. Es postura forzada sobre todo para las rodillas, y por tanto contraindicada ante cualquier patología que afecte a ese nivel. Además hay fuerte abducción de los muslos y resulta irrealizable en caso de patología de cadera, tendinitis, lesiones musculares dolorosas y, sobre todo, rigidez o dolor debidos a una coxartrosis. El sujeto sano hallará en ella, por el contrario, un medio excelente para comunicar flexibilidad a sus caderas.

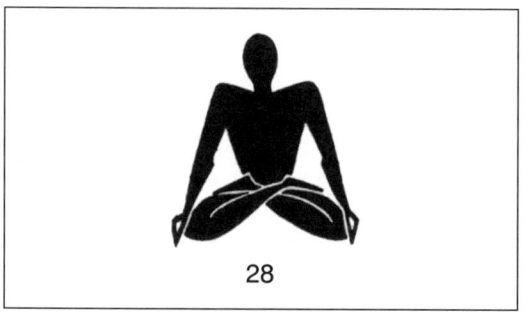

28

- En la postura de Marici (29) hallamos una torsión como la del gran mudra, pero la posición de las piernas es diferente, la una en flexión, la otra extendida. Se trata de una torsión relativamente limitada, pero adoptaremos de todas maneras las mismas precauciones y nos abstendremos de practicar esta postura en caso de coxartrosis bilateral incluso ligera e indolora. Se evitará el trabajo simétrico en caso de patología unilateral de la cadera y no se realizará la flexión de la pierna en cuyo decurso la rodilla va a contacto con la axila mientras se vuelve la cabeza con un movimiento del busto.

- La postura de orejas presionadas (32) está considerada por algunos autores como una fase más avanzada de la postura del arado, de la cual queda dicho que es bastante favorable para las articulaciones de las caderas. Es más lógica la consideración de postura independiente ya que, si bien hay que pasar por la del arado, la dificultad de su ejecución es mayor. Sus efectos fisiológicos son mucho más intensos y aunque algunos sujetos sanos que la realizan encuentran en ella un factor de flexibilidad muy provechoso, cuesta entender que pueda realizarse ante la más mínima patología de la cadera.

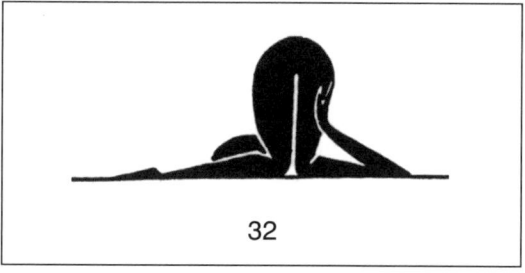

32

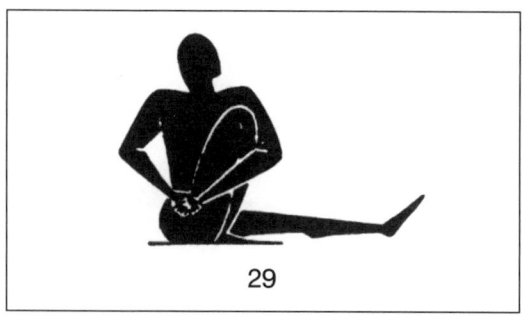

29

- *Las pinzas:* todas las posturas con flexión del busto hacia delante o hacia atrás seguidas de retorno a la postura inicial son beneficiosas, siempre y cuando no impliquen ninguna torsión; entre ellas, las que llamamos «pinzas».
  – La pinza sedente (33) es prototipo de ellas; el asana implica una flexión de tronco partiendo de la postura sedente. Es una flexión muy acentuada y las manos van a abarcar los pies; favorable, por

119 ▼ La cadera o articulación coxo-femoral

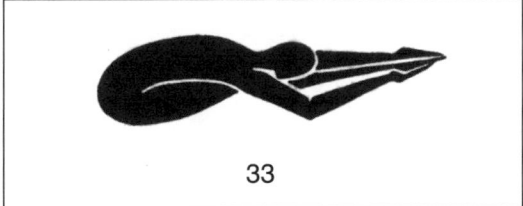

33

consiguiente, para las caderas porque se trata de una flexión sin torsión, y siempre y cuanto no engendre dolores. Hay que evitar todo esfuerzo excesivo, sin embargo, porque una presión demasiado intensa a nivel de las caderas podría perjudicar el buen estado de la articulación. Los sujetos rígidos, inhábiles o de caderas delicadas (pero sin lesiones mayores) pueden beneficiarse de este asana utilizando una toalla o algo parecido como prolongación de la que tirar para alcanzar los pies al término de la flexión.

– La pinza de pie o postura en flexión de pie (23) es utilizable, pero merece una consideración más detenida. Implica una flexión total del cuerpo, y las manos van a tocar el suelo con gesto forzado que apenas puede aconsejarse en presencia de la más mínima lesión de la cadera. Y también resulta más complicada la utilización de una pieza de tela que facilite la ejecución de la postura.

Sabemos que la flexión anterior es un movimiento relativamente favorable para una cadera que la tolere bien, pero en este caso el movimiento se amplifica más allá de lo que suelen exigir las actividades normales. Al ser una postura de pie hay que contar además con la influencia del peso corporal, el cual actúa durante toda la realización del ejercicio, y ello agrava la dificultad postural.

• La postura. del saltamontes (34) parece similar a la de la cobra. El trabajo de la cadera también se realiza en extensión, a lo cual se atribuye un papel preventivo en relación con los vicios de postura que provoca la coxartrosis. En realidad, es mucho más dura que el asana de la cobra. En esta postura, salvo variantes, la parte inferior del cuerpo permanece estirada sobre el suelo; en cambio, para realizar la del saltamontes hay que levantar las piernas al mismo tiempo que la cabeza y el busto. El esfuerzo dorsal es muy intenso y además repercute sobre la región lumbar. No obstante la cadera no sufre ninguna repercusión desfavorable, de manera que si no existe ninguna lesión asociada que impida la ejecución del asana, contamos con un medio excelente para el tratamiento del flexum de la cadera, es decir del vicio de postura consistente en una flexión con abducción y rotación interna que produce una ligera flexión de la rodilla compensada por el desencaje de la pelvis; la postura del saltamontes presenta la ventaja de combatir dicho flexum, pero recordando siempre que no puede considerarse dicho tratamiento sino en ausencia de toda otra patología de la articulación de la cadera.

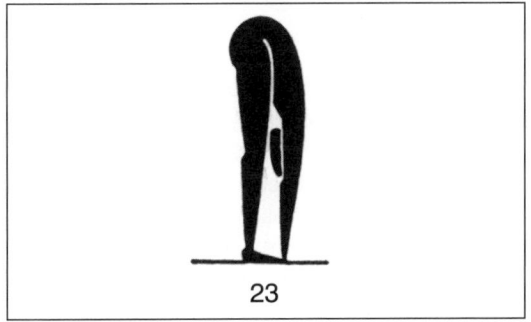

23

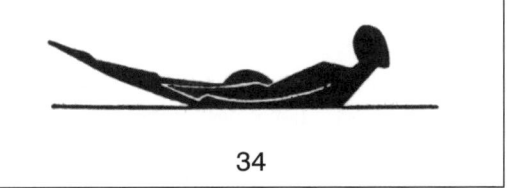

34

- La postura de la cabeza de vaca (37) es favorable para las caderas de los individuos sanos, pero queda contraindicada tan pronto como aparezca una patología. Lo cual es todavía más imperativo para las coxartrosis, incluso las iniciales y todavía no aparentes. La causa estriba en la superposición de las piernas, los efectos de cuyo entrecruzamiento se acentúan debido a la torsión del busto; mal puede aconsejarse nada de esto en presencia de la menor manifestación de artrosis a nivel de la cadera.

Y así, como decíamos, si bien la postura es favorable para conferir flexibilidad a las caderas en ausencia de toda patología, así también hay que juzgarla contraindicada en caso de enfermedad de la articulación. En los sujetos sanos pero frágiles se aconseja la utilización de una pieza de tela a guisa de prolongador.

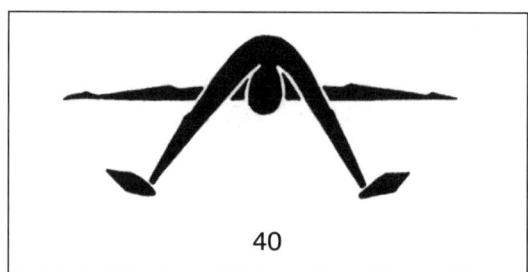

resulta irrealizable una vez estructurada la coxartrosis.

La flexión del busto hacia delante se efectúa sin torsión y rigen las mismas observaciones que para la postura en pinza sedente.

- La postura de triángulo en pie (41) equivale a constituir una torsión del tronco asociada a una flexión del busto. Las piernas se hallan separadas y tal abducción entre en el cuadro de las medidas

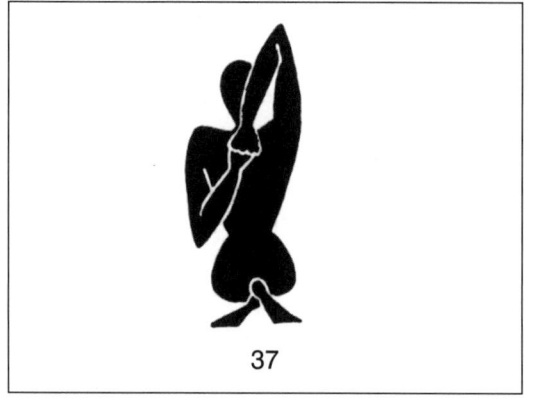

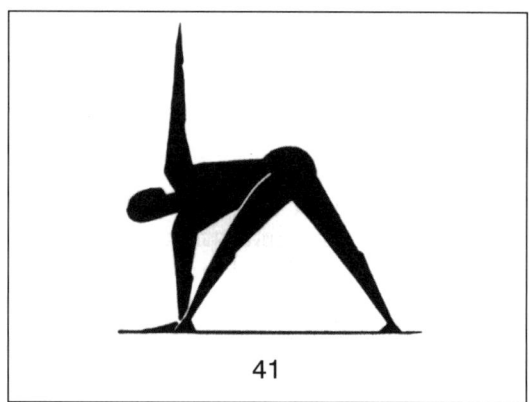

- La postura de la tortuga (40) implica una extensión y abertura de piernas favorable, en principio, a la prevención de los vicios de postura causados por la coxartrosis. Dicha abertura debe ajustarse a las posibilidades del sujeto, sobre todo en la variante para practicantes avezados, y sin forzarlas nunca. Evidentemente la postura

propicias a contrarrestar los vicios de postura engendrados por la coxartrosis. La flexión no interesa desfavorablemente la cadera siempre y cuando no exceda los límites de una amplitud normal. En cambio la torsión plantea los mismos problemas que en la postura de Marici, la del gran mudra y las dos últimas fases de la

flexión de pelvis sedente. Por tanto, reclama las mismas soluciones comúnmente contempladas para dichos tipos de asana. En el triángulo de pie y aunque ello no modifique la conclusión que acabamos de formular, procede observar que el esfuerzo afecta más a las sacro-ilíacas que a las coxo-femorales. Las restricciones son todavía más evidentes para la torsión en triángulo de pie y el motivo se comprende fácilmente a poco que estudiemos la técnica de su ejecución (véase la postura 39).
- La postura de Vasistha (42) es de equilibrio, y difícil de estructurar y mantener. Hay gran riesgo de vencerse hacia delante o hacia atrás y la caída, que suele ser frecuente en los neófitos y también les ocurre a los practicantes avezados, puede ser brutal y afectar entonces a las caderas. Aparte este aspecto accidental, las cade-

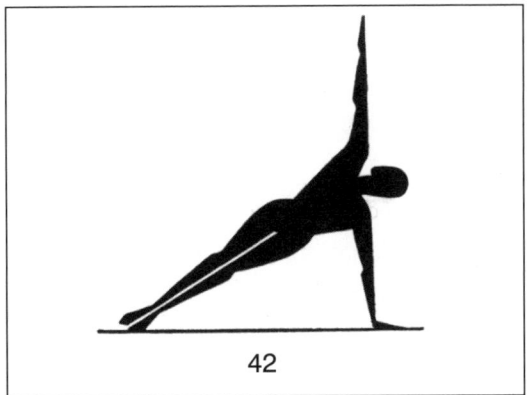

42

ras no desempeñan ningún papel activo en este asana y puede practicarse incluso en presencia de lesiones avanzadas.
- La postura del buitre (43) recuerda bastante la estructuración de la primera fase de la flexión de pelvis sedente, aunque los movimientos complementarios de brazos modifican sus efectos fisiológicos.

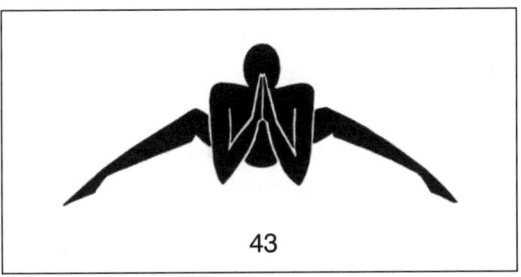

43

Comprende sin embargo un detalle que la convierte en prohibitiva si existen lesiones coxo-femorales, por pequeñas que sean. Es la abducción, habitualmente media pero que algunos sujetos convierten casi en un *grand écart*. Si se practica este asana la abducción realizada debe ser inferior al mínimo de tolerancia que admitan las caderas. Las variantes de la postura del buitre son muy numerosas y cada una de ellas debe ser estudiada individualmente en función de las posibilidades físicas y del estado de las caderas del sujeto.
- La postura del bailarín (16), difícil y forzada para la cadera, queda absolutamente contraindicada ante cualquier patología de esta articulación, y sobre todo en presencia de coxartrosis. Confiere gran flexibilidad, en cambio, a los sujetos hábiles y en perfecto estado de salud.

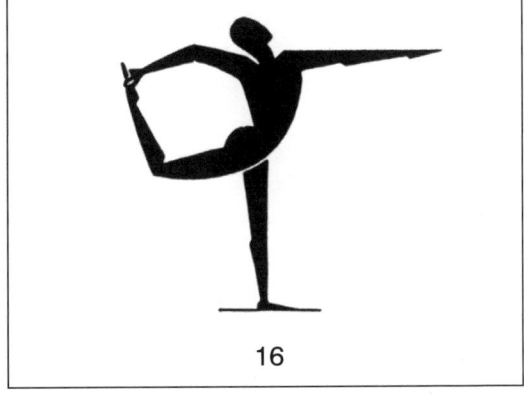

16

Tendinitis de la región de la cadera

En esa región se localizan numerosos tendones que pueden ser víctimas de tendinitis, aunque algunos están más particularmente expuestos.

Las tendinitis más corrientes afectan a los tendones de los músculos: glúteo mediano, recto anterior, isquio-crural, psoasilíaco.

Observamos con frecuencia tendinitis de la cintilla de Maissiat, parte terminal de la fascia lata (véase la figura de la página 106).

La tendinitis de los abductores, bastante conocida por los periodistas y que aparece con frecuencia en la prensa deportiva para explicar una hazaña o, por el contrario, una pobre actuación, ha sido examinada anteriormente (véase la página 91).

Consideraremos ahora un tipo especial de tendinitis muy conocida entre los adeptos y los enseñantes del yoga.

La tendinitis del sartorio

Se manifiesta por un característico e intenso dolor en diagonal sobre el muslo y hasta la parte superior e interna de la tibia.

Este dolor resigue la muy particular trayectoria oblicua del músculo sartorio.

No tiene una importancia primordial en relación con la patología de la cadera, pero aquí nos interesa especialmente porque lo desencadena con facilidad la postura sedente del sastre (véanse las figuras de las páginas 123 y 124).

Tratamiento

Consiste en la habitual prescripción de sedantes y anti-inflamatorios con que se remedian las tendinitis, pero procede una observación en lo que concierne a la práctica del yoga.

El yoga

No existe una postura que recomendar por si pudiese resultar favorable durante la fase álgida, pero sí una contraindicación principal y que va a regir durante mucho tiempo, la de las posturas acuclilladas o con las piernas cruzadas, concretamente la del sastre y todavía más la del loto.

Otras dolencias de las caderas

Si la coxartrosis es la manifestación más típica de las lesiones de cadera por degeneración, existen otras que no deben pasarse por alto y cuya frecuencia es grande: osteonecrosis, osteocondritis, coxitis, etc.

No sería de ninguna utilidad práctica que hiciéramos la descripción detallada de todas ellas, ya que la mayoría de dichos estados no hallan ningún alivio con la práctica del yoga y la mayoría de ellos constituyen además contraindicación formal de la misma.

Por lo general será necesario que haya desaparecido la afección para poder considerar la reanudación de la práctica. En no pocos casos, la curación dejará como secuela una fragilidad de las caderas, y este problema puede asimilarse al de todas las articulaciones después del período activo de la dolencia.

Una gran prudencia y una progresividad atenta serán de rigor, y se testará siempre al parecer del médico.

123 ▼ La cadera o articulación coxo-femoral

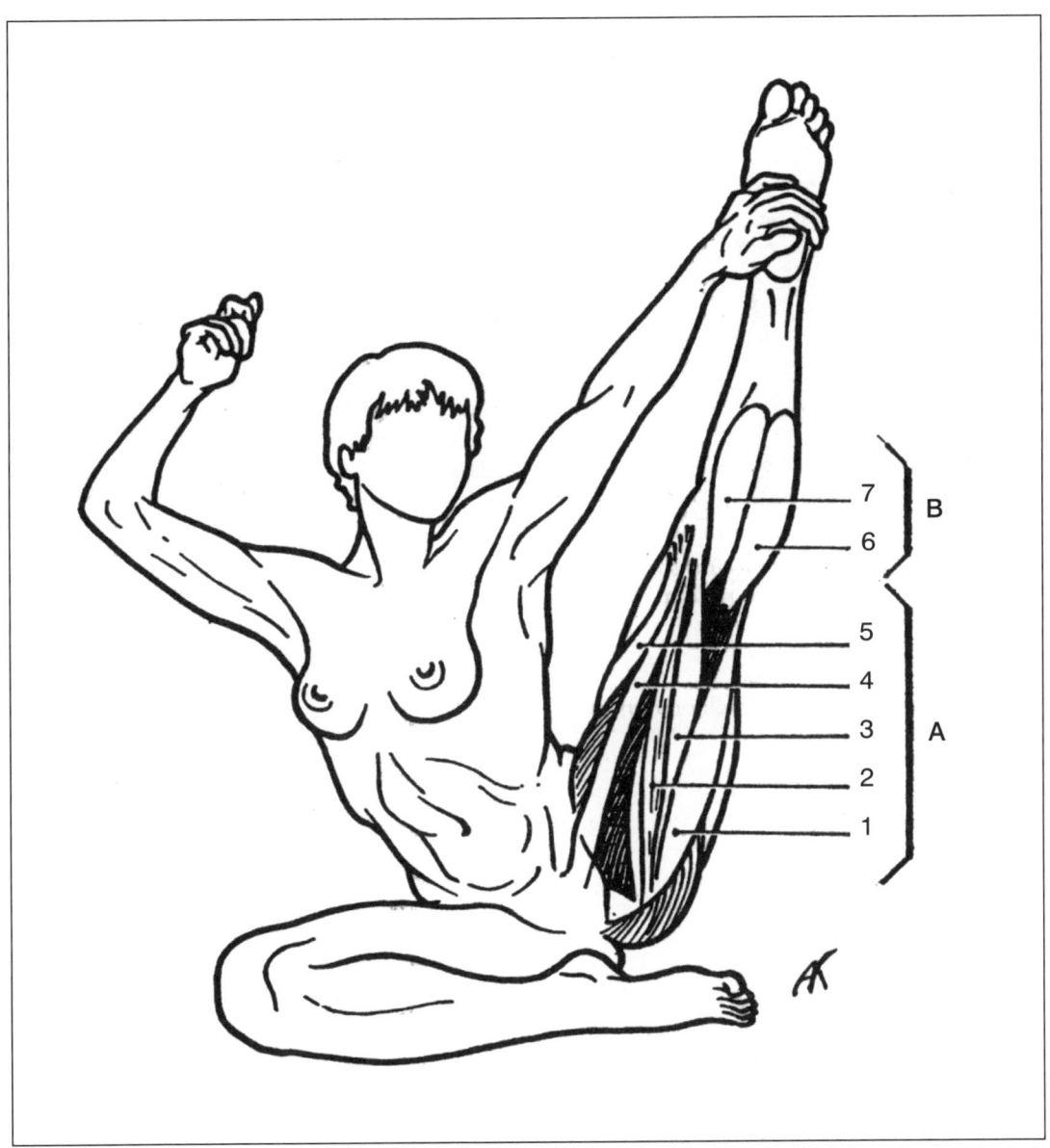

En esta figura vemos:

A) los músculos flexores de la pierna:
– músculos isquio-crurales: **1** bíceps crural – **2** semitendinoso – **3** semimembranoso
– con su inserción en 3 tendones diferentes, conocida como la pata de ganso profunda: **4** recto interno – **5** sartorio
– **2** semitendinoso (forma parte de ambos grupos)

B) los músculos gemelos 6 y 7 que son extensores del tobillo

Enfermedades generales

Entre las enfermedades generales con repercusión articular que estudiaremos al final de la presente obra, y por lo que se refiere a la articulación de la cadera, hay que destacar el posible impacto de la poliartritis reumatoide.

Las lesiones son habitualmente precoces, graves e invalidantes, de muy difícil reeducación.

En este supuesto el yoga no puede sustentar ninguna pretensión, a diferencia de lo que ocurre con otras localizaciones articulares.

La abstención es la medida más prudente en el caso mencionado.

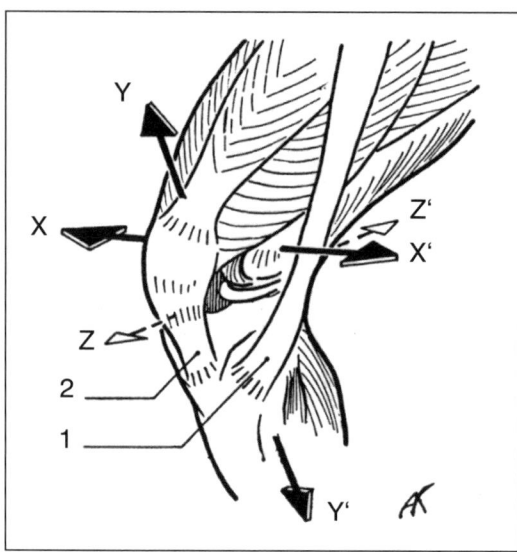

Inserción interior del músculo sartorio
Vista interior de la rodilla

XX' = eje transversal de la rodilla
YY' = eje longitudinal de la rodilla
1 inserción del tendón del músculo sartorio a nivel de la pata de ganso profunda
2 tendón rotuliano

Capítulo VII

LA ARTICULACIÓN DE LA RODILLA

La estabilidad de esta articulación procura compensar las repercusiones de su gran movilidad, pero el resultado es un equilibrio frágil.

La estructura de la rodilla es bastante complicada. Podemos diferenciar dos articulaciones distintas:

- la articulación *femorotibial,* que une la parte inferior del fémur con la extremidad superior de la tibia;
- la articulación *femororotuliana* también llamada femoropatelar, que une el fémur a la cara posterior de la rótula.

La articulación *peroneotibial superior,* que une la parte superior del peroné con la tibia sobre el lado externo de la pierna, guarda relación estrecha con el funcionamiento de la rodilla pero no forma parte integrante de la articulación propiamente dicha.

Articulación femorotibial

Esta articulación es de naturaleza «troclear», parecida en esto a la articulación del codo. La tróclea es una especie de polea:

- Las dos quijadas de la polea son, en la comparación, los cóndilos del fémur, que hallamos en número de dos, el uno externo, el otro interno, formando unos salientes redondeados, alargados de adelante atrás, convexos en ambos sentidos y aproximadamente paralelos, aunque en realidad divergen hacia atrás.
  El cóndilo externo diverge más que el interno y es más estrecho que éste.
- La garganta de la polea comporta dos segmentos: hacia delante, la parte comprendida entre las dos quijadas del cóndilo; hacia atrás, el espacio que separa los dos cóndilos, llamado también el hueco condiliano.

Los cóndilos del fémur engranan en las cavidades articulares llamadas cavidades glenoides de la parte superior de la tibia.

Se observa una cavidad externa y una cavidad interna en forma de canaletas curvas y algo cóncavas. Están separadas por una cresta blanda orientada de adelante atrás y que al elevarse forma en la parte central dos prominencias agudas, las espinas tibiales.

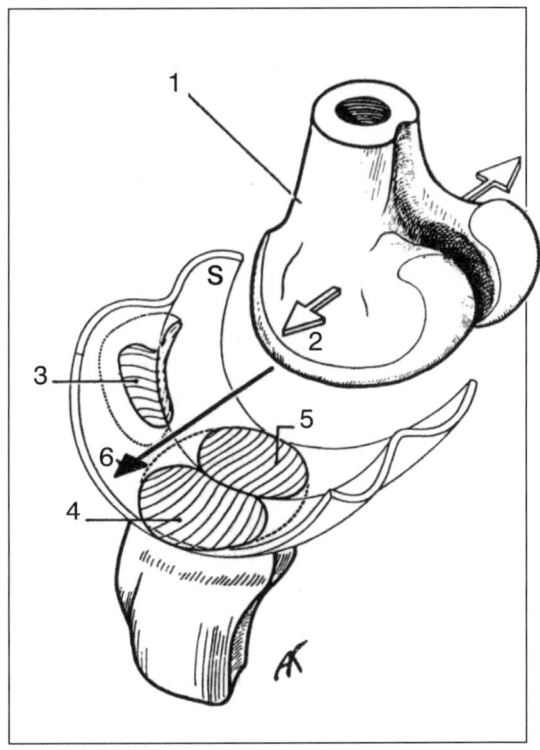

Articulación de la rodilla, supuestamente desencajada

1 Extremidad inferior del fémur con los cóndilos femorales **2** eje de los cóndilos **3** cara posterior de la rótula **4** glenoide interna **5** glenoide externa de la superficie articular de la tibia **6** eje transversal, que coincide con el eje de los cóndilos cuando la articulación está encajada correctamente

Articulación femororrotuliana o femoropatelar

Esta articulación, localizada en la cara anterior de la rodilla, une la parte anterior del extremo inferior del fémur, que hemos descrito anteriormente, con la cara posterior de la rótula.

La rótula

Es un hueso de forma triangular, aplanado de adelante atrás, e inserto en el tendón del potente músculo cuadríceps. Su cara anterior es convexa y rugosa, separada de la piel por una bolsa serosa cuya inflamación constituye el higroma de rodilla.

Los dos tercios superiores de la cara interior de la rótula están separados por una cresta mediana vertical que delimita el borde interno de dos pequeñas superficies articulares cóncavas en ambos sentidos, las facetas rotulianas destinadas a recibir, respectivamente, la parte interna y la parte externa de la tróclea femoral. La rótula se desliza como una cuerda dentro de una polea cuya garganta vertical es la tróclea femoral, por delante, y el hueco intercondíleo, por detrás.

El movimiento de la rótula discurre estrictamente de arriba abajo y de abajo arriba.

La inserción de la rótula en el poderoso tendón del cuadríceps le impide todo movimiento transversal, en condiciones normales al menos.

Conviene subrayar que la cara posterior de la rótula se halla revestida de un cartílago de 4 a 5 mm de espesor, sobre todo en la región de la cresta mediana. «Es el espesor de cartílago más importante del organismo». (Kapandji)

Los meniscos de la rodilla

La congruencia así realizada entre las superficies articulares del fémur y las de la tibia sería insuficiente, de no contar con un artificio suministrado por la naturaleza.

El relieve de las glenoides tibiales por sí solo no podría soportar los cóndilos del fémur.

«Según todas las apariencias la estabilidad de la rodilla, en tanto que articulación débilmente encajada, tiene algo de milagro permanente». (Kapandji)

A fin de adaptar de manera coherente estas superficies articulares, cada una de las glenoides tibiales está suplementada por una formación fibro-cartilaginosa llamada menisco o *cartílago semilunar*. Los meniscos son dos, de forma semilunar, con el eje principal orientado de adelante atrás, y de sección triangular.

El menisco interno queda relativamente abierto y se dice que tiene forma de «C».

El menisco externo es algo más cerrado, por lo que se dice que tiene forma de «O».

Las dos extremidades de cada menisco son los «cuernos» anterior y posterior.

Los meniscos no sólo aseguran la congruencia de las superficies articulares sino que además las defienden contra los golpes, realizando una función amortiguadora.

En caso de lesión no presentan ninguna tendencia a cicatrizar, por lo que se impone la intervención quirúrgica. Peor aún, cuando se lesionan tienden a fragmentarse y de esta manera irrumpen cuerpos extraños en la articulación.

La cápsula articular

Es un poderoso manguito fibroso que envuelve la articulación de la rodilla y de paso se adhiere a los meniscos. Sus fibras laterales son sólidas, en cambio las fibras anteriores quedan laxas.

La sinovial

Esta membrana recubre la superficie interna de la cápsula articular y segrega el líqui-

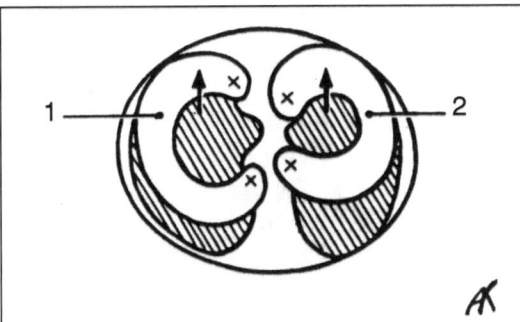

Situación de los meniscos de la rodilla estando la pierna en extensión

1 Menisco interno **2** menisco externo

• El ligamento lateral interno

Es una banda fibrosa potente, y elástica al mismo tiempo, que va del cóndilo interno del fémur a la extremidad superior de la tibia, por detrás de la inserción de los músculos de la pata de ánade (véanse la figura de esta página y la de la página 124).

do seroso llamado sinovia, cuyo volumen normal en el interior de la rodilla nunca es superior a unos mililitros. Precisamente el aumento patológico de este volumen de líquido determina el derrame sinovial o hidrartrosis de la rodilla.

Los ligamentos laterales de la rodilla

Contribuyen a asegurar la estabilidad de la rodilla conjuntamente con la cápsula articular, los ligamentos cruzados, los alerones, etc. Muy especialmente sirven para evitar los desplazamientos intempestivos de la rótula hacia los lados cuando la pierna se halla en extensión.

Constituyen, por tanto, un factor primordial de mantenimiento de la funcionalidad normal de la rodilla.

• El ligamento lateral externo

De unos 6 cm de longitud, corto y redondeado, forma una especie de cordón fibroso que une el cóndilo externo del fémur con la cabeza del peroné. Sigue una dirección oblicua hacia abajo y hacia atrás.

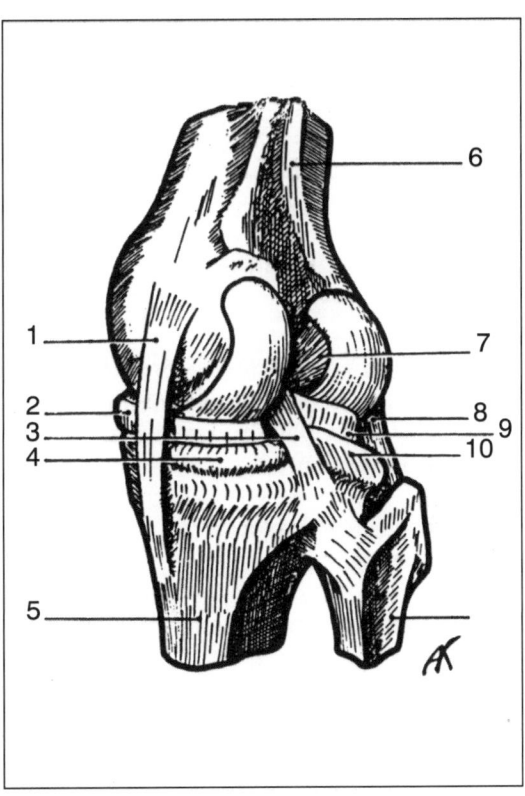

Articulación de la rodilla

1 Ligamento lateral interno **2** menisco interno **3** ligamento cruzado postero-interno **4** glenoide tibial interna **5** extremidad superior de la tibia **6** extremidad inferior del fémur con los cóndilos **7** ligamento cruzado postero-externo **8** ligamento lateral externo **9** menisco externo **10** glenoide tibial externa **11** extremidad superior del peroné

Tiene una anchura de 2 cm y una longitud de 10 a 12 cm; es más fuerte que el ligamento lateral externo, y sin embargo suele ser el que resulta afectado en las torceduras de rodilla.

Su dirección es oblicua hacia abajo y hacia delante, y asegura el valgo, es decir el desplazamiento de la articulación hacia el exterior.

Los ligamentos cruzados

Son dos y reciben este nombre porque se cruzan en el espacio.

Estos ligamentos de importancia capital se hallan también alojados en el interior de la articulación de la rodilla, en el centro de ésta y, en su mayor parte, dentro de la separación formada por los dos cóndilos femorales.

- **El ligamento cruzado antero-externo**

Se inserta en la superficie articular de la tibia, sigue una trayectoria oblicua hacia arriba y hacia atrás, y va a terminar en el cóndilo externo del fémur.

- **El ligamento cruzado postero-interno**

Inserto detrás de las espinas tibiales, sigue una trayectoria oblicua hacia delante, hacia dentro y hacia arriba, que lo lleva al fondo del hueco tibial.

Los ligamentos cruzados tienen una estructura particular gracias a la cual contribuyen muy positivamente a la estabilidad de la rodilla; en efecto, impiden cualquier rotación interna de ésta cuando la pierna se halla extendida.

Otra ventaja estriba en consentir movimientos de bisagra de la rótula sin dejar de mantener el contacto estrecho de las superficies articulares.

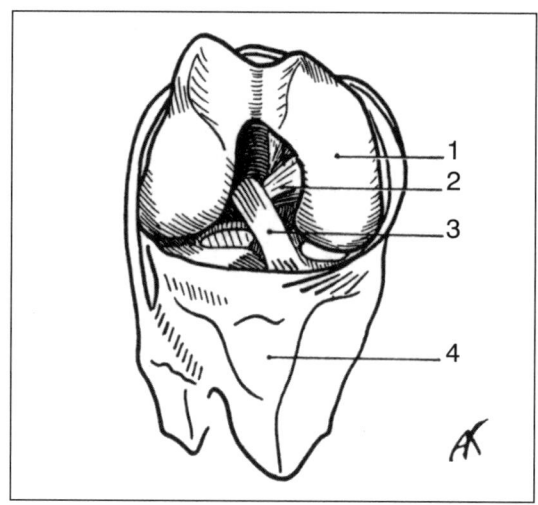

Ligamentos cruzados de la rodilla

1 Cóndilos del fémur **2** ligamento cruzado postero-interno **3** ligamento cruzado antero-externo **4** extremidad superior de la tibia

Los ligamentos anteriores

Están representados por:

- El ligamento pasivo, que es débil;
- el ligamento activo, sólido, que integra el ligamento rotuliano.

Los alerones

Reciben este nombre unos ligamentos anexos que aplican sólidamente la rótula contra la tróclea del fémur, quedando aquélla unida a cada uno de los meniscos (ligamentos menisco-rotulianos) y a los cóndilos (alerones rotulianos).

La articulación peroneotibial superior

Esta articulación no forma parte integrante de la articulación de la rodilla pero no por ello deja de ser indisociable de ella.

Su estructura

La cabeza del peroné tiene en su parte interna una pequeña superficie articular que se articula con la tibia a nivel de una superficie análoga de dicho hueso, situada en la parte superior, en la vertical del cóndilo externo de la tibia.

El juego de esta articulación, aunque limitado, evita la rotura del peroné por determinados movimientos del tobillo.

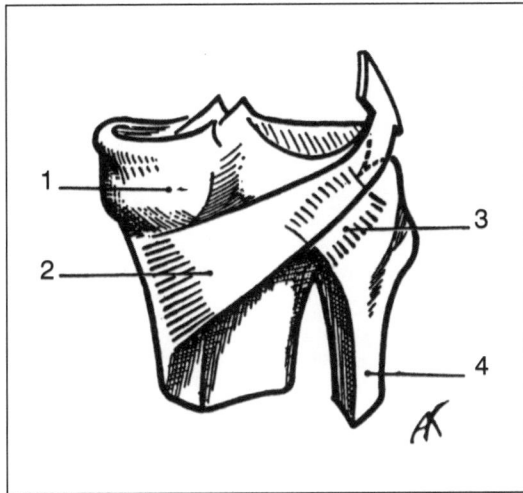

Vista posterior de la articulación peroneotibial

1 Extremidad superior de la tibia **2** músculo poplíteo **3** ligamento posterior **4** extremidad superior del peroné

Movimientos de la articulación de la rodilla

- Flexión, en cuyo decurso la pantorrilla se acerca a la cara posterior del muslo. Una flexión demasiado intensa de las rodillas en postura acuclillada puede estirar en exceso los ligamentos cruzados del interior de aquéllas, situación tanto más temible cuanto más potente sea la musculatura de los muslos y cuando el sujeto fuerce bruscamente la apertura de la articulación. Es el tipo de lesión que podría ocurrir al comienzo de una sesión de *yoga* como consecuencia de un calentamiento insuficiente, o bien al final, cuando la fatiga nos hace más vulnerables a los traumatismos. También la observamos con frecuencia entre los bailarines, los gimnastas y otros deportistas.
- Extensión, de sentido contrario al de la flexión; su amplitud es despreciable.
- Movimientos laterales: son nulos y no se observan sino en condiciones patológicas; su descubrimiento durante el examen clínico de la rodilla reviste, dado el caso, una importancia capital.
- Rotación: en la estación de pie los movimientos de rotación externa o interna son prácticamente nulos; pueden producirse, aunque con escasa amplitud, estando la pierna en flexión.

El examinador debe evaluar sucesivamente los efectos de la flexión simple de la rodilla, y luego los de su combinación con la rotación de tronco y la flexión del cuerpo. De no tolerarse bien la postura, sufrirían más los meniscos y las articulaciones peroneotibiales superiores de la pierna flexionada. Como en los ejercicios de *yoga* se busca generalmente la simetría de las posturas, ambas rodillas quedarán interesadas a su turno en caso de existir una patología. Si acusamos una molestia, en lo inmediato su aparición impone la suspensión del ejercicio, pero cumple recordar que no se trata de una interrupción definitiva. Más adelante podremos volver a practicar la postura, aunque de manera muy progresiva y bajo rigurosa vigilancia. Conviene saber también que ambas rodillas pueden mostrarse simultáneamente intolerantes. A veces sólo se acusan las molestias en una de ellas, lo cual indicará al profesor que cabe esperar divergencias del mismo tipo en todas las articulaciones del miembro inferior.

Los movimientos de torsión de la pierna ejecutados con las piernas flexionadas son especialmente nocivos cuando se realizan sin control. De ello tuvimos una demostración palmaria con ciertas consecuencias de un baile que estuvo de moda durante bastantes años, el *twist*. Para su ejecución se ponían, las rodillas en flexión bastante pronunciada y se imprimía a las caderas un movimiento de rotación alrededor de la parte anterior del pubis. Existía, pues, un doble movimiento de giro de la pelvis y de los tobillos, estando los puntos fijos representados por las rodillas en flexión. Las lesiones que se observaban eran torceduras de rodilla, rupturas de menisco, luxaciones de la rótula, fracturas parcelares, etc., y afectaban sobre todo a los sujetos femeninos muy jóvenes, y de rodillas particularmente frágiles.

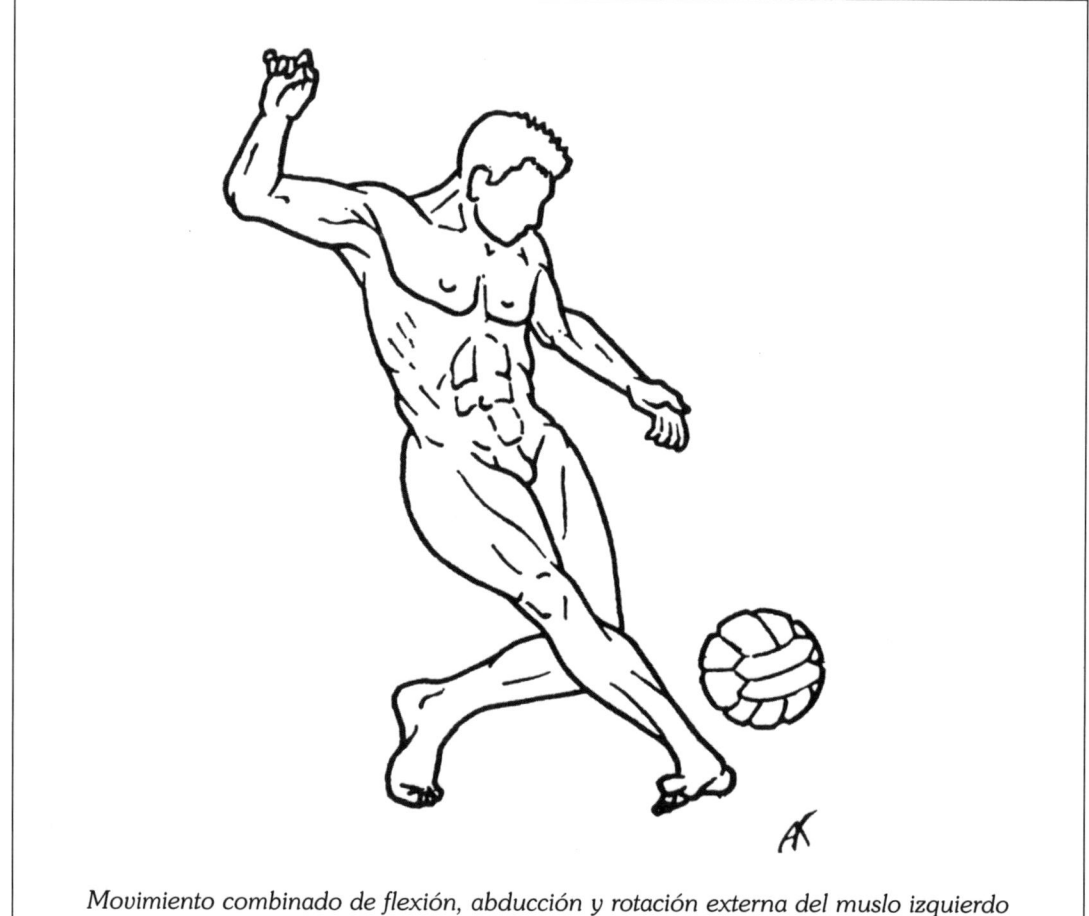

Movimiento combinado de flexión, abducción y rotación externa del muslo izquierdo con intervención de los músculos psoas-ilíaco, pectíneo y aductor mediano

Consejos generales para las rodillas delicadas o frágiles

Se evitarán las caminatas sobre terrenos de fuerte pendiente y piso duro o irregular, las largas permanencias de pie y sin cambiar de lugar, o en postura acuclillada manteniendo largo rato la flexión de rodillas. La jornada laboral en postura sedente no debe acompañarse de flexión excesiva de las rodillas.

El uso de un almohadón colocado debajo de las rodillas puede calmar momentáneamente ciertos dolores, pero se desaconseja como práctica continuada y duradera porque favorece el flexum, o vicio de postura con flexión de la rodilla.

Asimismo el uso de una rodillera puede ser muy conveniente en diversas ocasiones, pero el llevarla continuamente y sin un motivo válido expone al debilitamiento de las resistencias articulares naturales.

Si el problema radica en el exceso de peso corporal, trataremos de recobrar el peso normal acudiendo a métodos fisiológicos. Hay que recordar, en efecto, que durante la marcha cada rodilla soporta esfuerzos equivalentes a dos o tres veces el peso del cuerpo.

Entre los ejercicios corrientes más útiles citaremos:

- La contracción del músculo anterior del muslo, el cuadríceps, en forma de contracciones isométricas (véase el capítulo 1): diez repeticiones, manteniendo cada vez la contracción durante seis segundos;
- la extensión de la pierna con elevación mantenida durante seis segundos, o el mismo trabajo contra una resistencia, también mantenido por espacio de seis segundos.

Cómo plantear la práctica deportiva

Debe adaptarse al estado de la rodilla, valorando la posible presencia de dolores y el grado de rigidez, que en los casos extremos puede llegar al anquilosamiento.

Habitualmente el deporte de preferencia será la natación, porque pone en juego casi todos los músculos sin forzar ninguna articulación. Es particularmente útil para las rodillas.

El uso de la bicicleta suele ser también favorable para la rodilla, siempre y cuando se gradúe suficientemente alto el sillín. Otros muchos deportes, en cambio, se desaconsejan porque implican habitualmente movimientos brutales o desfavorables, por contrarios a la fisiología normal de la rodilla. Destaquemos de entre éstos el tenis.

Repercusiones del yoga sobre la rodilla

Hay cierto número de posturas permanentemente contraindicadas para los sujetos de rodillas frágiles, o recientemente traumatizadas, o víctimas de una enfermedad que interesa directamente la articulación.

Particular atención exigen las lesiones de menisco; hay posturas especialmente fatigantes en dicho sentido y más para los occidentales que para los orientales, quienes adquieren desde la infancia el hábito de sentarse en otra postura.

El prototipo de éstas es la *postura del loto* (28) o *padmasana*.

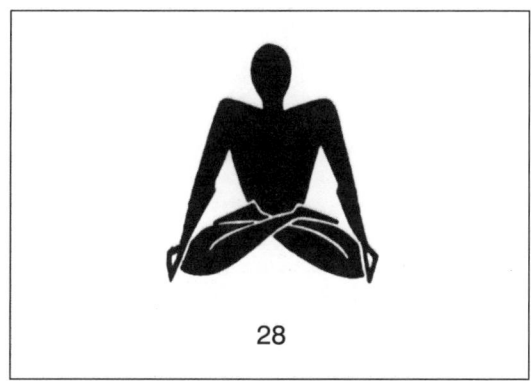

28

Su nocividad proviene del hecho de obligar a juntar las plantas de los pies, éstas vueltas hacia arriba. Este tipo de movimiento incrementa en exceso la laxitud de los ligamentos y fuerza el menisco interno. Mucho antes de que se presenten los deterioros orgánicos suelen alarmar los dolores de tipo inflamatorio localizados en la periferia de dicho menisco, estadio intermediario que recibe el nombre de meniscitis.

Todas las posturas de yoga que empiezan sentándose el practicante con los pies colocados como en la postura del loto comparten el mismo inconveniente; en este orden de ideas podemos citar la del acorde *perfecto* (1) y la de la *montaña* (30).

Otras posturas tienen repercusiones más o menos importantes sobre la rodilla y conviene estudiar cada una de ellas en detalle.

- En la postura de *gran mudra* (27) la pierna se coloca en extensión, muy recta, y la otra replegada precisamente por la rodilla; se da además una torsión lateral para que la mano pueda aferrar la pierna. Este asana no repercute sobre la pierna extendida, a condición de mantenerla recta pero sin excesiva rigidez. En cambio la pierna doblada padece el problema consiguiente a la intensidad de la flexión y a las incidencias de la rotación que amplifi-

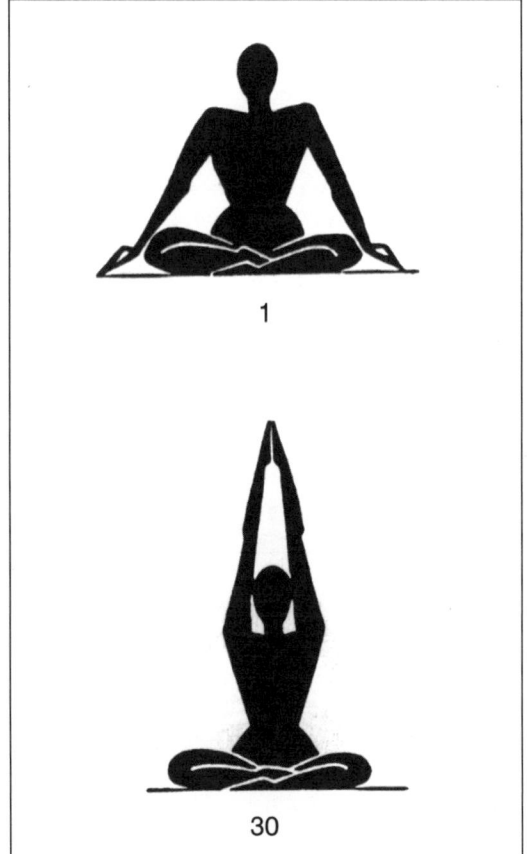

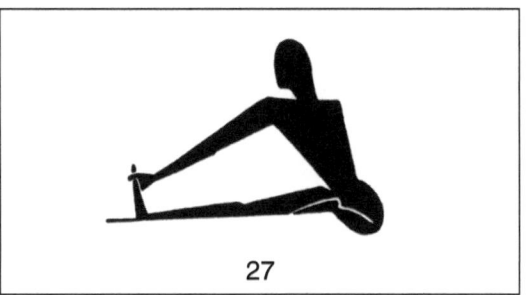

ca los efectos de aquélla. Cuando la postura se tolera mal los elementos que sufren son, por lo general, los meniscos y la articulación peroneotibial superior de la pierna replegada.

- En la postura de la *cabeza de vaca* (37) hay un cruzamiento de piernas muy peculiar. Una de ellas queda en intensa y prolongada flexión; la otra padece una fuerte elongación de los ligamentos y esfuerzo sobre los meniscos. Este asana permite la demostración de una noción corriente en materia de yoga. Se alcanzarán efectos favorables con notable flexibilización de las articulaciones en los sujetos cuyos ligamentos presenten una laxitud normal; en cambio, habrá contraindicación en caso de dolor, de

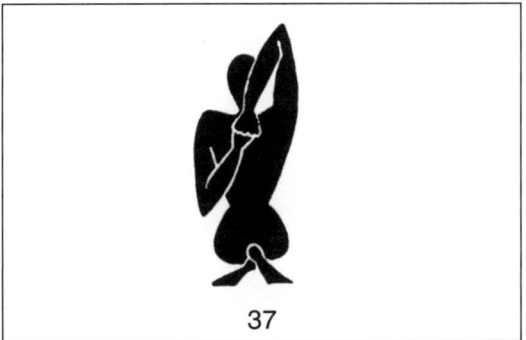

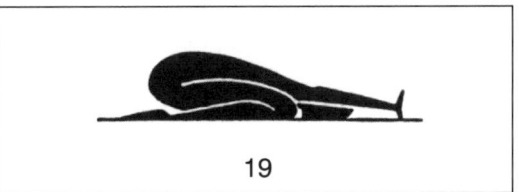

movilidad insuficiente, de artrosis o de lesión inflamatoria de la rodilla. El problema se plantea sobre todo para los noveles; la mayoría de los sujetos que tienen una práctica suficiente de yoga dirán que la postura es fácil para lo que concierne a las rodillas.
- La postura del diamante (19) tiene una fase inicial consistente en ponerse de rodillas y éstas permanecen fuertemente dobladas ya que el adepto se sienta sobre sus talones; en un momento final siguen plegadas pero aliviadas del peso corporal. Al ejecutar esta fase de la postura, llamada «la hoja doblada», se lleva el tronco adelante hasta rozar el suelo con la frente.

Aunque dicha flexión del busto adelante no incida sobre la rodilla cualquiera que sea el rigor con que se ejecute, el asana es contraindicado para quien padezca un deterioro de los meniscos, a consecuencia del esfuerzo que la flexión impone a la rodilla, y lo mismo rige para cualquier otra afección de ésta a poco que resulte dolorosa o la consolidación sea deficiente. En presencia de artrosis, ni aunque sea totalmente indolora, la abstención parece la política más prudente.

Por el contrario, en el sujeto sano este asana tiene utilidad preventiva frente a los reumatismos degenerativos, por cuanto se obtiene de modo racional una mayor flexibilidad de la rodilla.

- Especial atención merece la *postura de la silla* (9): las rodillas se flexionan, y es obligado mantener bien recta la espalda mientras nos sentamos en una silla imaginaria. Esta postura se halla contraindicada en todas las afecciones dolorosas de la rodilla y en caso de artrosis de dicha articulación, puesto que no puede sino empeorar las lesiones. También una rigidez pronunciada hace prohibitiva su ejecución. Sin embargo, y aparte toda patología dolorosa, la repercusión sobre los meniscos siempre es el elemento más preocupante dado el esfuerzo cortante sobre la capa anterior. Al erguir el cuerpo en la fase final puede quedarse aprisionado el menisco si se realiza el movimiento sin precaución, o incluso si se realiza incorrectamente y añadiendo algún mal gesto.

Tampoco hay que olvidar que en la vida cotidiana pueden presentarse mecanismos idénticos, por ejemplo cuando uno se sienta «a la turca» en un taburete bajo o sobre un almohadón.

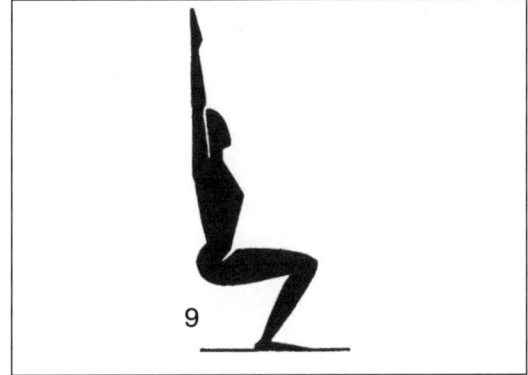

Los inconvenientes pueden paliarse en parte practicando el ejercicio con apoyo de la espalda contra la pared, o mejor aún en el rincón entre dos paredes.

- En la postura con *flexión de pelvis* sedente (21) las piernas permanecen extendidas durante las tres fases sucesivas. No hay esfuerzo sobre la rodilla ni durante la flexión anterior ni en el decurso de las flexiones laterales, siempre y cuando procuremos evitar el envaramiento excesivo de las piernas, sobre todo durante las torsiones laterales.

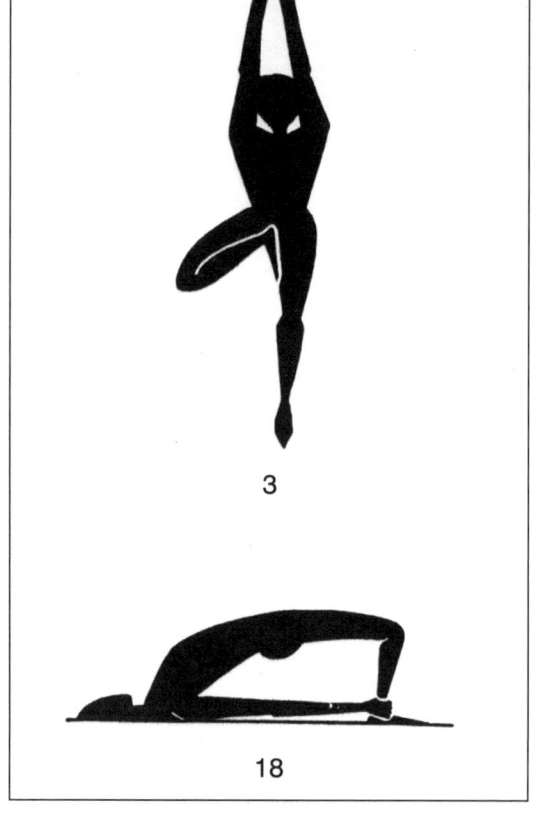

3

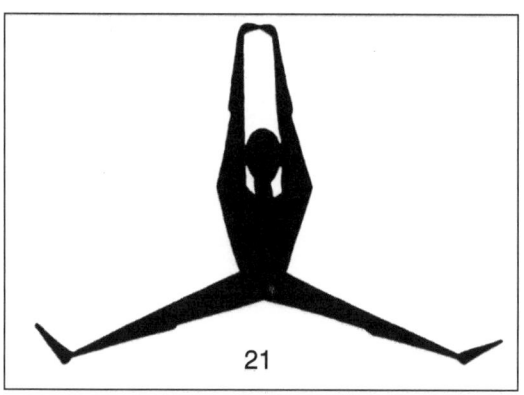

21

18

- Procuraremos no prolongar demasiado las posturas en pie durante las cuales todo el peso del cuerpo carga sobre la extremidad inferior, y con más motivo si se trata de equilibrios como el de la *postura del árbol* (3), sobre una sola pierna, si son de temer dificultades con las rodillas.
  De hallarse afectada sólo una de ellas, se puede ensayar la postura con la otra pierna prescindiendo de efectuar luego el clásico ejercicio simétrico.
- La postura en medio *puente* con *ligadura* (18) está contraindicada para todas las rodillas frágiles o doloridas. En cambio la ejecución del asana por parte del sujeto normal no acarrea ninguna repercusión desfavorable sino al contrario, consolida la rodilla y le confiere flexibilidad.
- En la postura de *gran* estiramiento *anterior* (26), las piernas se extienden sin ponerlas rígidas y las rodillas quedan rectas y unidas. Este asana no peligroso para ellas resulta particularmente favorable para asegurar la tonicidad de la articulación.

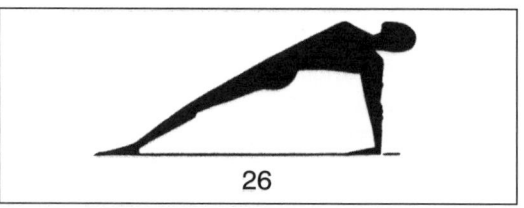

26

- En la postura de la *mesa de cuatro patas* (35) el peso corporal no reposa sino parcialmente sobre las piernas flexionadas que sirven de soporte anterior.

Las rodillas no se hallan especialmente forzadas y si gozan de una movilidad normal y no dolorosa a la flexión, el asana no presenta ninguna contraindicación.

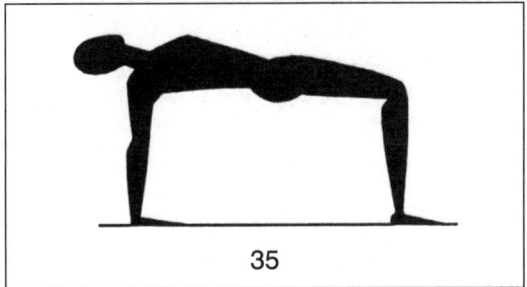

35

- De entre las posturas basadas en el decúbito supino, son varias las que van acompañadas de flexiones de rodillas en su técnica básica o en algunas de sus variantes.
- En la postura de la *eliminación* (20) intervienen las manos para acentuar esa flexión, de tal manera que el asana no puede implicar un esfuerzo articular excesivo porque la tracción con las manos, aunque se aplique con fuerza, no es capaz de ejercer ninguna influencia patológica. Desde luego, supuesto que ningún problema de rigidez anatómica ni de dolor reumático o de otro tipo dificulte la flexión de la rodilla.

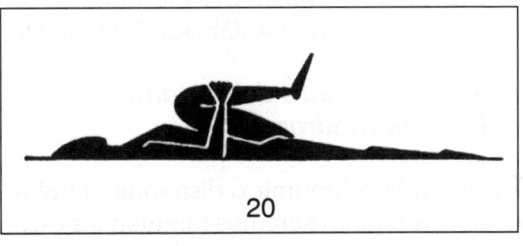

20

- Tampoco las posturas basadas en el decúbito prono tienen incidencia patológica; de por sí el movimiento de las rodillas queda muy limitado, y basta con que no estén impedidas por ninguna rigidez.

Síntomas a nivel de la rodilla

1. *Los dolores*

En lo que concierne a los dolores hay que establecer una distinción principal entre:

- *Los dolores que interesan globalmente la rodilla* y que pueden ser consecuencia de traumatismos diversos o de enfermedades que hayan afectado electivamente a la rodilla, o incluso de males donde la ubicación en la rodilla no sea sino una localización articular entre otras;
- y *los que interesan exclusivamente la región de la rótula,* también llamados síndrome rotular, denominación general que subsume varias patologías, siendo el lugar común de todas ellas el *sufrimiento de la rótula* o *patelalgia.* En este síndrome el dolor de rodilla se circunscribe habitualmente a la cara anterior de la articulación, y con menos frecuencia en una de las interlíneas laterales de aquélla, siendo muy rara la manifestación en la parte posterior, es decir en la región poplítea.

• ***Características del dolor***

Es un dolor *mecánico* que sobreviene y se agrava con las actividades de la vida cotidiana: bajar peldaños (más señaladamente que subirlos), permanecer largo rato sentado con las rodillas flexionadas, incorporarse pasando de una postura sedente a la estación de pie.

Con frecuencia este dolor va acompañado de otros signos: fallos de la rodilla que originan inseguridad por temor a caer, impresión subjetiva de que la articulación va a bloquearse o encallarse durante un movimiento de flexión.

Se procederá a exámenes médicos clínicos y según criterio del facultativo, a diversas exploraciones: radiografía, eventualmente tomografía, artrografía, artroscopia, escáner, todo lo cual puede aportar precisiones importantes.

• **Sus causas**

Son múltiples: secuelas de traumatismos locales, fatiga excesiva que haya interesado especialmente la región rotuliana, largas permanencias en postura arrodillada, muchas veces de origen profesional, anomalías generadoras de algún desplazamiento de la rótula hacia el exterior, pudiendo llegar a la subluxación. Con frecuencia el origen de los dolores debe buscarse en alguna presión excesiva determinada sobre la superficie articular externa de la rótula.

Muchas veces la rótula dolorosa está permanentemente luxada, o hay un historial de luxaciones repetidas.

Pueden observarse también localizaciones puramente rotulianas de artrosis, de algodistrofia, de condromalacia, de la enfermedad de Osgood-Schlatter (véanse los epígrafes correspondientes en el capítulo 16).

2. La inestabilidad rotuliana

Hay que considerar especialmente esta afección frecuente y no poco molesta para quienes la padecen.

Las inestabilidades de la rótula son frecuentes, en razón de la precariedad de su equilibrio, sobre todo dentro de los 30 grados iniciales de la flexión. El músculo esencial para el control dinámico de la rótula es el vasto interno, uno de los haces musculares del cuadríceps.

El cuadro de rótula dolorosa prácticamente siempre viene acompañado, en estos casos, de los signos anexos que hemos descrito anteriormente; el examen clínico es de importancia capital, así como la exploración radiológica.

Las inestabilidades rotulianas son consecuencia de anomalías del aparato extensor de la rodilla y éstas, a su vez, suelen ser de origen congénito.

«Se me dobla la pierna, pero no me hace daño», dicen algunos de estos sujetos; el dolor se halla ausente o es mínimo, y todo se limita a una mera impresión de inseguridad.

En otros casos, por el contrario, la sensación dolorosa es muy pronunciada.

Por ejemplo es lo que sucede cuando una muchacha, en plena carrera, nota un súbito e intenso dolor en la rodilla; al mismo tiempo tiene la impresión de que ésta se ha desencajado, y observa un desplazamiento de la rótula hacia el exterior, con un crujido, todo lo cual la obliga a detenerse para no caer y porque el dolor es tan intenso.

La inestabilidad crónica también puede ser consecutiva a secuelas de torceduras del tobillo incorrecta o insuficientemente tratadas, o por subsistencia de residuos anatómicos en el interior de la articulación, cuerpo extraño de origen óseo u otro, por ejemplo, que deberán ser extirpados.

Puede tratarse también de ligamentos que hayan adquirido una laxitud excesiva que les impide realizar la función estabilizadora.

Las deformaciones del pie pueden ser asimismo causa de inestabilidad del tobillo.

• **Puntos comunes del tratamiento de estos cuadros**

Es imperativo suprimir o disminuir el trabajo de la rótula. Evitaremos también las escaleras y los recorridos difíciles con fuertes desniveles o suelo duro e irregular. El único deporte autorizado, tal vez durante varios meses, será la natación. Se dará prioridad a la reeducación de ciertos músculos, el cuadríceps en particular, y sobre todo el vasto interno. La técnica consiste en prescribir contracciones isométricas, practicables tanto si la rodilla está libre como si lleva rodillera o incluso escayola.

Estas contracciones isométricas son perfectamente compatibles con las posturas de yoga durante las cuales la pierna se halla en extensión:

– *Flexión de pelvis sedente* (21);
– *mudra de estómago* (31).

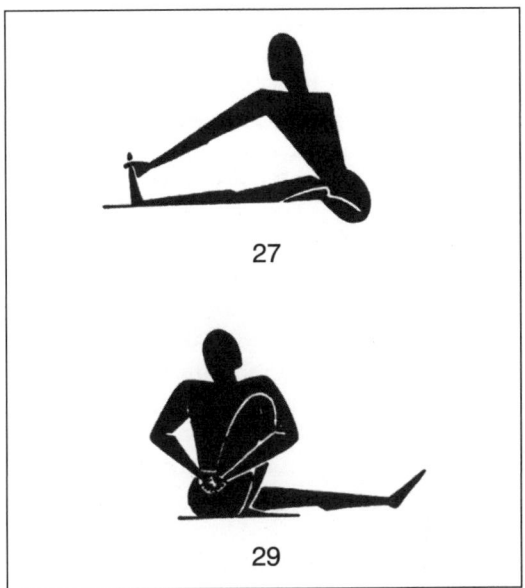

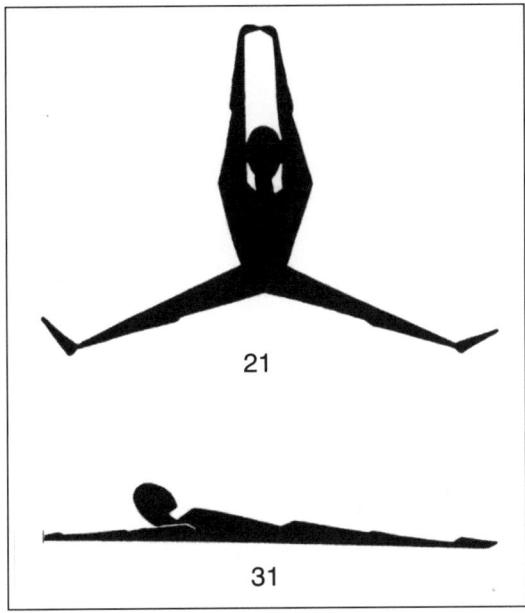

Las contracciones isométricas pueden efectuarse asimismo sobre la rodilla en extensión de un solo lado, como en:

– *La postura de gran mudra* (27);
– *la postura de Marici* (29).

La parte de la reeducación que concierne a los músculos de la pata de ánade y los isquio-crurales corresponde al kinesiterapeuta en exclusiva y el yoga no interviene para nada.

3. *Bloqueo de la rodilla*

Es preciso distinguir:

– *Bloqueo verdadero,* debido a una lesión de un menisco, a consecuencia de la cual resulta mecánicamente bloqueada y dolorosa la extensión de la rodilla, mientras que sigue siendo posible la flexión. Más adelante trataremos las lesiones del menisco. Algunos bloqueos verdaderos pueden ser debidos a causa no derivada del menisco: presencia de un cuerpo extraño en la articulación debida, por ejemplo, a una osteocondritis disecante.
– *Falso bloqueo* o simple molestia de la movilidad de la rodilla con sensación de algo

que se engancha o se traba, dificultando el inicio del movimiento de flexión. Estas anomalías se relacionan con una subluxación de la rótula, que resulta empujada hacia el exterior, de donde procede la limitación de dicho movimiento.

4. Rodilla inestable

Es una sensación de inseguridad al andar, sobre todo cuando se recorren terrenos accidentados o al subir peldaños; a veces falla bruscamente la articulación.

La causa se debe habitualmente a los ligamentos, aunque en ocasiones interviene también la rótula.

5. Defectos de deslizamiento

Se manifiestan habitualmente por la asociación de tres síntomas: crujidos, que el paciente nota con toda claridad, crepitación y sensación de que la articulación se encalla.

Por regla general son signos de condropatía rotuliana, lesiones de los cartílagos articulares.

6. El derrame articular o hidrartrosis

Este síntoma acompaña con frecuencia a los dolores o se constituye después de la curación aparente de una crisis dolorosa, o después de cierto número de recaídas. Hay que observar que este derrame es de tipo mecánico, sin calor ni enrojecimiento de la piel y sin entumecimiento local.

Lesiones de los meniscos

No repetiremos aquí la configuración anatómica de los meniscos de la rodilla, ya descrita al comienzo de este capítulo.

Hay que insistir, no obstante, sobre su función amortiguadora y sobre el hecho de que aseguran una mejor congruencia entre el fémur y las superficies articulares de la tibia, a las que revisten. Además los meniscos impiden desplazamientos anómalos de la articulación femorotibial y previenen los fenómenos de desgaste prematuro que tarde o temprano suelen conducir a la artrosis.

Los meniscos no son visibles en las radiografías corrientes de rodilla.

Su exploración requiere procedimientos más complicados: escáner, o artroscopia, el procedimiento que permite ver el interior de la articulación gracias a un sistema óptico, o artrografía, que es una radiografía de detalle del interior de la articulación obtenida por medio de una sustancia de contraste.

Localización de las lesiones

En cuatro de cada cinco casos el menisco afectado es el interno.

La lesión habitual es una ruptura del menisco, aplastado entre el fémur y la tibia o sometido a una distensión brutal.

Los sujetos predispuestos

Son lesiones que se observan corrientemente entre los atletas (futbolistas, etc.).

Algunas deformidades como el genu varum (véase más adelante) intervienen como factores de predisposición.

Pueden ser debidas a traumatismos y también a los gestos habituales en la vida cotidiana.

La rotación de la rodilla es prácticamente nula cuando la pierna se halla en extensión.

Con la pierna en flexión la posibilidad de rotación es de unos 10 grados.

Es el movimiento que, por ejemplo, permite pasar del freno al acelerador durante la conducción del automóvil.

Gonartrosis

Es la denominación médica de la artrosis de rodilla. Dolencia frecuente, sobre todo en la mujer, esta localización ejemplifica todas las manifestaciones habituales de esa enfermedad degenerativa: destrucción progresiva del cartílago y proliferación anárquica del tejido óseo subyacente.

Sus causas

Son las de la artrosis en general (véase el capítulo 3); en la región de la rodilla se le añaden, sin embargo, las anomalías que desalinean los miembros inferiores, bien sea por desviación hacia el exterior (valgus) o hacia el interior (varus), entre otras.

Síntomas

Dolor de carácter «mecánico» (diferente de los dolores inflamatorios que se observan en las artritis y sobre todo en la poliartritis reumatoide (véase este epígrafe en la página 222). El dolor sobreviene al movilizar la rodilla y sobre todo durante la deambulación prolongada o las largas permanencias en pie.

En la gonartrosis, no obstante, el síntoma no es invalidante ni brutal; los dolores remiten con el reposo y no se manifiestan durante la noche.

Se localizan a menudo en la cara anterior de la rodilla y se agravan al subir, y sobre todo al bajar peldaños.

Pueden localizarse asimismo en las interlíneas externa o interna de la rodilla, o no manifestarse como tales dolores sino como «fallos» de la rodilla, cuyas consecuencias a veces son peligrosas.

La obesidad o un historial de lesiones traumáticas anteriores son factores predisponentes.

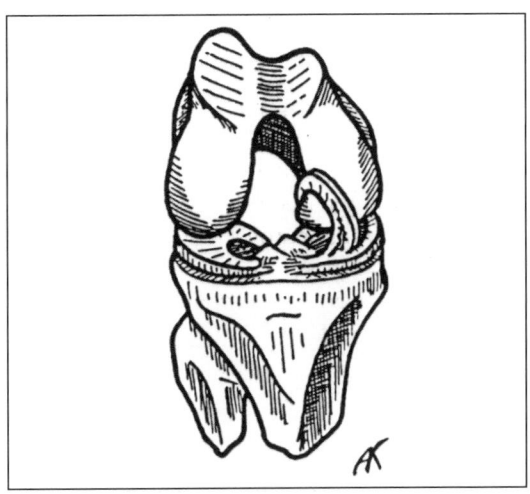

Mecanismo de la lesión de un menisco interno atrapado entre el cóndilo femoral interno y la glenoide tibial interna

Es en esa posición cuando quedan bloqueadas las personas que tienen problemas de menisco, en el momento de querer estirar la pierna. Se produce entonces un fenómeno similar a lo que ocurre cuando levantamos un cesto por un asa. El menisco se abre como las hojas de un libro y el bloqueo que se produce en estas condiciones, a veces irreductible por desgracia, puede hacer necesaria una intervención quirúrgica de urgencia.

Evolución

Es importante señalar el hecho de que la ruptura no cicatriza, porque los meniscos no están vascularizados y no reciben aporte sanguíneo, en consecuencia.

Se han descrito varios tipos de lesiones de gravedad creciente según el aspecto de la fisura; a veces también se observa la constitución de lesiones anejas: desinserción de los cuernos de los meniscos, etc.

Examen clínico

Consiste en el estudio de la rodilla, de la columna vertebral y de los miembros inferiores.

A nivel de la rodilla propiamente dicha el médico buscará los puntos dolorosos, los movimientos anómalos, las pérdidas de masa muscular, la movilidad pasiva y activa. Son particularmente importantes los signos aportados por el examen radiológico.

Pueden completarse los exámenes normales por medio de distintos métodos, como artrografía, etc.

El estudio de la deambulación constituye un momento capital del examen.

Al término de éste por lo general será posible situar la gonartrosis entre los casos quirúrgicos o entre los médicos. La intervención es imperativa, sobre todo, cuando la artrosis se ha instalado sobre una desviación axial del miembro inferior, o en ciertos vicios de postura anatómicos que provocan, por ejemplo, una subluxación irreductible de la rótula.

Por fortuna son más las gonartrosis susceptibles de tratamiento médico.

La terapéutica general es la expuesta en el artículo que hemos dedicado a las artrosis (véase el capítulo 3).

Medidas recomendadas en presencia de artrosis de la rodilla

Los consejos en lo que concierne a la vida cotidiana tienen algunos puntos comunes, bien se trate de artrosis que haya afectado a la articulación del fémur con la tibia, o bien a la del fémur con la rótula.

Sin embargo, las diferencias son lo bastante importantes como para contemplar dichas articulaciones en dos capítulos distintos.

Artrosis localizada en la articulación femorotibial

Son de prever padecimientos durante la deambulación e incluso en la postura sedente, si los asientos se hallan demasiado bajos. Por tanto, hay que evitar en la medida de lo posible las largas caminatas y el uso de asientos incorrectos.

Nunca se repetirá demasiadas veces al enfermo la necesidad de andar lo menos posible y de evitar las largas permanencias de pie, ya que los paseos o los ejercicios en pie no van a evitar el anquilosamientos sino que, por el contrario, lo solicitan. *La evolución será tanto más lenta cuanto más procuremos retrasar el desgaste* de *la articulación*.

La rodilla recibe y transmite el peso del cuerpo. Hay que aliviarla con la mayor asiduidad posible. Se controlará también la correcta posición de los pies, se corregirá la desigualdad de los miembros inferiores, si es patente, y en todo caso se utilizará calzado de buena calidad.

El exceso de peso por supuesto no conviene a la rodilla enferma; en caso de necesidad se prescribirá un régimen y tratamiento adelgazante. Se prohibirán los tacones demasiado altos.

No hay que tener reparo en usar bastón simple o con mango en «T», llevado en el lado opuesto al de la pierna enferma, si con ello conseguimos atenuar los dolores. En algunos casos incluso es aconsejable llevar dos bastones. Hay que vigilar la postura de las piernas en relación con el tronco durante los viajes en automóvil; en particular se evitará el hundir demasiado las nalgas en el asiento y el llevar las piernas demasiado estiradas. Para evitar estos inconvenientes, los conductores deben actuar sobre los distintos reglajes del asiento.

La presión excesiva puede manifestarse también sobre la parte externa de la rótula. Corresponde sobre todo al fisioterapeuta la responsabilidad de atenuar esta agresión recurriendo a medios idóneos de reeducación muscular. éstos actuarán fundamentalmente sobre el cuadríceps, músculo de la parte anterior del muslo, y en especial sobre uno de sus haces, el vasto interno.

Los masajes, la movilización activa y pasiva, el empleo de instrumentación especial, figuran obviamente entre los recursos primordiales. Todo esto no significa que el papel del profesor de yoga se reduzca, ni que deba ser puramente pasivo. Al contrario, es útil establecer una colaboración entre las dos disciplinas.

Durante todos los períodos dolorosos, el yoga evitará poner en juego movimientos que interesen la rodilla en sentido desfavorable, tal como hemos estudiado en el epígrafe «repercusión del yoga sobre la rodilla». El que conoce todo lo que está prohibido y enseña a activar todo lo que está permitido o puede incluso resultar favorable, realiza una aportación de apreciable calidad.

Una vez superados los períodos dolorosos, todo lo que estaba prohibido se convierte en favorable, siempre y cuando la ejecución se haga con mucha prudencia. El objetivo consiste en conferir flexibilidad a las regiones frágiles y en luchar contra la tendencia al anquilosamiento, además de contrarrestar la pérdida de masa muscular en la región.

Artrosis de la articulación femororotuliana o femoropatelar

En este caso también está contraindicado tanto el tomar asiento en sillas o sillones demasiado bajos y desprovistos de brazos, como el permanecer mucho rato sentado. Para mirar la televisión, o si asistimos a un espectáculo, hay que evitar el mantener las piernas dobladas demasiado rato, a cuyo efecto las estiraremos de vez en cuando, y si es posible daremos unos pasos para desentumecerlas. Precaución que debe convertirse en automática si se advierte dolor en este tipo de posturas sedentes. Al circular por escaleras nos apoyaremos en el pasamanos para subir y con más motivo todavía para bajar.

Las posturas en cuclillas se desaconsejan y queda totalmente prohibido arrodillarse.

La deambulación se tolera mejor en este caso que en la artrosis entre fémur y tibia. Debe practicarse pero sin llegar jamás a la fatiga e interrumpiéndola, por supuesto, al menor asomo de dolor.

Se practicarán con regularidad las contracciones estáticas (véase la explicación en el capítulo 1) del cuadríceps, así como las posturas de yoga de la eliminación (20) y de flexión-extensión de las piernas sobre la pelvis (24), de manera aislada y varias veces al día.

Quien se halle en condiciones de practicar una sesión completa de yoga privilegiará estas posturas concediéndoles más tiempo que a otras.

Una vez sea posible reanudar las actividades deportivas, es preferible suprimir el tenis y la carrera a pie durante un largo período; en cambio la práctica de la natación es siempre favorable.

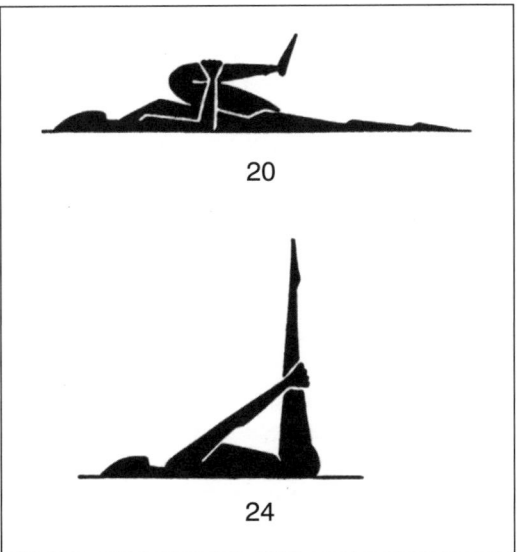

Genu valgum

Recibe este nombre la desviación del eje de la pierna hacia fuera en relación con el del muslo.

Al examen de frente las rodillas aparecen juntas, y los tobillos separados. La pierna se desvía hacia fuera a partir de la rodilla.

El eje del fémur no forma prolongación con respecto al de la pierna. Entre ésta y el muslo hay un ángulo obtuso.

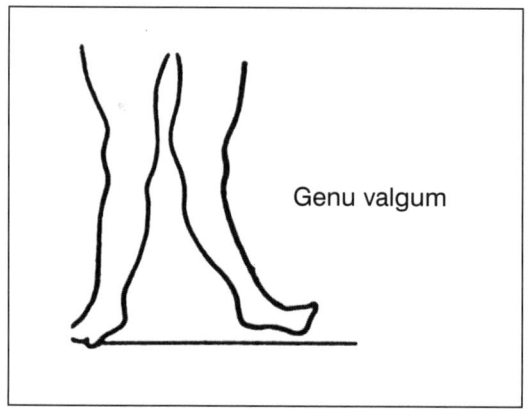

Genu valgum

Este ángulo se llama el valgus de la rodilla; es fisiológico y bastante acentuado en los niños hasta los 4 o 5 años de edad. Luego todo se normaliza, pero caso contrario o incluso agravado, se instaura el genu valgum o lo que se llama vulgarmente andar patizambo.

El grado de deformidad se mide por la separación entre los maléolos de los tobillos, habitualmente juntos en el individuo sano.

El genu valgum afecta con más frecuencia a las chicas. Es habitualmente bilateral y simétrico. Las formas unilaterales son por regla general más graves, muchas veces irreductibles y debidas a una causa patológica precisa.

Medidas recomendadas

1) Estas medidas serán válidas, en principio, para las formas moderadas y potencialmente reducibles, tras consultar el parecer del facultativo.

Hay que reducir el peso corporal por los procedimientos habituales, si es excesivo. Se administrarán tónicos si el estado de fatiga es muy pronunciado. El sujeto deberá practicar un ejercicio físico regular y suficiente, pero sobre todo sin llegar a estados de agotamiento. Se le prohibirán las largas permanencias de pie, las caminatas, el *jogging* sobre suelo duro o terreno demasiado accidentado.

Una exposición moderada al sol será de rigor, eventualmente completada con la ingesta de preparados de vitamina D, sin desdeñar tampoco la presencia de la vitamina A y otras, junto con los oligoelementos: calcio, fósforo, flúor, magnesio, etc.

Se considerará la prescripción de plantillas, éstas concebidas de manera que sobreeleven el borde interno del pie y desvíen las rodillas hacia fuera; al mismo tiempo se trata de corregir los defectos de la bóveda plantar que muchas veces van asociados: pie plano valgo, etc.

En algunos casos el ortopedista podrá aconsejar el uso nocturno de correajes correctores o de férulas.

Suele aconsejarse la bicicleta o mejor aún el triciclo, contando con las ventajas siguientes: alivio del peso corporal sobre las rodillas, separación natural de éstas, desarrollo de la musculatura. Para fortalecer ésta todavía más, no omitiremos las contracciones isométricas (véase), las cuales bien pueden realizarse en el decurso de las distintas posturas de yoga.

Papel del yoga

Las posturas de elección son aquellas en que el adepto se sienta con las piernas cruzadas. El cruzamiento más intenso se obtiene con la *postura del loto* (28) y las demás posturas sedentes que derivan de ella, como la del acorde *perfecto* (1) y la de *la montaña* (30). Si el sujeto no consigue colocar los pies en la postura del loto, puede adoptar la del sastre que es su variante fácil. En la *postura del remendón* o la de *pelvis en ángulo* con *ligadura* (2) la corrección del valgo también es válida y los pies permanecen unidos planta contra planta ayudándonos con las manos.

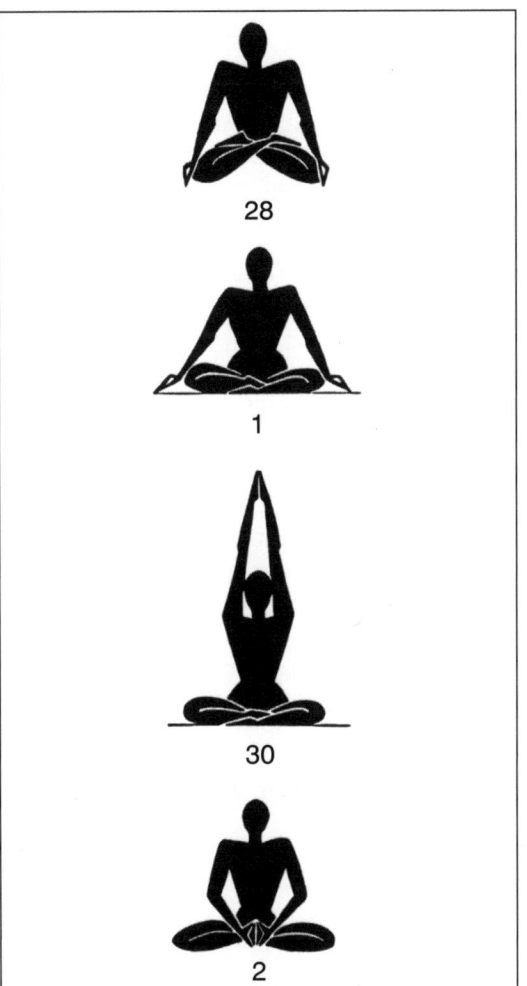

2) Con un grado más de afección y en presencia de un genu valgum de aspecto poco o nada reductible, al paciente se le suele escayolar o colocar tablillas, férulas nocturnas y otros aparatos especializados. En el caso del escayolado podrán ejecutarse las posturas de yoga con extensión de piernas, en particular la de *flexión de pelvis sedente* (21), complementando mediante contracciones estáticas. Cuando se hayan impuesto aparatos amovibles de los que sólo se emplean para la noche, insistiremos en las posturas aptas para desarrollar la musculatura de los miembros inferiores, y preferiblemente las que alivian la carga del peso corporal sobre la rodilla. Es decir que en vez de practicar las posturas de pie elegiremos las sedentes y las que parten del decúbito supino; las posturas en decúbito prono presentan poco interés directo en el caso que nos ocupa, aunque las practicaremos también a fin de mantener el principio de las «contraposturas».

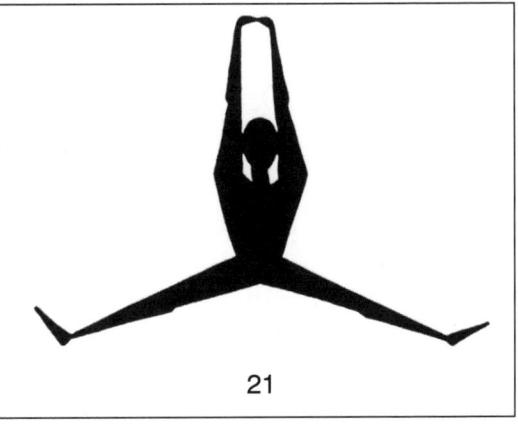

3) Algunos casos van a evidenciarse rebeldes a todos los tratamientos de este género; será preciso renunciar a la ortopedia, la kinesiterapia y el yoga para contemplar la corrección quirúrgica.

De haber rebasado el paciente la edad del crecimiento por lo general se considera la posibilidad de una osteotomía que corrija la desviación, sin lo cual sería preciso contar con la aparición, tarde o temprano, de una artrosis, teniendo en cuenta que éstas revisten a veces formas precoces y severas.

Genu varum
o piernas de caballista

Este tipo de rodilla realiza la deformidad opuesta a la anterior. Las rodillas se separan de resultas de una angulación inversa de la que se observa en el genu valgum y los miembros inferiores arqueados describen como unos paréntesis. A estos individuos se les dice vulgarmente «patituertos».

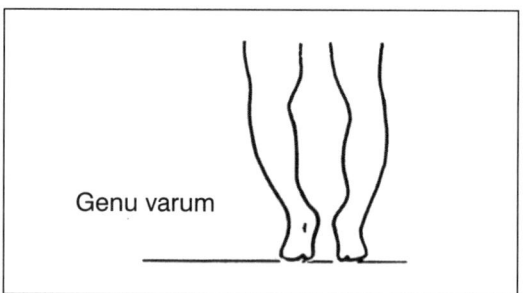

Al examen en pie y de frente los tobillos están en contacto pero las rodillas quedan separadas; la pierna se desvía hacia dentro a partir de la rodilla

El grado de deformidad se mide por la separación entre los cóndilos de la parte interior de las rodillas. Es más frecuente en los chicos, y habitualmente bilateral y simétrico. Las formas unilaterales son por la general más graves e irreductibles.

El genu varum es menos frecuente que el genu valgum; puede ser congénito, o resultante de vicios de postura adquiridos durante la infancia, por ejemplo en niños que duermen sistemáticamente boca abajo, o que han adquirido el hábito de sentarse en la postura del sastre.

Entre otras causas corrientes hay que mencionar el raquitismo, en cuyo caso la regresión bajo el efecto de la vitamina D es habitual, y otras afecciones de tipo similar a las que producen el genu valgum: la obesidad infantil y diversas enfermedades de los huesos entran en consideración como posibles causas, y el diagnóstico requiere examen clínico y radiológico.

La evolución puede ser favorable, lográndose corregir la desviación si se remedian las enfermedades o las carencias causantes, se reduce el peso corporal o se adoptan en su caso las medidas ortopédicas necesarias.

Papel del yoga

Todas las posturas que recomendábamos anteriormente para el genu valgum quedan prohibidas aquí. En cambio, se mantiene lo dicho sobre la musculación de los miembros inferiores. La reeducación a cargo del kinesiterapeuta es primordial y el yoga no desempeña sino un papel secundario.

Las tendinitis de la rodilla

Entre las tendinitis que pueden interesar esta región hay dos casos de particular frecuencia que vamos a examinar, la de los tendones de la pata de ganso profunda y la de la punta de la rótula.

Tendinitis de la pata de ganso profunda

Recibe el nombre de «pata de ganso profunda» la terminación, a nivel de la articulación de la rodilla, de los tendones de los tres músculos siguientes: el sartorio, el recto interno y el semitendinoso.

La inserción se sitúa en la parte superior e interna del tramo superior de la tibia. Estos tres músculos tienen una función de rotación interna y flexión de la rodilla. Las bolsas serosas relacionadas con estos músculos, por su parte, también suelen originar molestias cuando se inflaman.

Sujetos predispuestos: son las quincuagenarias obesas que padecen habituales problemas circulatorios en los miembros inferiores y tendencia a la artrosis.

Otros factores de predisposición son varios deportes (tenis, esquí, etc.), los traumatismos de la región y el genu valgum (véase).

Síntomas

Dolor con frecuencia permanente, y amplificado cuando se sube y sobre todo se baja por escaleras. A veces se calma con el reposo, y notamos una zona álgida local bien delimitada.

Tratamiento

Reposo de una decena de días. Prohibición de la actividad deportiva y de las posturas de yoga que afecten a la rodilla (véase el epígrafe anterior de «consejos generales para las rodillas delicadas o frágiles»). Deambulación limitada bajo contención elástica.

Eventualmente, inmovilización más estricta con entablillado. Infiltraciones de corticoides y xilocaína en proporciones de 1/3 y 2/3, y modalidades de fisioterapia según prescripción médica. Por lo que se refiere a las posturas de yoga, una vez superada la fase álgida, la rodilla se considerará frágil.

La afección es habitualmente benigna, pero muchas veces tiene una evolución desfavorable en los deportistas, entre quienes suele recidivar la tendinitis de la pata de ganso profunda.

Tendinitis de la punta de la rótula o enfermedad de Singing-Larsen

En esta variedad de tendinitis de la rodilla, la irritación de la rótula se debe a una inflamación que afecta simultáneamente a la inserción del tendón y a la apófisis ósea.

Síntomas

Esta afección se parece a la enfermedad de Osgood-Schlatter (véase más adelante), aunque es mucho más rara. El dolor se localiza a nivel de la punta de la rótula. Las radiografías dan habitualmente un aspecto normal o unos signos bastante discretos. Suele afectar a los adolescentes deportistas muy fanáticos.

Tratamiento

Reposo durante todo el período álgido, sedantes para el dolor, antiinflamatorios. En ocasiones se hace necesario colocar una escayola durante algunas semanas.

Papel del yoga

La actitud que conviene adoptar es la misma que para la enfermedad de Osgood-Schlatter y los dolores de rodilla en general (véase «repercusión del yoga sobre la rodilla»).

Esguinces de rodilla

Ya hemos visto la complejidad del aparato de ligamentos de esta articulación; cada uno de éstos, destinado a asegurar la solidez y la estabilidad de la rodilla, puede romperse y generar un esguince.

Los dos tipos de esguinces más frecuentes son los que afectan al ligamento lateral interno y al ligamento cruzado anterior; en ocasiones quedan resentidos ambos a la vez.

En el capítulo 5 hemos abordado los síntomas de los esguinces, su clasificación según gravedad, y su tratamiento médico, ortopédico o quirúrgico.

El yoga no puede intervenir sino una vez superados los dolores, lo cual significa en muchos casos después del tratamiento, que puede llegar a implicar medidas ortopédicas o quirúrgicas. Quedamos entonces en presencia de una rodilla frágil, en relación con la cual el yoga, sin embargo, aporta algunas medidas útiles: cooperar en sentido favorable con la kinesiterapia, que seguirá constituyendo el aspecto principal de la rehabilitación, mediante la elección de las posturas favorables eventualmente complementadas con las contracciones estáticas (véase el capítulo 1); en el mismo orden de ideas, se evitará cualquier movimiento que pueda perjudicar a la reeducación. Se hallará un estudio analítico de este programa en las páginas anteriores, bajo el epígrafe de «repercusiones del yoga sobre la rodilla».

El problema habitual radica en la recuperación de la amplitud de movimientos de una articulación habitualmente envarada, sin que ello implique fragilizar los ligamentos. A menudo tendremos que luchar contra la tendencia de la rodilla a adoptar el vicio de postura del flexum, actitud patológica de desastrosas consecuencias, y además hay que tratar de recuperar la masa muscular normal y el vigor de los músculos motores de la articulación.

Mucho después de que haya desaparecido todo asomo de dolor, y si el esguince ha dejado secuelas duraderas en forma de vértigos o inestabilidad desequilibrante, podrá intervenir el yoga para cooperar a la reeducación propioceptiva (véase el capítulo 1).

El esguince del yogui

Es una variedad frecuente y que afecta lo mismo a los noveles que a los adeptos avezados, e incluso a cierto número de profesores de esta disciplina.

Se trata de una lesión del ligamento menisco-rotuliano, bien sea por estiramiento, o bien por ruptura de un cuerno de menisco de la rodilla, que provoca un dolor en la parte anterior. Interesa con más frecuencia el menisco interno. Puede tratarse por medio de masajes transversales profundos según la técnica de Cyriax, por los métodos fisioterapéuticos, por láser o por impulsos de onda corta, siendo preciso recurrir a las infiltraciones locales de corticoides cuando todos los demás procedimientos han fracasado.

La enfermedad de Osgood-Schlatter

Afección de la rodilla frecuente entre los deportistas jóvenes, y de 2 a 3 veces más corriente entre los chicos que entre las chicas.

Se observa entre los 8 y los 15 años y en uno de cada cuatro casos hallamos afectadas ambas rodillas.

Síntomas

Los dolores de la rodilla se localizan en la parte anterior, a nivel de la tuberosidad anterior de la tibia. Se agudizan con las caminatas, al subir y sobre todo bajar peldaños, al mantener largo rato la postura acuclillada y, principalmente, con las actividades deportivas. Disminuyen con el reposo pero vuelven a aparecer cuando se reanuda la actividad, sobre todo si es un deporte.

El examen clínico suele bastar para establecer el diagnóstico; la exploración radiológica suele resultar inútil, ya que al practicarla, con frecuencia se halla normal la tuberosidad anterior de la tibia. Sólo en los casos más serios se aprecian diversas lesiones locales.

Causas

Por lo general se atribuyen a microtraumatismos repetidos así como a contracciones brutales y demasiado frecuentes del cuadríceps femoral o músculo de la parte anterior del muslo.

Tratamiento

Reposo, seguido de reducción notable de la actividad. La curación es habitual aunque el tiempo varía entre escasas semanas o períodos bastante más prolongados.

Los sedantes habituales sirven para calmar los dolores. Los tratamientos locales de cualquier género suelen resultar ineficaces, salvo las infiltraciones de corticoides, pero éstas resultan dudosas en razón de sus ocasionales consecuencias intempestivas. A veces persiste una secuela en forma de dolores mucho tiempo después de la curación de la dolencia.

La inmovilización mediante escayola es indicación poco frecuente y el tratamiento quirúrgico se aplica excepcionalmente.

El papel del yoga

Esta dolencia constituye contraindicación mientras subsistan los dolores, y una vez se haya autorizado la reanudación de las sesiones convendrá permanecer atentos a las posturas que impliquen esfuerzo sobre las rodillas.

Enfermedades generales

Entre las que cursan con repercusión articular y que estudiaremos en esta obra, procede señalar la posible incidencia de la *poliartritis reumatoide* cuando se localiza en esta articulación. La rodilla muchas veces aparece precozmente afectada, lo cual se traduce por deformaciones muy visibles y la presencia de derrames serosos en el interior de la articulación, o hidrartrosis.

Es preciso tratar de actuar frente a la evolución a veces catastrófica de las deformaciones, preservar la movilidad, evitar la pérdida de masa muscular y sobre todo el anquilosamiento. El papel esencial corresponde al kinesiterapeuta. El yoga puede aportar una modesta contribución siempre y cuando se practique bajo criterios muy precisos. En paralelo con las posturas realizadas bajo indicación del kinesiterapeuta para evitar el flexum de la rodilla, son favorables algunas posturas como la shavasana (8), la *flexión de pelvis sedente* (21), por cuando hay que colocar las piernas en extensión.

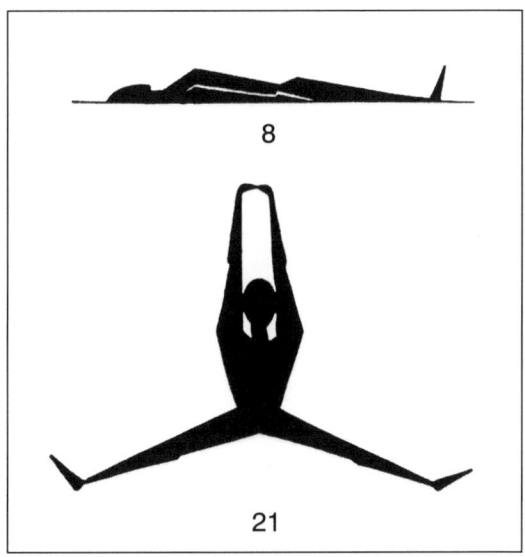

La rodilla es una de las localizaciones electivas de la *condrocalcinosis* (véase la página 221).

También puede resultar tocada por la *espondilartritis anquilosante* (véase la página 293).

Rodilleras y yoga

Distintos tipos de rodilleras

La rodillera menor proporciona una contención ligera; se elabora en tejido elástico lycra o látex flexible, con o sin correajes de fijación.

Las rodilleras utilizadas para la marcha normal o bajo rectificación controlada proporcionan una sujeción más eficaz; las hay rígidas o articuladas, simples o con cerramiento facultativo.

Para evitar el desplazamiento del aparato también hay realizaciones solidarias del calzado con ayuda de un prolongador.

Cuando, por el contrario, sea preciso evitar todo apoyo portante sobre la tibia o el fémur, se realizará un apoyo sobre el isquión o parte baja posterior de la cadera.

Papel del yoga

La práctica del yoga es compatible con todos los tipos de rodillera, a condición de prescindir de los movimientos que justamente la rodillera quiere impedir o limitar.

A mayor flexibilidad y sencillez del aparato ortopédico, más podrá aproximarse a lo normal la ejecución de las posturas, pero es preferible mantenerlo en su lugar durante la sesión aunque moleste un poco.

Cuando la rodillera obedece a la finalidad de corregir desviaciones de la rodilla tipo varus, valgus o recurvatum (véase en páginas anteriores), se mantendrá o se quitará la rodillera según opinión del facultativo.

La misma apreciación rige para los calzados ortopédicos muchas veces asociados con objeto de corregir la estación anómala o las desigualdades de los miembros.

Capítulo VIII

LA ARTICULACIÓN DEL TOBILLO
o articulación tibio-tarsiana

Es una articulación de tipo troclear, es decir que uno de los huesos se desliza sobre la especie de polea que le presenta la otra superficie articular.

El tobillo une:

- Por arriba, la garganta que forman las extremidades inferiores de la tibia y el peroné;
- por abajo, el sector constituido por el cuerpo del astrágalo.

La garganta tibio-peroneal

Corresponde a la unión de las superficies articulares de las extremidades inferiores de la tibia y el peroné.

Superficie articular de la extremidad inferior de la tibia

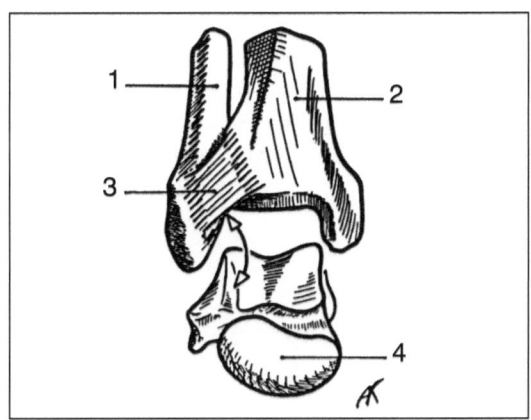

Vista anterior de la articulación peroneotibial inferior

1 Peroné **2** tibia **3** ligamento anterior **4** astrágalo

Es cóncava de adelante atrás y ahueca la cara inferior de la extremidad inferior de la tibia, que forma una masa cuadrangular.

Descansa sobre la tróclea del astrágalo, ésta en función de polea. La extremidad terminal inferior del peroné constituye el *maléolo externo,* cuya cara interna forma parte de la articulación, y bloquea todo juego lateral hacia el exterior.

La parte terminal interna de la extremidad inferior de la tibia constituye el *maléolo interno,* cuya cara interna forma parte de la articulación, y bloquea todo juego lateral hacia el interior.

La articulación del tobillo forma así un ajuste apretado, que convierte en materialmente imposible todo juego lateral.

Superficie articular de la tróclea del astrágalo

El *astrágalo* es uno de los huesos del grupo posterior del tarso.

Se halla intercalado entre la parte articular inferior de los huesos de la pierna, la tibia y el peroné, y la cara superior del calcáneo. Es un hueso aplanado y alargado de adelante atrás.

Su parte posterior o cuerpo del astrágalo, voluminosa y de forma aproximadamente cuadrangular, constituye las dos terceras partes del hueso, y está separada de la cabeza, prominencia redondeada y alargada transversalmente por un estrechamiento llamado el cuello del astrágalo.

La *tróclea del astrágalo,* o superficie articular de éste que forma parte de la articulación del tobillo, está constituida por la parte anterior en forma de polea de la parte posterior del astrágalo, revestida de cartílago.

Esta polea, que es lo que significa la palabra *tróclea,* presenta un surco ahuecado de adelante atrás que separa las dos mandíbulas, digamos, de la polea, la una externa y la otra interna. Esta garganta de la polea corresponde con el eje longitudinal del pie.

La garganta y las mandíbulas de la tróclea encajan con relieves homólogos perfectamente adaptados a nivel del hueco tibioperoneal.

Medios de unión

La *cápsula articular* envuelve la articulación; es débil por delante y más delgada todavía por atrás; no tiene verdadera resistencia y firmeza sino hacia los lados.

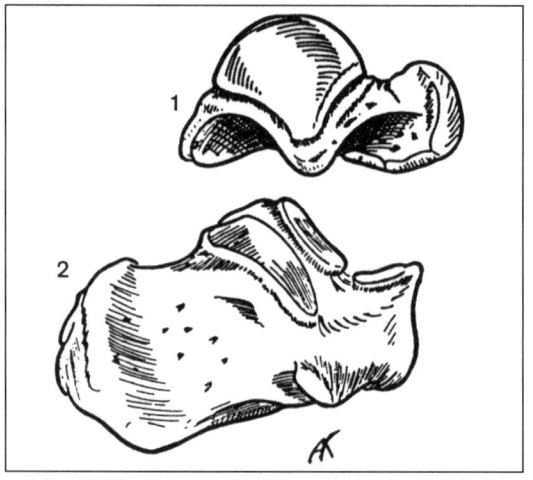

Astrágalo (1) y calcáneo (2)

Los ligamentos

• **El** *ligamento lateral externo*

Es el que se rompe más a menudo cuando ocurre el esguince de tobillo, comprende tres haces, de los cuales los dos primeros son de importancia capital para la estabilización del tobillo:
– sobre todo el primero, el ligamento peroneoastragaliano anterior (1), aplanado, cuadrilátero y resistente, que es el llamado «ligamento del esguince»;
– el segundo, más accesorio, es el ligamento peroneocalcáneo (2);
– el tercero, todavía menos esencial, es el ligamento peroneoastragaliano posterior (3).

• **El** *ligamento lateral interno*

Los clásicos distinguían cuatro haces del llamado ligamento deltoide. La anatomía moderna distingue:

Ligamento lateral externo de la articulación del tobillo

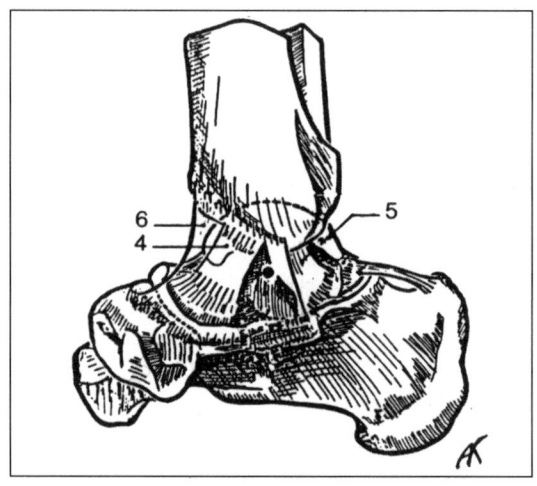

Ligamento lateral interno de la articulación del tobillo

- un plano profundo constituido por dos haces tibioastragalianos, el anterior (4) y el posterior (5);
- un plano superficial muy abierto, de figura triangular, formando el ligamento deltoide (6, dibujado como si fuese transparente) pero sin ninguna inserción inferior astragaliana.

La articulación comprende además algunas fibras que no son verdaderos ligamentos pero actúan como refuerzos anteriores y posteriores.

Movimientos

La articulación sólo consiente los de flexión y extensión.

Repercusiones del yoga sobre el tobillo

Todas las posturas de probada eficacia para tonificar o conferir flexibilidad a los tobillos sanos resultan contraindicadas en presencia de dolores.

Esta regla fundamental afectará en primer lugar a las

Posturas en estación de pie

Son tan numerosas que no podemos enumerarlas todas. Pueden quedar contraindicadas en el momento que entren en el cuadro general de las prohibiciones del yoga.

También incurrirán temporalmente en dicha situación de resultas de unas condiciones que aconsejen evitar su práctica.

El dolor es un estado prohibitivo; si la larga permanencia en pie se tolera mal el adepto no debe exponerse; aunque siga caminando mientras atiende a sus ocupaciones cotidianas, la sesión de yoga supondría en estas condiciones un esfuerzo suplementario perjudicial para sus tobillos.

La *rigidez* reclama otro género de consideraciones. Si la práctica del yoga produce una mejoría indolora, obviamente hay que recomendarla; si por el contrario se gana en flexibilidad pero sufriendo al mismo tiempo dolores, no conviene insistir. En la mayoría de los casos, el sujeto se hallará sometido a un simultáneo proceso de reeducación y el kinesiterapeuta conoce el mismo tipo de dilema. Con mucha frecuencia se ve obligado a imponer fases dolorosas a su paciente, lo cual forma parte de su experiencia profesional, y él sabe hasta dónde puede llegar y cómo solucionar una situación difícil. En cambio el profesor de yoga, por mucha que sea su experiencia, seguramente no se hallará en las mismas condiciones. En cuanto al sujeto que practica el yoga por su cuenta, a solas, puede ocurrir que se haga daño a sí mismo creyendo remediarse.

Posturas acuclilladas

A diferencia del caso anterior, aquí no es la repercusión del peso corporal sino la eventual imposición de una postura forzada del tobillo y del pie lo que debe contemplarse como criterio.

- La *postura del loto* (28) requiere unos tobillos flexibles y no doloridos, faltando lo cual debe prohibirse formalmente. Dicho sea de paso recordemos también que la incidencia de esta postura es particularmente intensa a nivel de los meniscos de la rodilla.

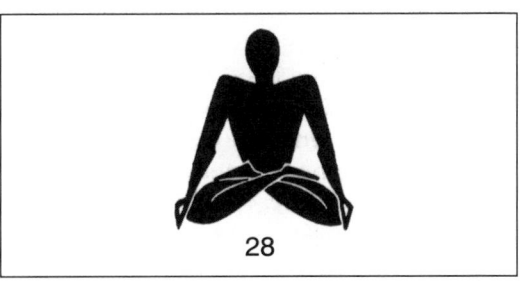

28

- La postura del *acorde perfecto* (1) y la de *la montaña* (30) motivan las mismas consideraciones anteriores por cuanto se ejecutan clásicamente partiendo de la postura del loto.

La solución consiste en realizarlas posicionando los pies y los tobillos en variante fácil.

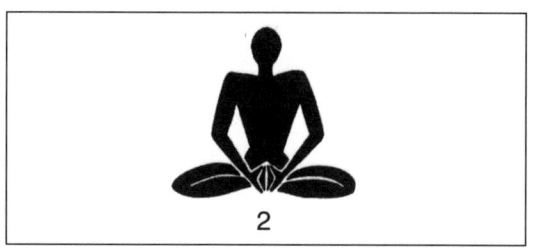

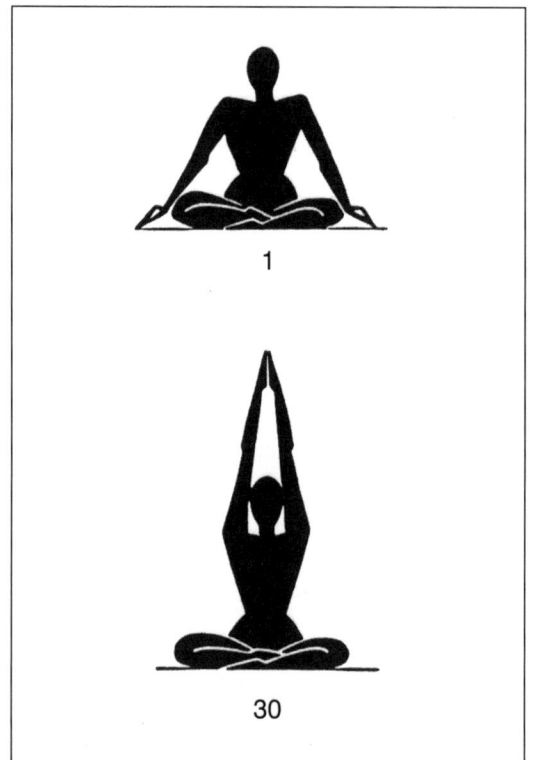

- La postura en *ángulo de pelvis con ligadura* (2) o postura del remendón coloca las plantas de los pies de una manera menos forzada que la del loto.

Consiste en unir las plantas de los pies y mantenerlas juntas con ayuda de las manos. Puede ocurrir, no obstante, que también ésta sea mal tolerada, en cuyo caso la eliminaremos.

Posturas sedentes

Son también muy numerosas. Según los casos el pie apunta hacia delante, o se coloca en perpendicular con respecto a la pierna. Algunas posturas implican tracciones con las manos sobre las plantas, los tobillos o las puntas de los pies, aunque el esfuerzo nunca será tan importante como el que implica la estación en pie. La experiencia demostrará si originan o no dolores y si pueden o no mantenerse en el programa de ejercicios.

Posturas en las que el peso corporal carga parcialmente sobre los tobillos y los pies

La influencia del peso queda reducida, pero de todas maneras hay que tener en cuenta la situación de esfuerzo a que resultan sometidos el tobillo y el pie. Así por ejemplo:

- La postura del *perro hocico al suelo* (14) sólo plantea el problema de la repercusión parcial del peso sobre las extremidades inferiores.

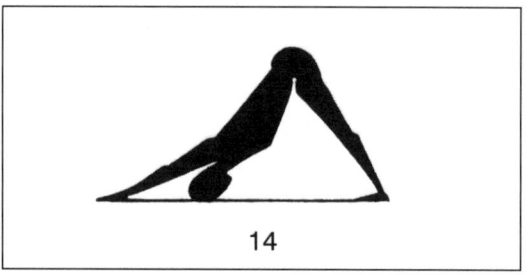

- La postura del *perro cara al cielo* (13) implica una colocación forzada para los pies y es posible que deba ser prohibida, mientras que la anterior se consiente siempre y cuando sea bien tolerada.

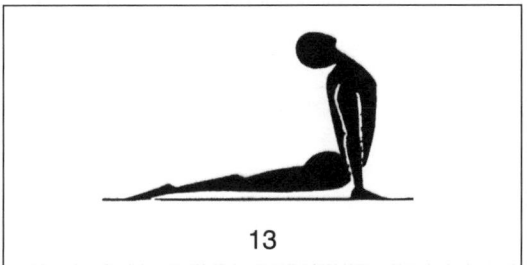

- La postura de la *mesa de cuatro patas* (35) reparte por igual el peso corporal entre las muñecas y los tobillos, que son las supuestas patas sustentadoras de la mesa. La experiencia demostrará si resulta posible practicar este asana sin dolor.

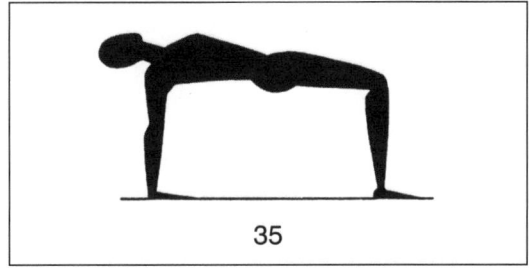

- La *postura de Vasistha* (42) es un caso muy especial porque implica tres factores: el cuerpo en posición oblicua carga parcialmente su peso sobre las extremidades inferiores; uno de los pies se coloca sobre el otro, resultando de ello una situación forzada para el pie que queda debajo, sobre todo teniendo en cuenta que la postura se ejecuta apuntándolos más o menos pronunciadamente hacia abajo. El tercer factor depende de la noción de equilibrio,

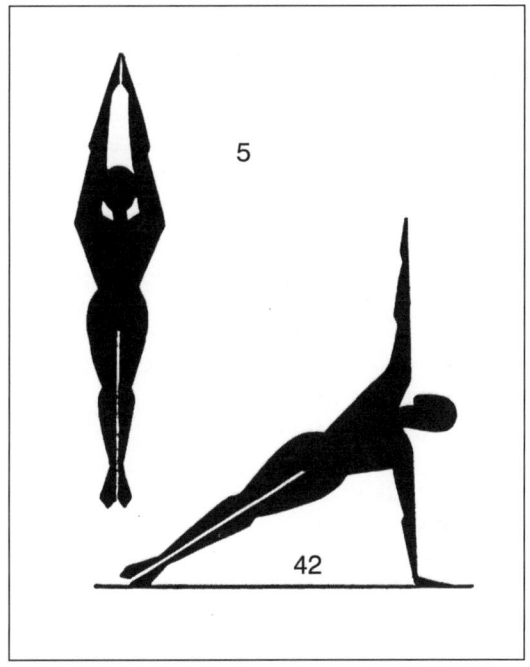

cuya realización sólo es posible mediante un esfuerzo conjugado y permanente de la mano y del pie. Son frecuentes las caídas de los neófitos mientras ejecutan la fase dinámica del asana: razón de más para considerar su práctica con mucha prudencia.

Existen dos situaciones en las que una postura con estación de pie puede resultar favorable, bajo la condición expresa de que los tobillos no duelan en absoluto.

Acción de la postura de atención sobre los trastornos circulatorios consiguientes a las lesiones articulares

Las anomalías circulatorias en las piernas y los pies pueden contrarrestarse eficazmente insistiendo en la fase de alzamientos alternativos sobre las puntas de los pies con que termina la *postura de atención* (5).

Las molestias se traducen habitualmente en hormigueos, alteración de la sensibilidad táctil, aparición de redes de venillas superficiales rojas o violáceas, y se deben a trastornos circulatorios muchas veces de origen venoso, o consecuencia de traumatismos que son secuelas duraderas del esguince, por ejemplo.

Las posturas clásicas de yoga no prevén movimientos de circumducción de los pies.

Nada nos impide introducirlos, sin embargo, a título de variantes de los asana con extensión de piernas y el cuerpo en decúbito.

La movilización de los tobillos al asociar la circumducción y la flexión-extensión facilita los desplazamientos energéticos a nivel de los miembros inferiores y activa la circulación, en especial el retorno venoso.

Podemos recurrir, por tanto, a este tipo de movilización cuando una afección o una lesión articular determine trastornos en las piernas como edemas, rojeces, hormigueos, sensación de pesadez, etc.

Una aplicación específica de la postura del árbol

Se trata en este caso de una variante compleja de la postura del árbol (3), adaptada al tratamiento de las inestabilidades de la rodilla o del tobillo, o bien al de los vértigos más o menos pronunciados consiguientes a diversas lesiones del pie o del tobillo (tendinitis, esguinces, traumatismos, etc.) que hayan acarreado lesiones de los propioceptores.

En este caso el sujeto tiene sensaciones incorrectas en cuanto a la posición de la articulación y sus movimientos.

Todo ello puede sobrevenir acompañado de síndrome vertiginoso más o menos caracterizado.

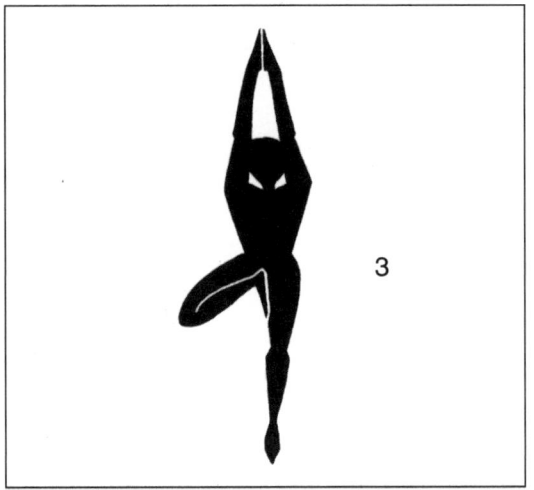

Variante terapéutica

Subrayemos que esta variante no puede realizarse sino una vez curada por completo la lesión que determinó los trastornos, y en ausencia de cualquier dolor espontáneo o sobrevenido durante la sesión.

Seguimos la técnica indicada en la página 136 y una vez llegados a la fase terminal, en vez de retornar a la postura del comienzo procederemos a efectuar los movimientos siguientes:

Bajar la pierna que teníamos replegada sobre el muslo, pero sin descansarla en el suelo. Balancear diez veces dicha pierna de adelante atrás.

Realizar a continuación otras tantas separaciones laterales, aunque sin forzar el ángulo del movimiento.

Bajar de nuevo la pierna sin apoyar el pie en el suelo. Flexionar la rodilla elevando el muslo hasta la horizontal, diez veces seguidas.

Para respetar la regla de simetría vigente en yoga realizaremos los mismos ejercicios con la pierna sana. Por último regresaremos a la postura inicial y finalmente procederemos a una relajación en shavasana.

Como se hace clásicamente en todas las

posturas de equilibrio, mantendremos los ojos abiertos durante toda la postura. En el caso particular presente, la mirada se dirigirá hacia el horizonte o tan lejos como sea posible, o hacia un punto fijo imaginario. Si se efectuase la postura y la variante con los ojos cerrados nos arriesgaríamos a acentuar los posibles vértigos, aunque en ocasiones esto mismo puede servir como verdadera terapia de la conducta, siempre y cuando el monitor permanezca cerca, atento a evitar cualquier conato de caída.

Esta técnica puede conjugarse perfectamente con la reeducación propioceptiva que describíamos en el capítulo 1.

Artrosis del tobillo

Prácticamente en todos los casos es consecuencia de un antiguo traumatismo.

Los síntomas, el tratamiento y el papel del yoga son los que indicábamos bajo el epígrafe «artrosis» del capítulo 3. También se tendrá en cuenta lo indicado en el presente bajo el título de «repercusiones del yoga sobre el tobillo».

Una de las particularidades de la localización artrósica en el tobillo es que los dolores y la limitación de movimientos cursan acompañados de deformación e hipertrofia del tobillo. Esencialmente, las medidas imperativas en tal caso se refieren a la supresión de las caminatas, sobre todo en terrenos duros o desiguales, a la prohibición de las largas permanencias innecesarias en pie, y a la prescripción de un calzado adaptado a esa situación patológica. Cuando la afección haya superado la fase álgida, si subsisten problemas de equilibrio por deterioro del sentido propioceptivo, podrá intervenir el yoga en el cuadro de la reeducación.

Tendinitis del tobillo

Afectan principalmente al corto peroneal lateral, al largo peroneal lateral, al anterior de la pierna y al posterior de la pierna. Los síntomas, los tratamientos y el papel del yoga son los indicados bajo el epígrafe que dedicamos a la tendinitis, aunque la afección no suele tener la importancia que la tendinitis del tendón de Aquiles, la cual estudiaremos al tratar el pie, ni presenta sus peculiaridades.

Esguinces de tobillo

Hemos dedicado un capítulo general a los esguinces, al cual remitimos para lo relativo a los síntomas, la clasificación de este accidente según su gravedad, y los tratamientos médico, ortopédico o quirúrgico (véase la página 95).

Daremos seguidamente varias precisiones complementarias en función de los diversos tipos de esguince que pueden afectar al tobillo.

Los más frecuentes son los que interesan el *ligamento lateral externo* y más en particular el ligamento peroneoastragaliano anterior.

Los esguinces del *ligamento lateral interno* son más raros, pero por lo general más graves en cuanto van acompañados de lesiones óseas.

Hay que subrayar especialmente que los esguinces del tobillo tienen una complicación especial de esa localización, una diástasis o separación patológica de dos huesos paralelos, que son en este caso la tibia y el peroné.

Tratándose del tobillo y como esta articulación soporta todo el peso del cuerpo, es más indispensable que nunca la determinación exacta de la localización y la extensión de las lesiones orgánicas, a fin de aplicar un tratamiento adecuado.

Todo tratamiento incorrecto de esta región anatómica suele saldarse con secuelas duraderas y muchas veces definitivas, a veces bastante más graves que la lesión inicial: esguinces recidivantes, inestabilidad del tobillo con propensión a estados vertiginosos en algunos casos, derrame sinovial crónico, edema, dolor al andar, cojera, etc.

Para un atleta, las secuelas incapacitantes son una verdadera catástrofe, pero muchas veces las consecuencias de los esguinces perjudican también sensiblemente a la vida cotidiana más banal.

La localización del esguince a nivel del tobillo obliga a privilegiar la recuperación de la movilidad cuanto antes. Y sin embargo, quedamos en presencia de una articulación todavía frágil, a menudo incluso todavía dolorosa, la cual es preciso reeducar sin arriesgarse a fragilizar los ligamentos. Es el problema que debe resolver el kinesiterapeuta encargado de la reeducación. El yoga puede aportar una contribución positiva siempre y cuando se sigan unas instrucciones precisas, poniendo en juego posturas que vayan en el mismo sentido de la reeducación y evitando todas aquellas que pudieran resultarle desfavorables. En especial se estará a lo que queda dicho en cuanto a la repercusión de las posturas de yoga sobre los tobillos.

Ocurre con bastante frecuencia que las lesiones del tobillo dejen secuelas en forma de vértigos e inestabilidad desequilibrante mucho después de la curación. En este caso el yoga contribuirá a la reeducación propioceptiva, como queda explicado.

En este aspecto, y por lo que concierne a las posibles consecuencias de los esguinces, incluso es aconsejable la adopción de medidas a título preventivo.

Capítulo IX
LAS ARTICULACIONES DEL PIE

Estas articulaciones son muy numerosas y su patología es muy abundante. No entraremos aquí en los detalles anatómicos ya que su incidencia es secundaria por lo que concierne al yoga.

A diferencia de lo que ocurre en la danza, no hay movilización especial de los dedos de los pies en la sesión de yoga.

La estática de la bóveda plantar es mucho más importante que las consideraciones de detalle sobre los huesecillos del pie. Pie plano, pie equino, debilidad de los arcos, etc., son moneda corriente en patología pero entran en la jurisdicción del podólogo, no en la del practicante de yoga.

En condiciones normales la relación entre el pie y el yoga se reducirá a saber si existen o no dolores que contraindiquen la sesión, o estados de rigidez que puedan resultar más o menos mejorados por medio de ciertas posturas, bajo reserva de que no originen sensaciones penosas.

Contraindicaciones formales del yoga a causa de los pies

Pueden ser de origen traumático, infeccioso, circulatorio, neurológico, etc., y también tumores benignos o malignos, o deformaciones irreductibles incompatibles con la práctica de yoga.

Los cuidados del pedicuro, las medidas ortopédicas o las intervenciones quirúrgicas se contemplarán antes de reanudar una práctica de yoga en caso de dolores o fuertes molestias, en relación con afecciones tan diversas, pero remediables, como: ojos de gallo, dedo en martillo, hallux valgus, hallux rigidus, osteofitosis (en particular la espina calcánea), verrugas plantares, etc.

Cuando los dolores son de origen estático en relación con la función de soporte del pie, nada impide practicar el yoga una vez aquéllos hayan desaparecido bajo la influenda de las medidas ortopédicas y quirúrgicas.

Las artrosis del pie

No presentan particularidades que justifiquen un estudio especial; véase lo expuesto bajo el epígrafe «repercusiones de las posturas de yoga sobre el tobillo» para las medidas protectoras, ya que éstas son aplicables a todo el conjunto de la extremidad del miembro inferior.

Las consideraciones particulares que hemos indicado para la artrosis del tobillo también son válidas para el pie, en particular lo que concierne a la utilidad de la reeducación propioceptiva.

Subrayemos, no obstante, que las artrosis de las diversas articulaciones del pie determinan con frecuencia una tumefacción más o menos localizada, no poco dolorosa y que dificulta especialmente el uso de calzado nuevo, la deambulación y la movilización. Por lo que respecta al yoga, agrega severidad a las restricciones sobre las posturas con estación de pie o acuclillada, y dificulta todos los asana que impliquen un esfuerzo para la extremidad del miembro inferior. La artrosis de la articulación que une el dedo gordo al metatarso es, con mucho, la más frecuente de las artrosis del pie.

Tendinitis del pie

Para las informaciones generales y las directrices del tratamiento véase el capítulo dedicado a las tendinitis (capítulo 4). Hay una tendinitis a nivel del pie que merece un estudio particular.

La tendinitis de Aquiles

Es decir, la que afecta al tendón de Aquiles, en la parte posterior de la pierna y el pie, y que debe distinguirse de las demás tendinitis en razón de su frecuencia y su importante repercusión tanto en la vida cotidiana como para los deportistas.

Diversidad de las lesiones

Pueden afectar a la base del tendón, en el lugar de su inserción en el calcáneo (tendinitis de inserción), o bien a la parte media y superior del tendón con dolor acompañado o no de envaramiento o de nudosidades (tendinitis del cuerpo del tendón).

Otras formas interesan la vaina del tendón (tenosinovitis), o la región célulo-adiposa que lo rodea (peritendinitis).

Causas

- Reiteración de un gesto sobre todo si es forzado;
- técnica incorrecta del gesto;
- ejecución demasiado brutal de los movimientos;
- uso de calzado defectuoso, con suelas demasiado rígidas;
- otras causas, de las cuales hallamos entre los adeptos de yoga que también cultivan otros deportes, como el jogging, la práctica en condiciones de entrenamiento deficientes, o sobre suelos duros o irregulares.

Síntomas

El dolor es generalmente progresivo, comenzando a menudo por un esfuerzo anormal que haya afectado al tendón de Aquiles, o después de una actividad física practicada en malas condiciones locales. De aparición muchas veces matinal y mitigada con el calentamiento, puede presentarse sólo con el esfuerzo o revestir carácter permanente desde el primer momento.

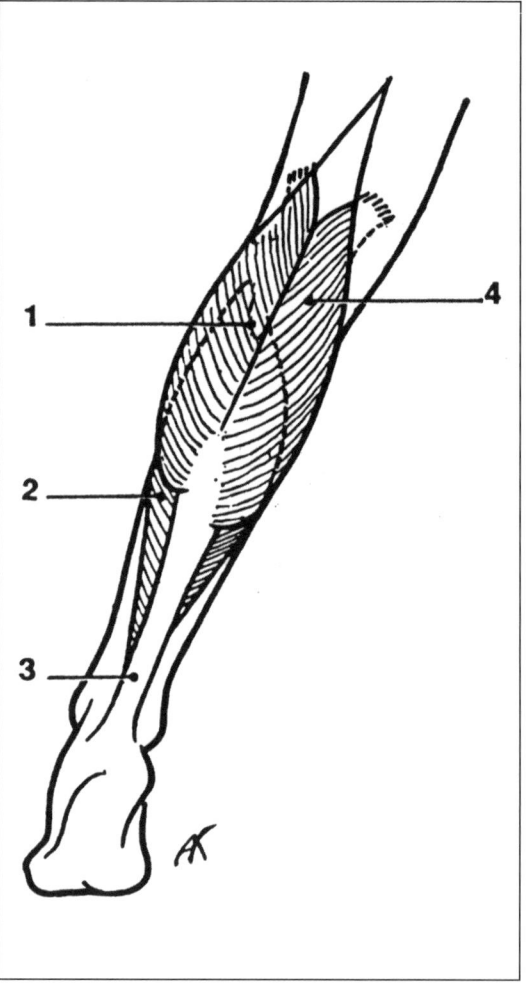

El tendón de Aquiles es la terminación tendinosa común de los tres haces musculares del tríceps sural

1 Gemelo externo **2** solar **3** tendón de Aquiles **4** gemelo interno

El examen dará el detalle de las perturbaciones locales, y se completa mediante el estudio del comportamiento del tendón durante diversas pruebas: deambulación sobre las puntas de los pies, pequeños saltos, carrera, etc., junto con la dorsiflexión del pie en la postura de decúbito supino, etc.

Algunos casos se presentan acompañados de cojera y un diagnóstico que importa excluir de entrada es el de ruptura del tendón de Aquiles.

Puede requerir exámenes complementarios, en particular la xerografía.

Tratamiento

La necesidad de reposo elimina toda posibilidad de practicar el yoga durante el período más o menos largo que se nos haya impuesto. Cuando se autorice de nuevo la actividad podremos regresar al yoga pero de una manera progresiva y evitando al principio las posturas en que la pierna afectada deba servir de sustentación: *postura de atención* (5), por ejemplo, aunque el apoyo sea en ambos pies, y sobre todo la *postura del árbol* (3) con apoyo unilateral alternado.

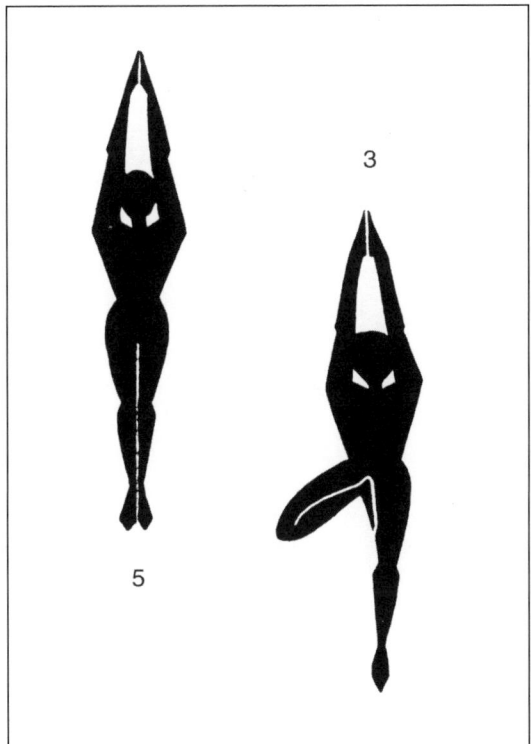

Si un yoga bien dirigido puede ejercer un efecto preventivo, aunque difícil de valorar, en cuanto a la tendinitis de Aquiles o sus recidivas, en la medida en que confiere flexibilidad a la región y mejora la circulación y la estática local, por el contrario carece de incidencia sobre la terapéutica propiamente dicha de la afección, que consiste en aplicar antiinflamatorios por vía interna y externa, fricciones sedantes, fisioterapia, mesoterapia, etc.

El aspecto moderno del tratamiento médico viene representado por las «terapéuticas nutricionales», en especial la del aporte hídrico diario comprendido entre 2 y 3 litros y acompañado de un régimen particular.

Las infiltraciones de corticoides, muy practicadas en otros tiempos, hoy muchos especialistas las consideran más peligrosas que útiles; no obstante se utilizan todavía para algunas indicaciones muy selectivas.

La kinesiterapia recurre a la fricción superficial, a las presiones deslizantes, al amasamiento. Actualmente gozan de gran favor los masajes transversales profundos según la técnica de Cyriax.

El kinesiterapeuta puede realizar también estiramiento musculo-tendinosos que se consideran el arma de elección ante esta variedad de tendinitis.

Otras modalidades de tratamiento

Se hallan representadas por el uso de taloneras, de plantillas ortopédicas en el calzado, de vendajes especiales tipo *strapping*, de botas reforzadas o escayolas.

En algunos casos el tratamiento indicado es el quirúrgico.

El papel del yoga

Varias de las posturas que interesan el pie pueden utilizarse directamente o formar parte de aplicaciones bajo forma de variantes, siempre y cuando complementen el trabajo fundamental del kinesiterapeuta.

En particular pueden agregarse movimientos de flexión del pie hacia la pierna, o de circumducción, a los asana que parten del decúbito supino, las piernas flexionadas: postura de *la eliminación* (20), postura con flexión-extensión de las piernas hacia la pelvis (24): o estiradas: postura de *mudra* de *estómago* (31), flexión de pelvis sedente (21).

Posturas a evitar en ausencia de recuperación total

Son todas aquellas en que resulta difícil de controlar un posible sobreesfuerzo del pie, o donde una maniobra intempestiva o una caída accidental pudiera tener consecuencias catastróficas: postura de *la mesa de cuatro patas* (35), de *gran estiramiento del cuerpo* (26), de *Vasistha*. Todas las posturas con permanencia en pie deben ejecutarse con prudencia. Si se admite realizar la *pos-*

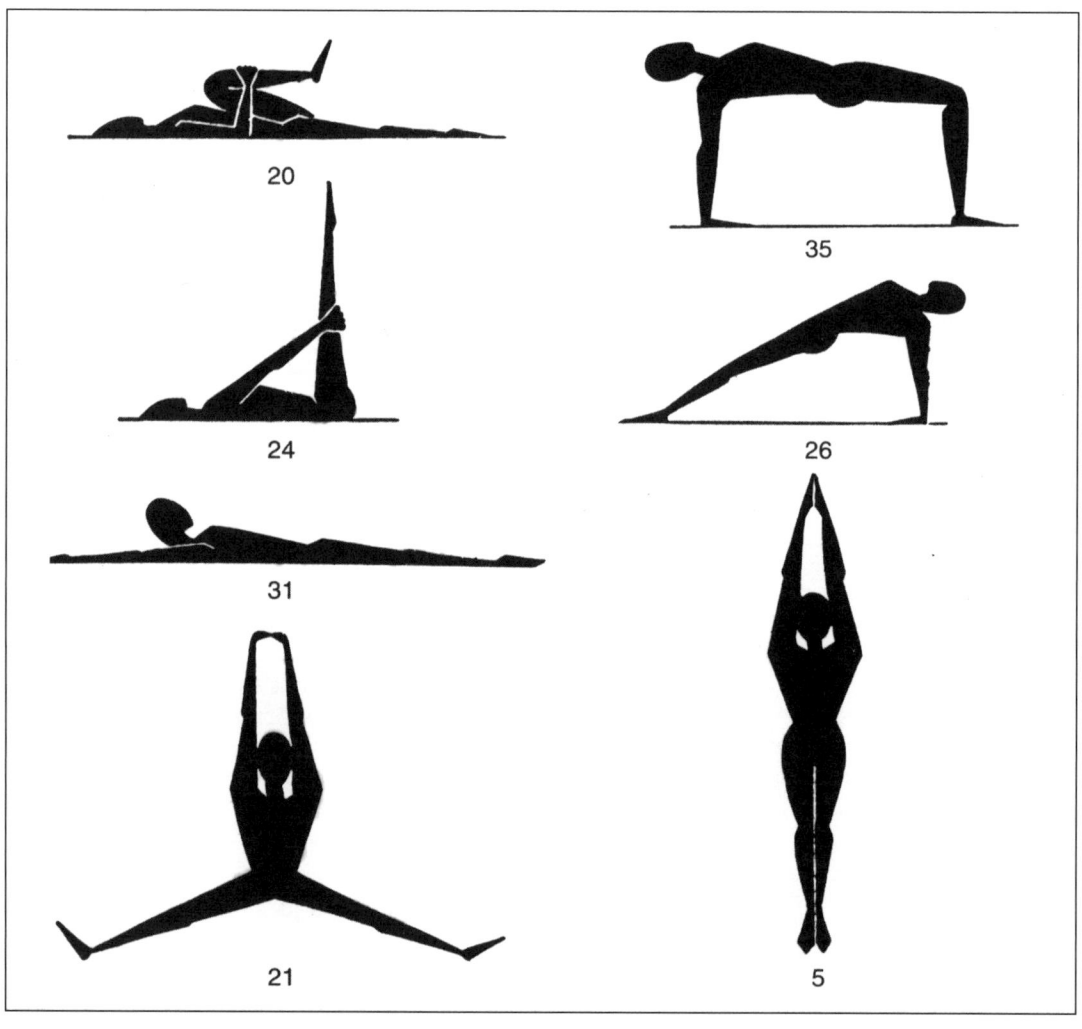

tura de atención (5), se prescindirá de la fase de alzamiento sobre las puntas de los pies alternando con reposos sobre la planta.

El yoga después del tratamiento quirúrgico

Los paseos pueden reanudarse progresivamente y la actividad normal, transcurridas seis semanas y acompañada de kinesiterapia; por lo que concierne al yoga nos hallamos en las condiciones anteriormente examinadas después del tratamiento médico

Enfermedades generales con repercusión articular y ósea sobre el pie

La *algodistrofia* (véase este artículo) puede provocar el cuadro clásico del pie doloroso y descalcificado, con edema que comunica sensación de entumecimiento «en calcetín».

La *gota* (véase) afecta con frecuencia el dedo gordo del pie, con manifestaciones a veces espectaculares.

La *espondilartritis anquilosante* (véase) rara vez afecta a otras regiones aparte el raquis y las articulaciones sacro-ilíacas; las del pie figuran no obstante entre las amenazadas en segundo lugar.

La *osteoporosis* no deja de afectar también a los pies (véase el artículo).

La *poliartritis reumatoide* (véase) cuando se localiza en los pies puede provocar verdaderos desastres. Las lesiones son habitualmente graves, invalidantes sobre todo para lo que concierne a la deambulación. A menudo las deformaciones dificultan incluso la acción de calzarse. La inmovilización al principio del acceso es una necesidad fundamental; luego podrá reanudarse la deambulación con ayuda de muletas. Por último se entra en fase de reeducación, que es de la incumbencia del kinesiterapeuta. Puede intervenir entonces el yoga, pero teniendo bien presente lo dicho en «repercusiones de las posturas de yoga sobre los tobillos», que es extrapolable al pie.

La hidroterapia se recomienda mucho últimamente.

En este sentido el yoga puede conjugar sus efectos con los de la reeducación dirigida por el kinesiterapeuta (véase «yoga en el agua»).

Capítulo X

LA ARTICULACIÓN DEL HOMBRO
o articulación escapulohumeral

Esta articulación, cuya característica más señalada es su gran movilidad, une el omóplato a la parte superior o cabeza del húmero.

Cabeza del húmero

Es un casquete esférico que corresponde aproximadamente a un tercio de esfera, de unos 30 mm de radio, aunque irregular ya que la altura es sensiblemente superior a la anchura.

La cabeza forma un ángulo de 135 grados con el cuerpo del húmero. Después del borde circular de la cabeza articular revestida de cartílago se perfila el cuello anatómico, que separa la cabeza de las tuberosidades. Debajo de la cabeza y de las tuberosidades se manifiesta un estrechamiento del hueso, llamado cuello quirúrgico en razón de ser el lugar de elección de las fracturas del húmero.

Existen además a este nivel dos salientes óseos:

- Hacia delante, la tuberosidad menor o troquín;
- hacia fuera y el exterior, la tuberosidad mayor o troquiter.

La cabeza del húmero articula con:

La *cavidad glenoidea del omóplato,* que es la superficie articular destinada a recibirla.

Sin embargo el tamaño de la cabeza del húmero es tres veces superior. La cavidad mencionada se halla en la parte superior y externa del cuerpo del omóplato.

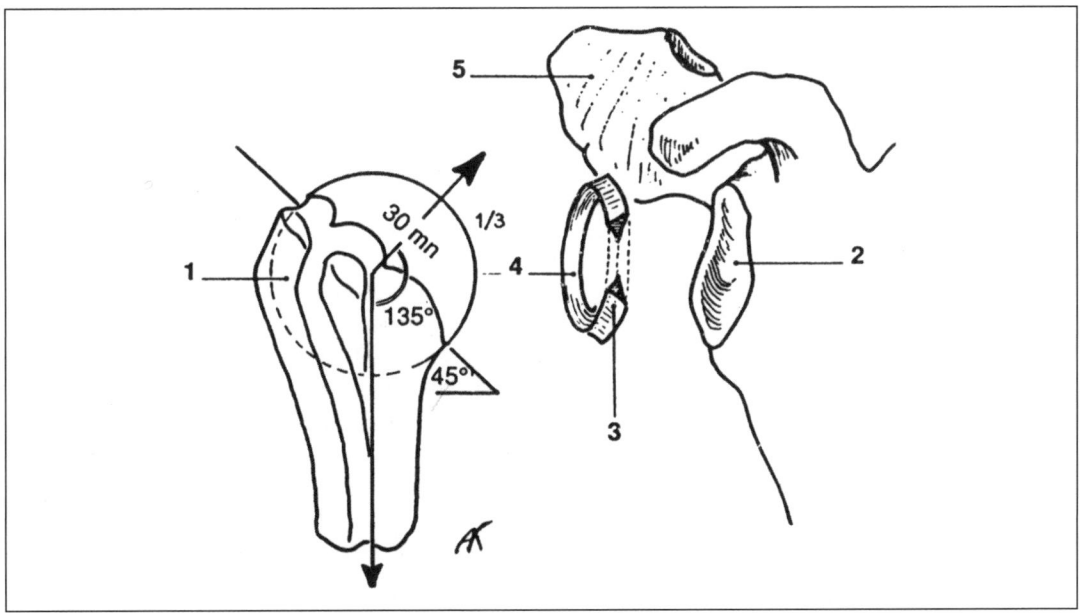

Articulación del hombro

1 Cabeza del húmero **2** superficie articular del omóplato o cavidad glenoidea **3** abertura glenoidea **4** menisco articular (supuestamente desencajado) **5** acromion

Es cóncava en ambos sentidos, aunque desde luego la concavidad no resulta suficiente para alojar toda la cabeza del húmero. Existe un artificial natural que permite asegurar una congruencia relativa, en forma de:

El menisco articular

Se trata de una formación fibro-cartilaginosa en forma de anillo, el cual agranda la cavidad glenoidea. Hay que observar, sin embargo, que la unión de las dos superficies articulares no es tan perfecta como en el caso de la cadera; con ello resulta aumentada la movilidad, pero a expensas de la estabilidad.

La cápsula articular

En forma de cono cuya cúspide truncada corresponde a la cotila del omóplato, su base se inserta sobre la parte superior del cuerpo del húmero.

Es un manguito fibroso, muy laxo, lo cual permite una separación de las superficies articulares que puede alcanzar hasta 2 o 3 cm. Ello explica la gran movilidad del hombro pero también su predisposición a las luxaciones.

La sinovial

La membrana sinovial reviste el interior de la cápsula articular y segrega un líquido seroso, el sinovio.

Las masas óseas que circundan la articulación

Son dos,

- hacia delante, la *apófisis* coracoides, que prolonga el omóplato;
- hacia atrás, la *articulación acromio-clavicular* que une la parte final de la *clavícula* y una voluminosa apófisis del omóplato, el acromion.

Los ligamentos

Tienen una importancia capital para conferir solidez a la articulación del hombro:

- El *ligamento coracohumeral,* es el que va de la apófisis coracoides al troquiter y el troquín;
- el *ligamento glenohumeral,* cuyos tres haces unen la región articular del omóplato con la cabeza del húmero.

Los músculos

En esta región intervienen gran número de músculos que contribuyen a reforzarla. Algunos rodean la articulación del hombro y la mantienen sólidamente, otros se insertan directamente en ella e intervienen en sus movimientos.

El *bíceps* desempeña un papel muy importante en la fisiología del hombro y en la coaptación de sus segmentos. Se desliza en una ranura ósea llamada el *canal bicipital.*

En la parte posterior del brazo, el *tríceps* asegura por sí solo el movimiento de extensión del miembro superior.

El *deltoides* es un músculo de importancia primordial en esa región. Voluminoso y triangular, se inserta sobre la cintura torácica por arriba, y en la parte superior del húmero, por abajo.

Redondeado, en figura de medio cono, recubre por entero la articulación del hombro, a la que protege con su importante masa muscular.

Este músculo se encarga en exclusiva de separar el brazo hacia fuera, o movimiento de abducción.

En patología del hombro mencionamos con frecuencia el:

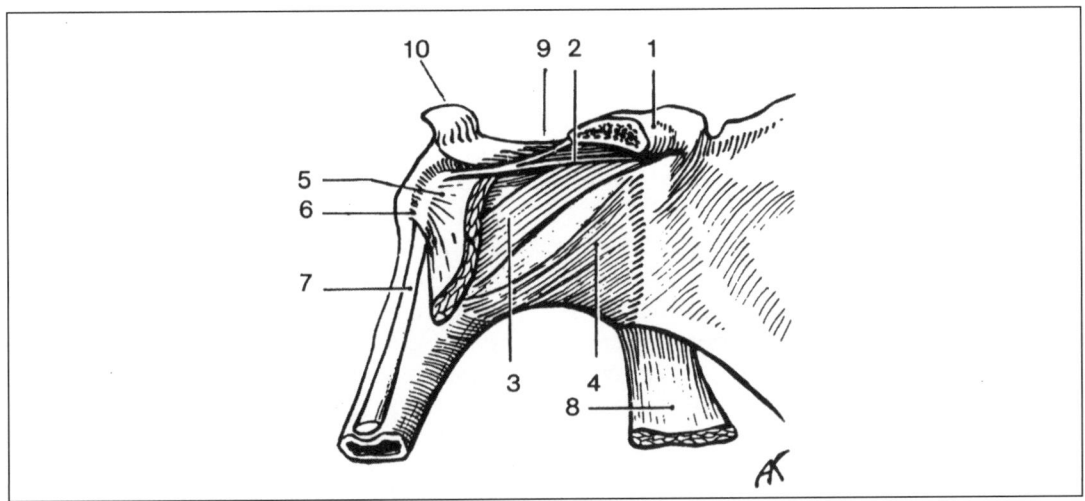

Ligamentos de la articulación del hombro

1 Apófisis coracoides **2, 3, 4** los tres haces del ligamento glenohumeral **5** inserción del músculo subescapular sobre el troquín **6** canal bicipital **7** tendón del bíceps **8** músculo tríceps **9** ligamento coracohumeral **10** inserción del músculo subespinoso sobre el troquiter

Manguito de los rotadores

Se trata de cuatro músculos que aseguran la rotación del hombro y cuyas inserciones tendinosas conviene vigilar especialmente.

Movimientos de la articulación del hombro

El hombro es una articulación muy móvil, la más móvil de todas. Prácticamente puede moverse en todos los sentidos y con modalidades de amplitud y precisión considerables.

Los movimientos elementales son:

- La abducción, que desvía el brazo hacia fuera;
- la aducción, que lo desvía hacia dentro;
- la flexión, que realiza la ascensión del brazo;
- la extensión, que pone el miembro rígido a lo largo del cuerpo;
- la retropulsión, que lleva el brazo tendido hacia abajo y atrás;
- la rotación en uno u otro sentido, o circumducción.

El mayor peligro que amenaza a la articulación es la pérdida o la restricción de tan asombrosa movilidad, lo cual puede ser consecuencia de dolores o de un envaramiento.

Cómo preservar las funciones del hombro

La movilidad del hombro debe mantenerse mediante el ejercicio regular, aunque sin alcanzar jamás el sobreesfuerzo. La gimnasia, el deporte, la práctica del yoga son recursos principales para una articulación tan frágil.

Si existe un deporte que requiera especialmente la intervención del hombro, es el lanzamiento de disco, que utiliza la fuerza centrífuga gracias a un giro cada vez más rápido de todo el cuerpo, mientras la mano sujeta el disco manteniendo el brazo en extensión completa.

También el lanzamiento de jabalina supone grandes esfuerzos para el hombro así como para el codo, según veremos más adelante. Se conoce una periartritis escapulohumeral específica de los lanzadores de jabalina, llamada en la jerga *glass arm* o brazo de vidrio.

El lanzador de martillo también impulsa fuertemente su hombro, pero tiene la ventaja de que trabaja con ambos brazos, mientras que las otras dos variedades de lanzamiento mencionadas anteriormente son mucho más disimétricas.

Repercusiones de las posturas de yoga sobre el hombro

- La *postura del árbol* (3) interesa el hombro durante la parte final de su realización. En este momento, ambos brazos se elevan por encima de la cabeza, uniendo las puntas de los dedos de ambas manos. Este movimiento ascensional confiere soltura mecánica a los hombros y contribuye a reforzar sus articulaciones, siempre y cuando éstas se hallen perfectamente sanas.

  En caso de dolores a nivel del hombro, cualquiera que sea su origen, conviene evitar este asana, o nos abstendremos de ejecutar el movimiento de elevación de los brazos. Si está afectado un solo hombro todavía es posible la elevación del brazo del lado sano, aunque este movimiento unilateral no servirá para ensanchar la parte baja del tórax como sucede con la elevación de ambos brazos.

  El giro de las dos manos con los dedos entrecruzados para volver las palmas hacia el cielo, que es facultativo y tiene por objeto el lograr un estiramiento del raquis cervical, evidentemente no podrá realizarse cuando no estamos en condiciones de elevar sino un solo brazo.

- La *postura del* arco (4) es favorable para flexibilizar y potenciar el hombro normal, pero debe evitarse en caso de dolores articulares uni o bilaterales.

  Se recordará, en efecto, que los brazos se utilizan en esta postura para tensar el cuerpo como si fuesen la cuerda de un arco.

  Incluso las variantes fáciles implican posturas demasiado forzadas para los hombros.

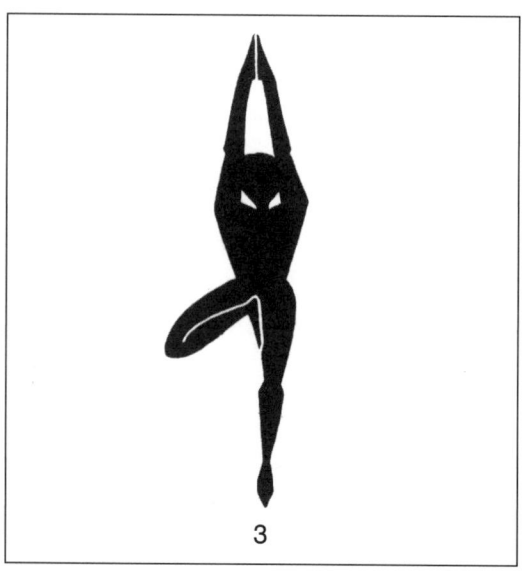

3

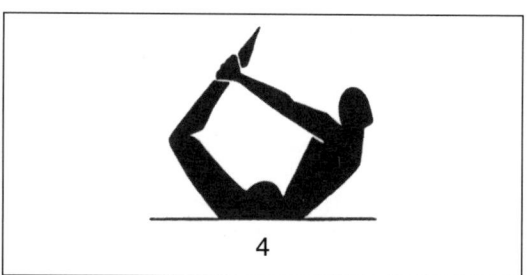

4

- La *postura de atención* (5): en la segunda fase de este asana, los brazos se elevan verticalmente con las palmas unidas, y en la fase siguiente se vuelven las manos hacia el cielo con los dedos entrecruzados. Estas maniobras que son favorables para unos hombros sanos, deben evitarse en caso de dolor. Si éste atañe sólo a un hombro, puede realizarse el movimiento ascensional simple del otro lado. La cuarta fase, consistente en movimientos alternativos de elevación sobre las puntas de los pies y descanso (maniobra llamada samashtiti), naturalmente puede practicarse en interés de sus beneficiosos efectos para la circulación en las piernas.
- La *postura del barco* (6) implica la extensión de los brazos hacia delante; no ejerce una influencia considerable sobre los hombros ni entra en el cuadro de los asana especialmente beneficiosos para dicha articulación. Tampoco supone un esfuerzo muy grande y no será necesario evitarla, excepto cuando se esté tan dolorido que incluso resulte penoso el movimiento de extensión hacia delante.
- La *postura del bastón* (7): La elevación de los brazos con los dedos de las manos entrecruzados sugiere las mismas reservas indicadas con anterioridad para la postura de atención.

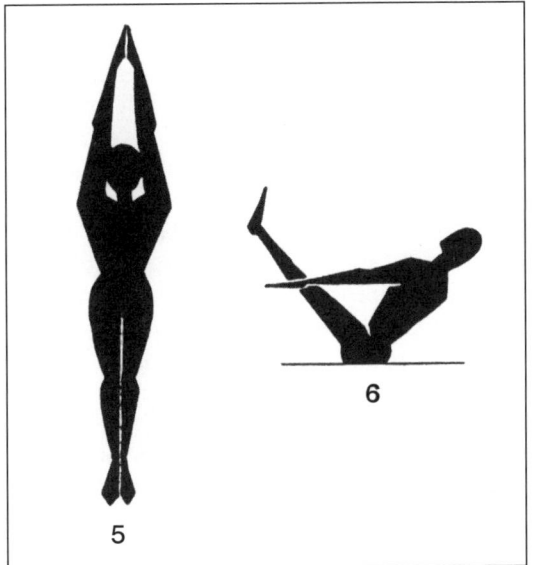

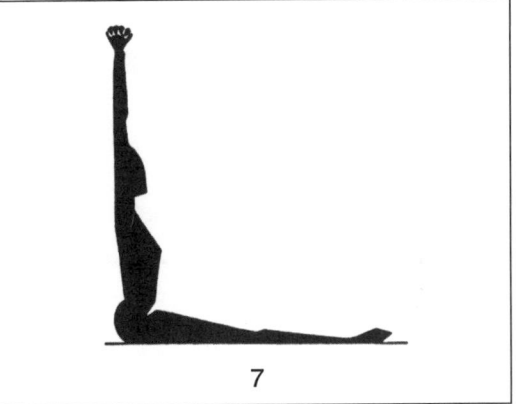

- La *postura de la silla* (9): La elevación vertical de los brazos y los movimientos anexos subsiguientes reclaman las mismas consideraciones que la postura de atención. Con no levantar los brazos evitamos todas las contraindicaciones que plantea el estado del hombro, y prácticamente no se modifican los efectos beneficiosos del asana. Incluso podemos levantar el brazo sano si es un solo hombro el que duele.

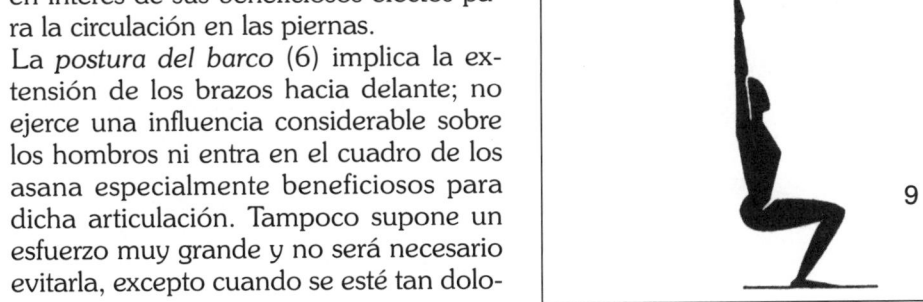

- En la *postura del camello* (10), las manos descansan sobre los pies y transmiten el peso de la parte anterior del cuerpo. Es necesario prescindir de esta postura, en consecuencia, cuando existen dolores de hombro cualquiera que sea la causa de éstos.

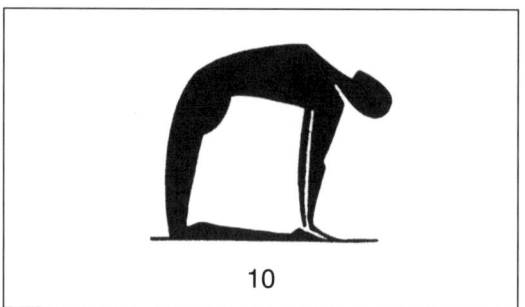

10

Procede observar que la postura del camello es muy favorable, por el contrario, para conferir flexibilidad y fuerza a los hombros sanos. La variante llamada fácil, en donde los muslos no llegan hasta la verticalidad, sino que se mantienen oblicuos y más o menos en prolongación con la línea de la espalda, es muy útil para los sujetos de edad avanzada o de vitalidad escasa, con hombros caídos y cargados de espaldas.
- En la postura del *perro cara al cielo* (13), se toma apoyo en los brazos para levantar el busto. Por consiguiente, el peso del cuerpo descansa en parte sobre los miembros superiores.

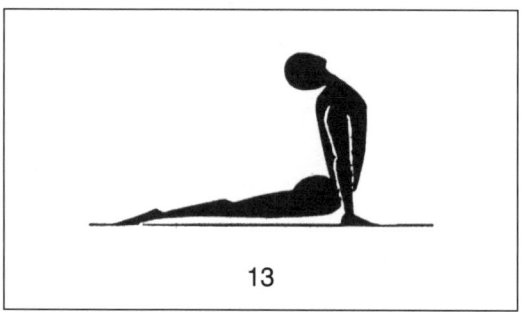

13

El movimiento en sí, por una parte, y la distribución del peso, por otra, obligan a prescindir de este asana cuando exista el más mínimo dolor en uno o ambos hombros, o si sobreviene durante la ejecución.

Cuando los hombros están sanos, la postura reviste modestos efectos de flexibilización y vigorización articular. Sus centros de interés se sitúan en otras regiones anatómicas diferentes. Se observará que incluso en el sujeto sano hay que evitar el redondear la espalda, de lo contrario desaparecen los beneficios de la postura para los hombros.
- En la postura del *perro hocico al suelo* (14) las manos se apoyan en el suelo; los brazos estirados y los hombros participan en transmitir parte del peso corporal. Se impone cierta prudencia pero, de hecho, la participación del hombro es modesta y no dificulta la realización del asana excepto cuando los dolores sean muy fuertes o la molestia intensa durante la ejecución. En esta postura el esfuerzo carga esencialmente sobre la espalda y hay que tener más cuidado con el cuello que con los hombros.

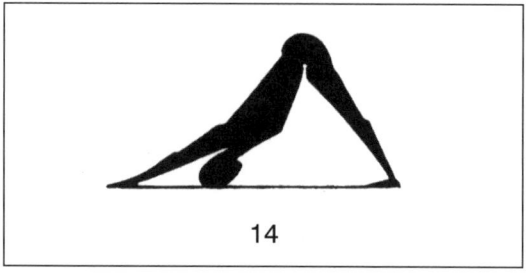

14

- Al comienzo de la *postura de la cobra* (15) hay que empujar fuertemente con las manos y poner los brazos en tensión para elevar el busto. En seguida se acentúa la elevación torácica y el peso del cuerpo se reparte entre los miembros inferiores extendidos y las manos. Las va-

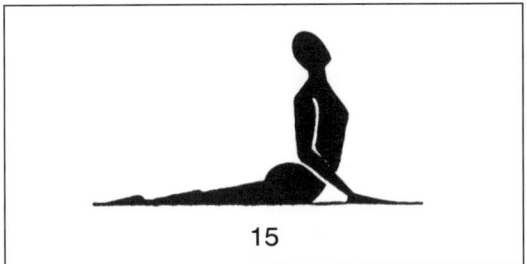

15

riantes dinámicas que facultativamente pueden ejecutarse actúan a nivel de los miembros inferiores, pero tienden a acentuar la presión sobre los hombros.

En la postura clásica el busto trabaja más que los brazos, pero en algunas variantes éstos se llevan más adelante. Los miembros superiores quedan aliviados del peso corporal, pero en estas condiciones el movimiento de los brazos supone un gesto forzado para el hombro.

En todos los casos de hombro dolorido se evitará esta postura, y la interrumpiremos si los dolores sobrevienen durante su ejecución. Si nos consta que tenemos los hombros poco sólidos y decidimos practicar este asana, lo haremos con mucha prudencia y prescindiendo de las variantes a nivel de los miembros inferiores así como de los superiores.

- En la primera fase de la postura del *diamante* (19) los brazos se llevan a la vertical, con los dedos entrecruzados mirando al cielo, lo que plantea un problema idéntico al que hemos descrito para la postura de atención.

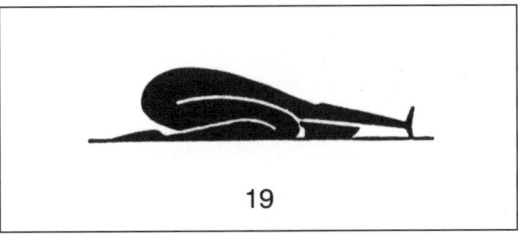

19

En la fase siguiente llamada de «la hoja doblada», los miembros superiores se llevan hacia delante para apoyarlos en el suelo. Si hemos podido realizar la primera fase, no debe existir ninguna dificultad en realizar este movimiento.

Vale la pena destacar que en los sujetos perfectamente sanos, este asana resulta muy favorable por la decontracción de la espalda y los hombros que produce, y contrarresta los dolores de estas regiones causados por posturas viciosas mantenidas largo rato y que generan contracturas.

- En la postura en *flexión de pelvis sedente* (21) el único problema importante viene dado por la elevación de los brazos en vertical con los dedos entrecruzados; es el movimiento que hemos visto también en la postura de atención. Se puede prescindir de esta elevación de los brazos sin que ello perjudique a los efectos del asana; en la práctica consiste en eliminar el movimiento inicial que precede cada una de las tres fases.

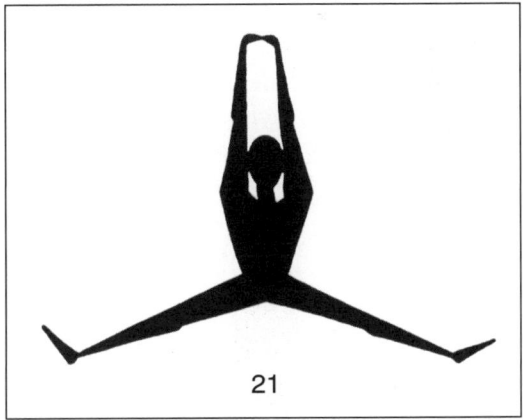

21

Los demás movimientos de brazos implican poco esfuerzo y no obligan a prescindir de este asana sino en presencia de hombros dolorosos o de sensaciones penosas durante la ejecución.

- En la postura en *flexión de pelvis con estiramiento lateral* (22) sólo hay que tomar en consideración los movimientos concernientes al hombro.

  No implican demasiado esfuerzo, por lo que no será necesario renunciar a este asana salvo cuando los dolores sean tan fuertes que prohiban todo movimiento de los miembros superiores, o sobrevengan sensaciones penosas durante la ejecución.

- En la postura de *gran estiramiento anterior del cuerpo* (26) los miembros superiores extendidos sustentan parte del peso del cuerpo, éste colocado en posición oblicua. Todas las lesiones dolorosas de miembro superior constituyen contraindicación en cuanto a la práctica de este asana, y lo mismo rige si se presentan sensaciones dolorosas a este nivel durante la realización.

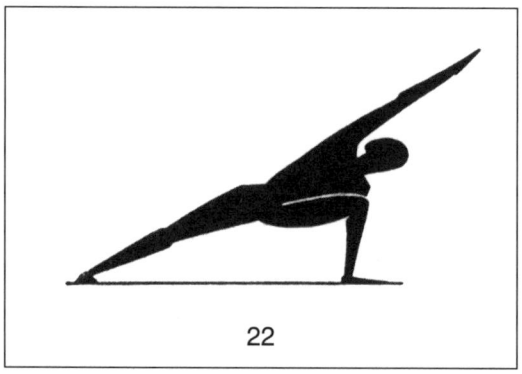

22

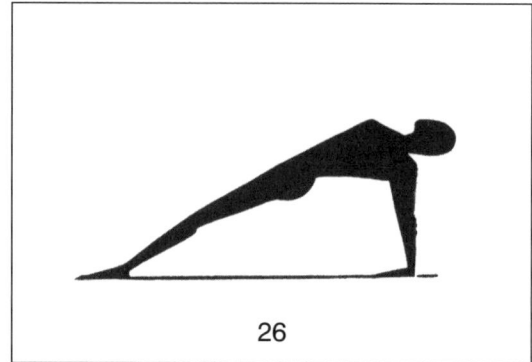

26

- En la postura de *flexión en pie* (23) los brazos se elevan en vertical para apoyar después las manos en el suelo. La prohibición de la postura se halla condicionada por el buen estado del hombro y la ausencia de sensaciones dolorosas durante la realización; caso contrario será de rigor la abstención.

- En la *postura de Marici* (29) el único problema que afecta a los hombros cuando iniciamos la postura lo plantea la primera fase, que trata de reunir los miembros superiores por la espalda, y se intenta incluso cruzar manos o sujetar una muñeca con la mano del lado contrario. Puede realizarse el asana incluso en presencia de dolores de hombro, ya que basta con eliminar ese paso y ello prácticamente no afecta a las propiedades favorables del

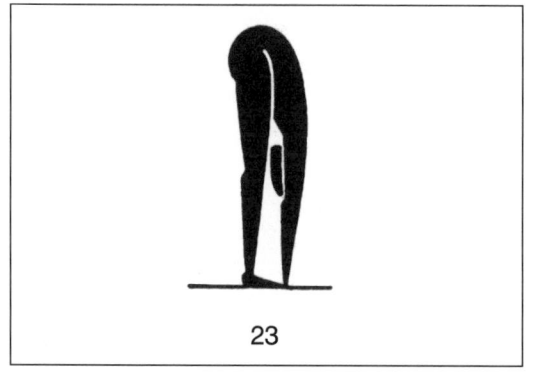

23

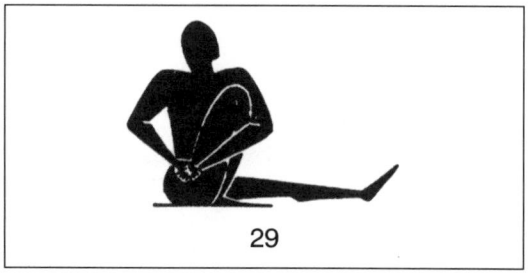

29

asana. En caso de posibilidad limitada se puede intentar usando una toalla de manos como ayuda para lograr la reunión por la espalda.
- En la *postura de la montaña* (30) el problema es el mismo que en la postura de la atención, en razón de la elevación de brazos con extraversión de las manos. Las conclusiones, por consiguiente, son las mismas que hemos expuesto al tratar de dicho asana.

nes dolorosas en la articulación mientras realizamos el ejercicio.
- La postura de la *mesa de cuatro patas* (35) se construye sustentando sobre las piernas y los brazos el cuerpo alineado horizontalmente con los muslos. De manera que el peso corporal acaba por descansar sobre las cuatro extremidades, exactamente como patas de una mesa. Por ello, estando el hombro resentido o si

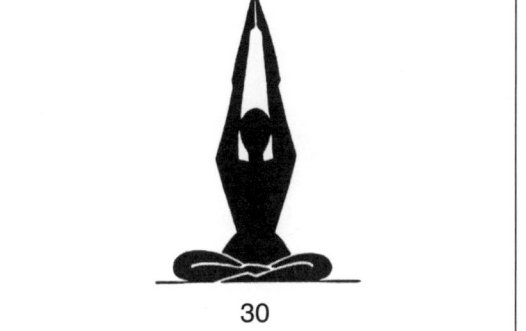

30

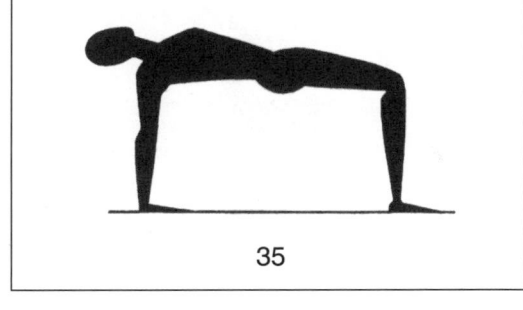

35

- En el decurso de la primera parte de la *postura del saltamontes* (34), los hombros se aprietan sobre el suelo y sirven de bisagra para los subsiguientes movimientos de la parte inferior del cuerpo. Los miembros superiores se llevan hacia atrás, a lo largo del cuerpo, o bien con los puños apretados bajo el pubis. Seguidamente se transfiere el peso corporal hacia el vientre, que sirve de sustentación. En caso de hallarse doloridos los hombros es preferible suprimir este asana; de lo contrario podrá practicarse, salvo si se presentan sensacio-

aparece el dolor durante la ejecución, estimaremos contraindicado el asana y lo suprimiremos de nuestro programa.
- La postura de *permanecer sobre la cabeza* (36) de por sí no supone ningún gran esfuerzo para los hombros. Es la posibilidad de una caída por parte de los noveles o los practicantes poco entrenados lo que obliga a recomendar prudencia.

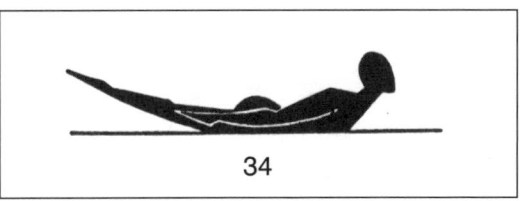

34

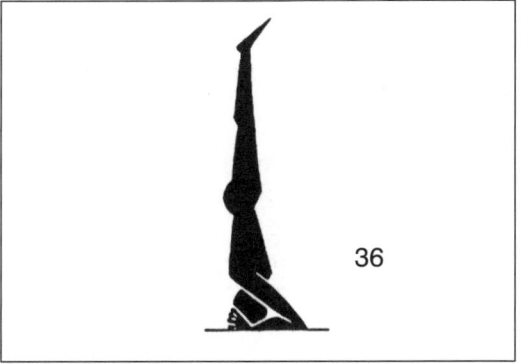

36

- En la postura de la *cabeza de vaca* (37) hay que reunir las manos a la espalda, entrelazando los dedos. Es un ejercicio excelente de flexibilidad y tonificación para los hombros sanos.

 El problema está en determinar si el gesto de llevar el brazo a la espalda y casi hasta la vertical puede practicarse con el hombro dolorido; luego, si es posible llegar a reunir las manos. Bien se trate de dolor o

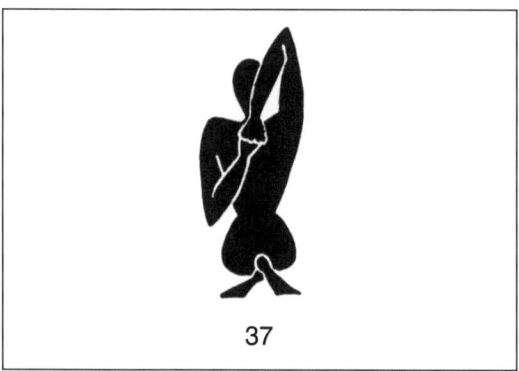

de rigidez, trataremos de usar una toalla de manos o un pañuelo como prolongador que nos ayude a reunir las manos.

 Los omóplatos salientes a modo de «alas» muchas veces se presentan asociados a una caída de los hombros hacia delante, debida al excesivo desarrollo de los músculos pectorales.

 En estos casos el tratamiento consiste en reforzar los músculos romboides que llevan el omóplato hacia la columna vertebral; la postura de la cabeza de vaca ayuda a conseguirlo.

 Durante la ejecución pueden agregarse ciertos movimientos que no forman parte del asana clásico, pero muy útiles, y que consisten en masajear con los nudillos la región de la espalda comprendida entre los omóplatos, que es un centro importante en reflexología.

- Hay dos posturas, la del *triángulo de pie* (41) y la misma *con torsión* (39), que también plantean el problema de verificar si los movimientos de los brazos son practicables o no, siendo así que uno de ellos se eleva hasta la vertical y el otro se dirige al suelo por detrás del pie. Si se comprueba la imposibilidad de hacerlo, a causa de unos dolores preexistentes o que se manifiesten durante la ejecución, las juzgaremos contraindicadas.

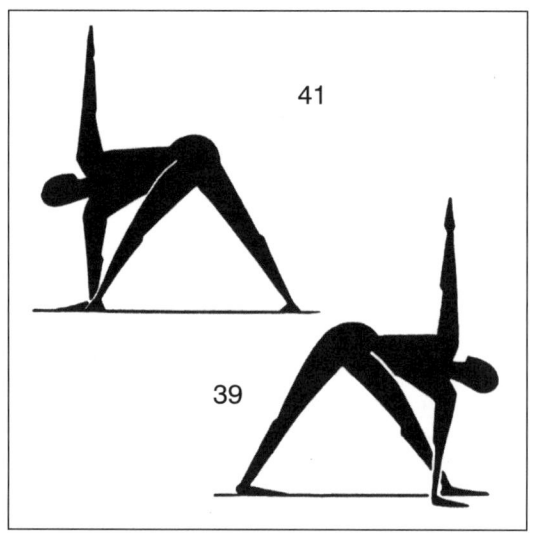

- En la *postura de la tortuga* (40), la posibilidad de efectuar o no los movimientos de los brazos determinará si el asana es practicable o está contraindicado. En sí la movilización del hombro en la postura típica y en la variante clásica no es nada forzada; las posibles contraindicaciones verdaderas dependen de otros factores.

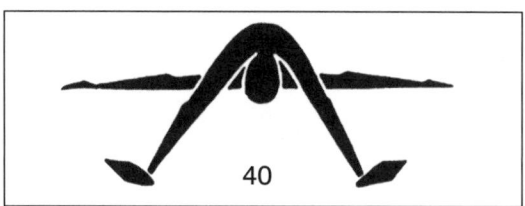

- En la postura de Vasistha (42), los miembros superiores desempeñan un papel muy activo. Al principio sirven para elevar el cuerpo.

Éste se dispone seguidamente en postura oblicua, con un brazo elevado hasta la vertical y el otro con la mano apoyada en el suelo; en estas condiciones la mayor parte del peso corporal descansa sobre uno solo de los miembros superiores.

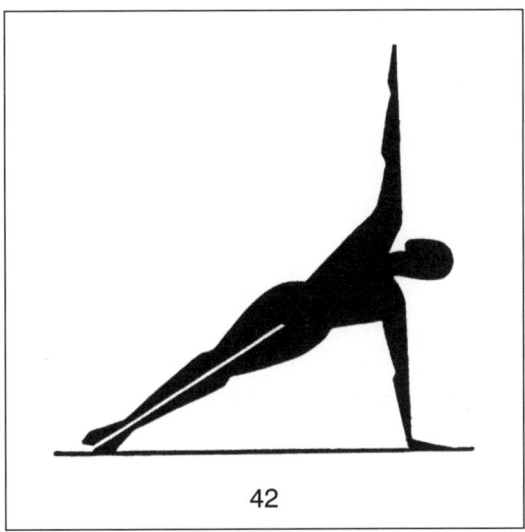

Como sucede en todas las realizaciones que implican movimientos asimétricos, la ejecución consiste en practicar alternativamente la postura a la derecha y a la izquierda.

Un hombro doloroso constituye objeto de contraindicación automática, lo mismo que la aparición de esos dolores en el decurso de la ejecución. Además de esta condición de ausencia de dolores, la realización también implica que los hombros dispongan de una movilidad suficiente. Si ésta se halla sólo levemente disminuida y supuesto que no aparezca ninguna sensación molesta, la postura de Vasistha constituye, por el contrario, un medio excelente para reeducar la articulación.

- La *postura del buitre* (43) obliga a apoyar en el suelo los antebrazos y los codos; el peso del busto evidentemente lo transmiten los hombros, aunque ello no debería constituir dificultad salvo si los dolores son muy intensos. La situación cambia por completo en la variante que consiste en apoyar la frente en el suelo al

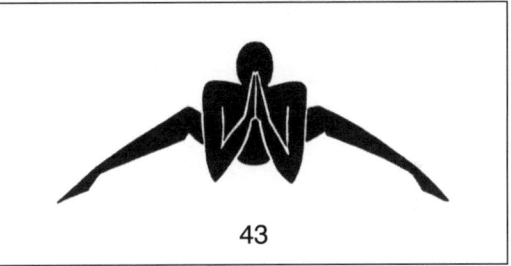

tiempo que los brazos se elevan buscando la vertical, las manos con los dedos entrecruzados y las palmas vueltas hacia abajo.

Este último movimiento es el que plantea el verdadero problema. Un hombro doloroso, o ambos, corroboran la contraindicación, y lo mismo si la movilización engendra situaciones penosas. En cuyo caso suprimiremos esa variante clásica.

- El único problema en la postura de *torsión asentada a nivel del estómago* (38) consiste en verificar que no resulte dolo-

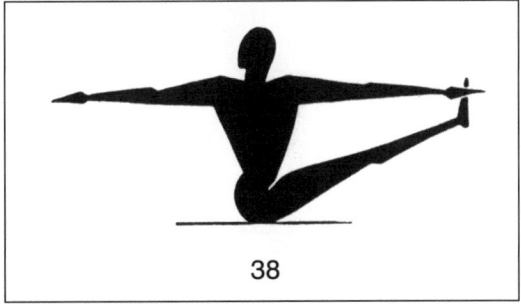

rosa la posición horizontal de los brazos y que no se bloqueen las articulaciones de los hombros. La aparición espontánea del dolor, o durante la ejecución de los movimientos consistentes en llevar los miembros superiores hacia fuera (abducción), constituye contraindicación, lo mismo que el bloqueo del hombro. Los hombros un poco rígidos o anquilosados sólo parcialmente no contraindican sino en caso de dolor concomitante; de lo contrario puede practicarse en razón de su modesta eficacia flexibilizante.

- En la *postura del bailarín* (16), uno de los brazos se proyecta hacia delante, movimiento apenas forzado y que raramente originará una contraindicación, excepto en caso de hombro «hiperálgico». En cambio, el movimiento consistente en sujetar el pie con la mano libre es más delicado y presupone un hombro indoloro antes de pasar a ejecutar el asana y durante su realización. Ésta dependerá de las posibilidades; quienes tengan ambos hombros afectados eliminarán de su programa la postura, y otros podrán practicarla del lado sano. La falta de simetría en la ejecución de una sola postura no merma los efectos globales de una sesión de yoga, si se ha estudiado bien la secuencia armoniosa de las posturas.

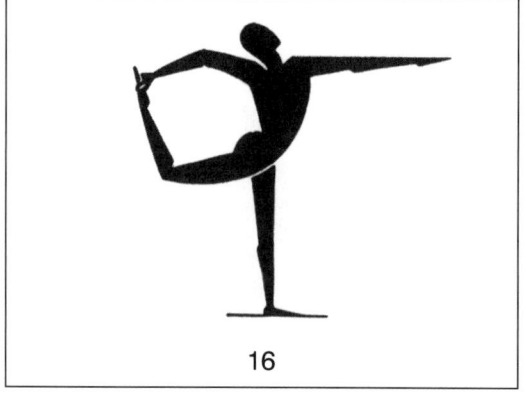

16

Artrosis del hombro

La omartrosis, como se dice en terminología médica, no representa más de un 2 por ciento de las artrosis.

En muchos casos se trata de una secuela de traumatismos directos o más a menudo de microtraumatismos profesionales: obreros que utilizan martillos neumáticos o máquinas soldadoras, jardineros que manejan la azada, albañiles, etc.

Síntomas

Son los de la artrosis (véase), aunque teniendo en cuenta las particularidades de la localización en el hombro, que tiende a extenderse en forma de periartritis escapulohumeral.

En el hombro artrósico hay que diferenciar dos cuadros. El primero se presenta con desbordamiento de los signos de la artrosis hacia los tejidos vecinos, con síntomas de periartritis, y el dolor va acompañado de un envaramiento progresivo. El segundo afecta mayormente a sujetos de edad avanzada, por lo que recibe el nombre de «hombro senil», con dolores, limitación de los movimientos y tendencia a sufrir derrames hemorrágicos articulares y hacia el interior de las bolsas serosas. Estos trastornos se observan con claridad en el examen radiográfico.

Tratamiento

Es el de la artrosis, pero también el de las tendinitis (véase). En el caso del hombro la conservación de la movilidad es primordial, siempre que evitemos la agravación de las lesiones. También se trata de mantener un buen tono muscular.

La reeducación a cargo del kinesiterapeuta es muy delicada y debe conducirse con especial rigor científico. Mientras esta recuperación no sea completa y no hayan desaparecido por completo los dolores, vale más abstenerse de toda postura que ponga en juego el hombro. Más adelante será posible reanudar la práctica de yoga, aunque respetando estrictamente los consejos enumerados en «repercusiones del yoga sobre el hombro». En esta fase podrá simultanearse con la kinesiterapia realizada por el profesional (véase también «yoga en el agua»).

Tendinitis del hombro

Es una articulación de gran movilidad, pero frágil y de encaje insuficiente.

La práctica deportiva favorece las lesiones de este tipo en función de los esfuerzos muchas veces violentos y la amplitud a veces extrema que se imprime a los movimientos.

Son deportes de riesgo para los hombros el tenis, el remo en canoa o kayak, la gimnasia con aparatos, el balonmano, y todos los lanzamientos del atletismo.

Los tendones afectados son los del bíceps y los del manguito de los rotadores, que citamos aquí con bastante frecuencia y se refiere al grupo muscular formado por el infraespinoso, el subespinoso, el subescapular y el redondo menor.

Tendinitis del manguito de los rotadores

Es la que afecta a los tendones de los cuatro músculos rotadores del hombro que acabamos de citar. Pueden resultar interesados conjunta o aisladamente, aunque el afectado con más frecuencia suele ser el músculo infraespinoso.

Esta patología del revestimiento muscular del hombro proviene de la repetición excesiva de gestos efectos en condiciones ~diversas, por ejemplo forzados por encima de la horizontal; en la terminología anglosajona el síndrome recibe el nombre de *impingement shoulder*.

Sus causas

Resulta de un conflicto entre la parte vulnerable de los tendones del infraespinoso, del músculo largo del bíceps y del ligamento acromio-coracoidiano.

Muchas de las actividades físicas cotidianas pueden causarla; en el terreno deportivo, se incrimina principalmente a los siguientes: el tenis, el golf, la gimnasia, la halterofilia, el balonvolea, la natación, el lanzamiento de jabalina.

Factores determinantes o favorecedores son los traumatismos, o los microtraumatismos largo tiempo reiterados.

Síntomas

Son los de las tendinitis, descritos en el artículo correspondiente, pero les acompaña con frecuencia la inflamación de la bolsa serosa inmediata (véase el tema «bursitis»).

A diferencia de lo que ocurre con la mayoría de las tendinitis, el comienzo sólo es progresivo en uno de cada tres casos; en los demás aparece brutalmente, sobreviniendo por ejemplo durante la realización de un movimiento deportivo, y dura varios minutos.

Entre las complicaciones, se temen especialmente las lesiones definitivas del manguito de los rotadores.

Los tratamientos y el papel asignado al yoga no difieren de lo expuesto en el capítulo que dedicamos a las tendinitis.

Incluso después de la curación tendremos

que considerar que nos hallamos en presencia de un hombro frágil, a fin de tener en cuenta lo expuesto en «repercusiones del yoga sobre el hombro», en las páginas anteriores.

Tendinitis del bíceps braquial

Por orden de frecuencia la tendinitis bicipital es la segunda después de las tendinitis de los rotadores, en lo que se refiere a la región del hombro. Ello es consecuencia de los microtraumatismos permanentes que sufre el tendón de este músculo en su deslizamiento dentro del canal o surco bicipital.

Sus causas

Las más frecuentes son los traumatismos, o un esfuerzo excesivo del hombro.

Síntomas

Son los signos habituales que hemos descrito en el capítulo de las tendinitis. La particularidad de las bicipitales es que el dolor se produce durante ciertos movimientos del hombro y más especialmente al arrojar una pelota o practicar la natación en el estilo de braza. El dolor se reproduce entonces al estirar o contraer el bíceps.

Entre las posibles complicaciones, se teme la ruptura del tendón y la subluxación del mismo.

Para lo demás, incluido el tratamiento, véase el epígrafe correspondiente (capítulo 4).

En lo que concierne al papel del yoga, conviene tener en cuenta las recomendaciones del párrafo «repercusiones del yoga sobre el hombro», después de la curación completa y antes de reanudar las sesiones.

El hombro hiperálgico

Significa que presenta un dolor de una violencia extrema.

En efecto es un dolor de rara intensidad, que corresponde a un estado inflamatorio agudo.

Sus causas

Se debe a la formación de una calcificación microcristalina en el seno de uno de los tendones del manguito de los rotadores. Es radiográficamente visible y tiende a migrar hacia la bolsa serosa de la región, en este caso la bolsa sub-acromiodeltoidiana, donde provoca la inflamación aguda.

Resumiendo, es una tendinitis que se complica con una bursitis aguda (véase el artículo).

Evolución

Se consigue una curación definitiva y total, siempre y cuando haya sido total la migración microcristalina; pero si es sólo parcial o hay otros microcristales en juego, son posibles las recidivas.

Tratamiento

Reposo completo con inmovilización en cabestrillo; administración de sedantes poderosos, de antiinflamatorios, etc. La mesoterapia se halla muy en boga actualmente.

En la fase aguda, el dolor intolerable imposibilita no ya la sesión de yoga sino toda movilización. Una vez alcanzada la curación se considera que la articulación sigue siendo frágil, por lo cual habrá que tener en cuenta las recomendaciones de «repercusiones del yoga sobre el hombro».

Hombro bloqueado

La afección se presenta en forma de completo envaramiento del hombro, el cual se instala repentinamente o después de varios brotes dolorosos locales.

Las radiografías al principio no dan ningún signo y los primeros indicios tardarán algunos meses en aparecer.

Su causa

Se trata de una retracción intensa de la cápsula articular del hombro (capsulitis retráctil). Tal retracción puede ser debida a un traumatismo, a una enfermedad, a una intoxicación muchas veces de origen medicamentoso (fenobarbital, isoniacida, etc.), a una prolongada inmovilización, a una enfermedad neurológica.

Se ha querido ver también una etiología en determinadas características psíquicas en donde la apatía y la pasividad se asocian a una excesiva sensibilidad al dolor. A este tipo de carácter aprensivo le cuadra perfectamente, recordémoslo, la práctica de la shavasana, sobre todo en su variante de shavasana terapéutica (véase la postura 8 del capítulo 2).

Síntomas

El inicio es habitualmente progresivo, aunque a veces brutal y nocturno, a nivel de un hombro o de ambos y en forma de dolor bastante vivo desde el primer momento y que luego se irá amplificando. Puede sobrevenir sin motivo aparente o después de una fatiga. Muchas veces la persona afectada es una mujer de mediana edad.

Al principio no limita la movilidad del hombro; la rigidez se va instaurando con la agravación de los dolores, y acarrea una severa impotencia funcional.

La limitación de la movilidad interesa tanto los movimientos activos como los pasivos y obstaculiza considerablemente los gestos de la vida cotidiana.

Evolución

Es larga, ya que suele prolongarse de 9 a 18 meses; en una fase final, sin embargo, el envaramiento desaparece progresivamente y el hombro recupera su movilidad.

Tratamiento

Al principio el reposo es indispensable. Hay que administrar sedantes contra el dolor; a veces se hallan indicadas las infiltraciones. El calor resulta inoperante, al contrario que las aplicaciones de hielo. Hasta alcanzar un estadio determinado toda movilización queda contraindicada, y aun luego será preciso actuar con la máxima prudencia. Las técnicas complejas que procede aplicar entonces son del dominio del kinesiterapeuta. No sería oportuna la intervención activa del yoga, y nos contentaremos con practicar posturas de relajación con la shavasana (8) y respiraciones euforizantes y para sedar el dolor y la irritabilidad nerviosa, como la nadi shodana.

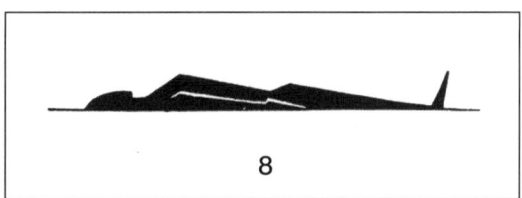

8

Recupera sus derechos el yoga cuando se haya establecido un programa de movilización del hombro al objeto de prevenir recaídas. En paralelo con la reeducación realizada por el kinesiterapeuta, a la que corresponde el primer plano, puede intervenir el yoga con carácter coadyuvante siempre y cuando se respeten rigurosamente las consignas mencionadas en «repercusiones de las posturas del yoga sobre el hombro».

El hombro seudo-paralítico

Es la expresión inmediata de una lesión brutal de la envoltura de los rotadores, es decir del grupo muscular descrito en páginas anteriores, y cuya ruptura consiste habitualmente en la perforación del tendón del músculo infraespinoso.

El dolor es muy vivo y la sedación especialmente difícil.

En caso de ineficacia del tratamiento médico, que viene a ser similar al del hombro hiperálgico, habrá que plantear la intervención quirúrgica, en cualquier caso imperativa si se trata de un individuo joven.

Ulteriormente y cuando los dolores hayan desaparecido se podrá contemplar la reeducación del hombro por un kinesiterapeuta, y se consentirá la reanudación prudente del yoga, vigilando el riguroso cumplimiento de los consejos enumerados en «Repercusiones de las posturas del yoga sobre el hombro».

Enfermedades generales

Entre las enfermedades generales con repercusión articular que estudiaremos al final de este libro, procede señalar la eventual repercusión de la poliartritis reumatoide en el hombro.

Las lesiones van de la simple inflamación de la cápsula sinovial a una artritis evolucionada. La conducta a observar y el papel del yoga, en este caso bastante más importante de lo que sería de suponer a primera vista, se hallarán bajo el epígrafe «Poliartritis reumatoide» del capítulo 14.

Capítulo XI

LA ARTICULACIÓN DEL CODO

Esta articulación une, por arriba, el brazo, cuya parte articular está formada por la extremidad inferior del húmero, y por abajo el antebrazo, en donde intervienen las extremidades superiores de sus dos huesos, el cúbito por la parte interna, y el radio por la externa.

Gracias a esta articulación se efectúan los movimientos de flexión y de extensión del antebrazo con respecto al brazo, así como los de supinación, consistente en volver la parte inferior del brazo hacia fuera, y pronación, que es el de sentido contrario.

La articulación del codo también permite situar la mano en un lugar concreto del espacio determinado por la amplitud de los posibles movimientos circulares del hombro.

La extremidad inferior del húmero

Esta parte inferior del hueso del brazo está aplanada de adelante atrás y se proyecta hacia delante. Las superficies articulares que tiene son:

La tróclea humeral, que tiene forma de polea con dos mandíbulas y una garganta, y está destinada a recibir la cavidad sigmoidea del cúbito.

El cóndilo humeral, localizado junto a la tróclea, por su lado externo. Su parte anterior redondeada viene a formar una semiesfera destinada a encajar con la parte articular de la cabeza del radio llamada cúpula radial; en cambio la parte posterior es aplanada.

La zona conoide es un plano inclinado que une la tróclea al cóndilo y destinada a articularse con una parte biselada de la extremidad superior del radio, llamada bisel radial.

Tres cavidades hallamos sobre las superficies articulares:

- Por delante, la fosa infratrocleana o coronoides, y la fosa infracondiliana;
- por detrás, la profunda fosa olecraniana.

Dos salientes óseos encuadran las superficies articulares:

- Hacia dentro, la epitróclea, que es más saliente;
- hacia fuera, el epicóndilo.

La parte inferior de la articulación está representada por dos huesos: el cúbito, en la parte interna, y el radio en la parte externa.

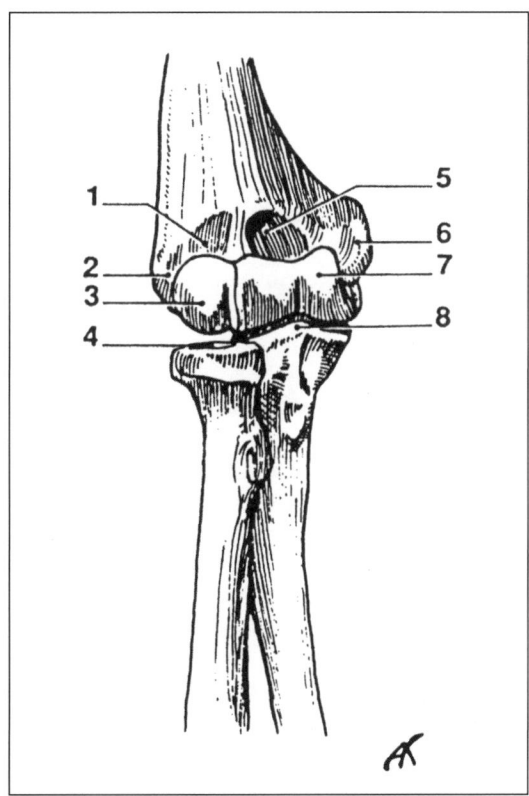

Vista anterior de la articulación del codo

1 Fosa infracondiliana **2** epicóndilo **3** cóndilo humeral **4** concavidad articular de la cabeza del radio o cúpula radial **5** fosa coronoides **6** epitróclea **7** tróclea humeral **8** pico de la apófisis coronoides del cúbito

Extremidad superior del cúbito

Esta extremidad superior, voluminosa y proyectada hacia delante, comprende dos apófisis que forman un saliente abierto hacia arriba y hacia delante, y realizan la superficie articular que recibe la tróclea del húmero llamada la cavidad sigmoidea, y dividida en:

- *Cavidad sigmoidea mayor*, que presenta dos vertientes articulares cóncavas separadas por una cresta que va desde el pico del olécranon hasta el de la apófisis coronoides;
- *cavidad sigmoidea menor*, alargada y delgada, que recibe el contorno de la cabeza del radio.

Los salientes que encuadran las articulaciones son:

- *El olécranon*, cuya parte posterior saliente forma el relieve del codo, el pico olecraniano; es voluminosa y cuadrangular;
- *la apófisis coronoides*, más pequeña, en forma de pirámide cuadrangular.

Extremidad superior del radio

La parte superior ósea o cabeza del radio es menos voluminosa que la parte inferior. Tiene una superficie articular hueca, la *cúpula radial*, que recibe el cóndilo del húmero.

El contorno de dicha cúpula articula con la cavidad sigmoidea menor del cúbito.

Sobre este contorno se halla una pequeña superficie semilunar; es el bisel radial, que articula con la zona conoide o canal condilotrocleano del húmero.

La cabeza del radio se une con el cuerpo del hueso por un estrechamiento llamado el cuello del radio.

En la parte anterior e interna del cuello del radio se encuentra un saliente, la tuberosidad bicipital, así llamada porque es el punto de inserción del tendón del músculo bíceps.

La cápsula articular

Es un manguito fibroso que rodea la articulación y se inserta en los tres huesos.

Es delgada por delante y muy débil por detrás; lateralmente se halla reforzada por potentes ligamentos.

La sinovial

Es una membrana que reviste la cara interna de la cápsula articular y se ciñe a sus anfractuosidades.

Los ligamentos

Los principales son:

- El ligamento *lateral externo*, y
- el ligamento *lateral interno*.

Se trata de sendos abanicos fibrosos, potentes, cada uno de ellos dividido en tres haces de desigual resistencia.

Así, en el esguince del codo por excesiva movilización hacia fuera (abducción forzada), es el haz medio del ligamento lateral interno el que se desinserta o desgarra.

- El ligamento *anterior* es muy débil y dispuesto en abanico;
- el *ligamento anular* es una banda fibrosa que rodea la cabeza del radio y la aplica contra la cavidad sigmoidea menor del cúbito;
- el ligamento *cuadrado* de Denucé viene a constituir un refuerzo de la cápsula a nivel de la cabeza del radio.

Los músculos motores

Los que rigen la flexión son, esencialmente, el bíceps braquial, y los músculos braquial anterior y supinador largo.

191 ▪ La articulación del codo

La extensión corresponde exclusivamente al tríceps braquial.

Movimientos del codo

Los movimientos elementales de la articulación del codo son la flexión y la extensión.

La preservación de la integridad de estos movimientos es capital para los actos de la vida cotidiana, y los dos grandes peligros que les amenazan son los dolores y el envaramiento.

Pero tampoco hay que descuidar el papel importante que desempeña el codo para la pronación y su gesto inverso, la supinación.

Los mismos peligros son de temer para estas dos funciones.

¿De qué hay que desconfiar?

De los traumatismos directos, por supuesto, y también del sobreesfuerzo de la articulación: porte de pesos excesivos, sobre todo en disimetría, gestos brutales de la actividad cotidiana y la práctica deportiva.

Si hay algún deporte para el cual deba mantenerse el codo en buen estado y perfectamente entrenado, es el lanzamiento de jabalina.

Consiste en proyectar el aparato en una trayectoria parabólica a partir de una posición posterior y muy baja de la mano y del brazo.

Toda repercusión patológica que le haya sobrevenido a un atleta practicante de este deporte y también adepto al yoga, obligará a tener en cuenta lo que diremos más adelante sobre «repercusiones de las posturas de yoga sobre el codo».

En un deportista cuyo codo se halle en perfectas condiciones, por el contrario, el yoga aporta flexibilidad y buena resistencia tónica de la articulación. Otros lanzamientos, como el de disco y el de martillo, afectan más principalmente al hombro (véase).

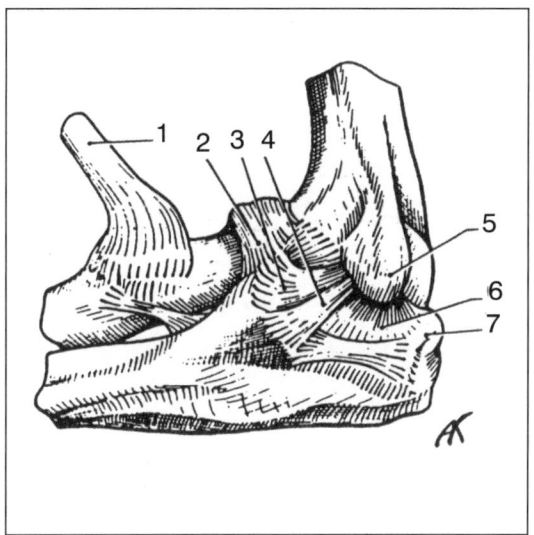

Articulación del codo, ligamento lateral interno

1 Tendón del bíceps **2** ligamento anular **3** haz anterior **4** haz medio **5** epitróclea **6** haz posterior **7** olécranon

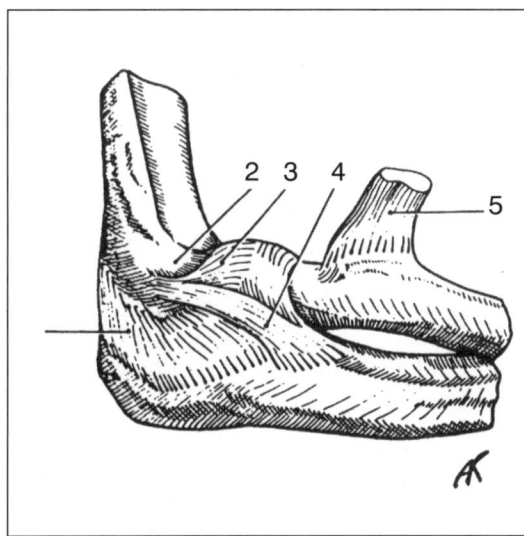

Articulación del codo, ligamento lateral externo

1 Haz posterior **2** epicóndilo **3** haz anterior **4** haz medio **5** tendón del bíceps

Repercusiones de las posturas de yoga sobre el codo

En lo que concierne al codo la práctica de yoga encuentra las contraindicaciones clásicas para las articulaciones de este tipo: artritis, periartritis, artrosis dolorosa, epicondilitis en sus tres formas, *tennis-elbow*, *golf-elbow*, *javelin-elbow*, y secuelas de mala consolidación tras fracturas o luxaciones del codo.

Posturas contraindicadas para los codos frágiles o doloridos

Si bien forma parte del miembro superior, la intervención del codo en las posturas viene a ser bastante más modesta que la del hombro.

El único movimiento del codo que pudiera dar lugar a complicaciones es el de flexión, ya que las posturas de yoga apenas implican movimientos de rotación, supinación o pronación.

Si dicha flexión resulta dolorosa o imposible a consecuencia de la rigidez, la postura será suprimida, o se ejecutará con mucha prudencia.

Habrá que controlar muy especialmente las posturas en donde el codo flexionado se coloca sobre el suelo para sustentar parte del peso corporal, como en la postura del *buitre* (43) y la de *la cobra* (15). En las fases iniciales de estos asana los miembros superiores tienen una cooperación intensa como apoyos del peso corporal. Pero una vez se haya logrado sin contratiempos la elevación del busto, los miembros superiores quedan en tensión, o en flexión, o se extienden hacia delante como dicta una de las variantes, sin que vuelva a intervenir el peso del cuerpo, y el movimiento juega exclusivamente sobre el hombro, no sobre el codo. Esa variante será la privilegiada en caso de codo frágil.

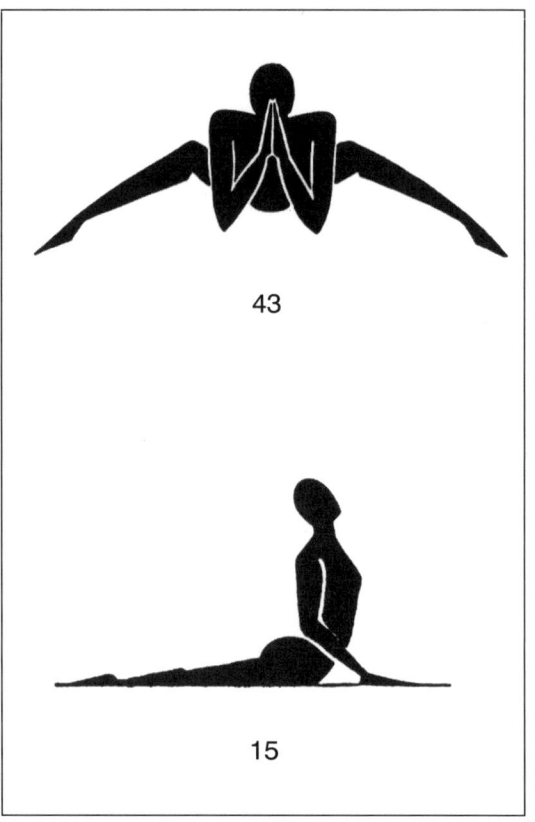

Otras posturas sin tanta repercusión, porque el codo está extendido, pero también susceptibles de vigilancia atenta por cuanto cargan el peso corporal, son:

- La postura del *camello* (10);
- la postura del *perro cara al cielo* (13);
- la postura del *perro hocico al suelo* (14);
- la postura de la *mesa de cuatro patas* (35), en donde los miembros superiores en extensión forman las patas delanteras de la mesa;
- la postura de *gran estiramiento anterior del cuerpo* (26), de inspiración próxima de la anterior.

También se controlarán las posturas en donde el codo participa en una tracción:

- La postura del *bailarín* (16) exige un codo perfectamente sano para permitir la sobreelevación de la pierna auxiliada por la tracción con la mano;
- en la *postura del arco* (4) la tracción aplicada sobre los tobillos con ambas manos debe ejecutarse con gran prudencia.

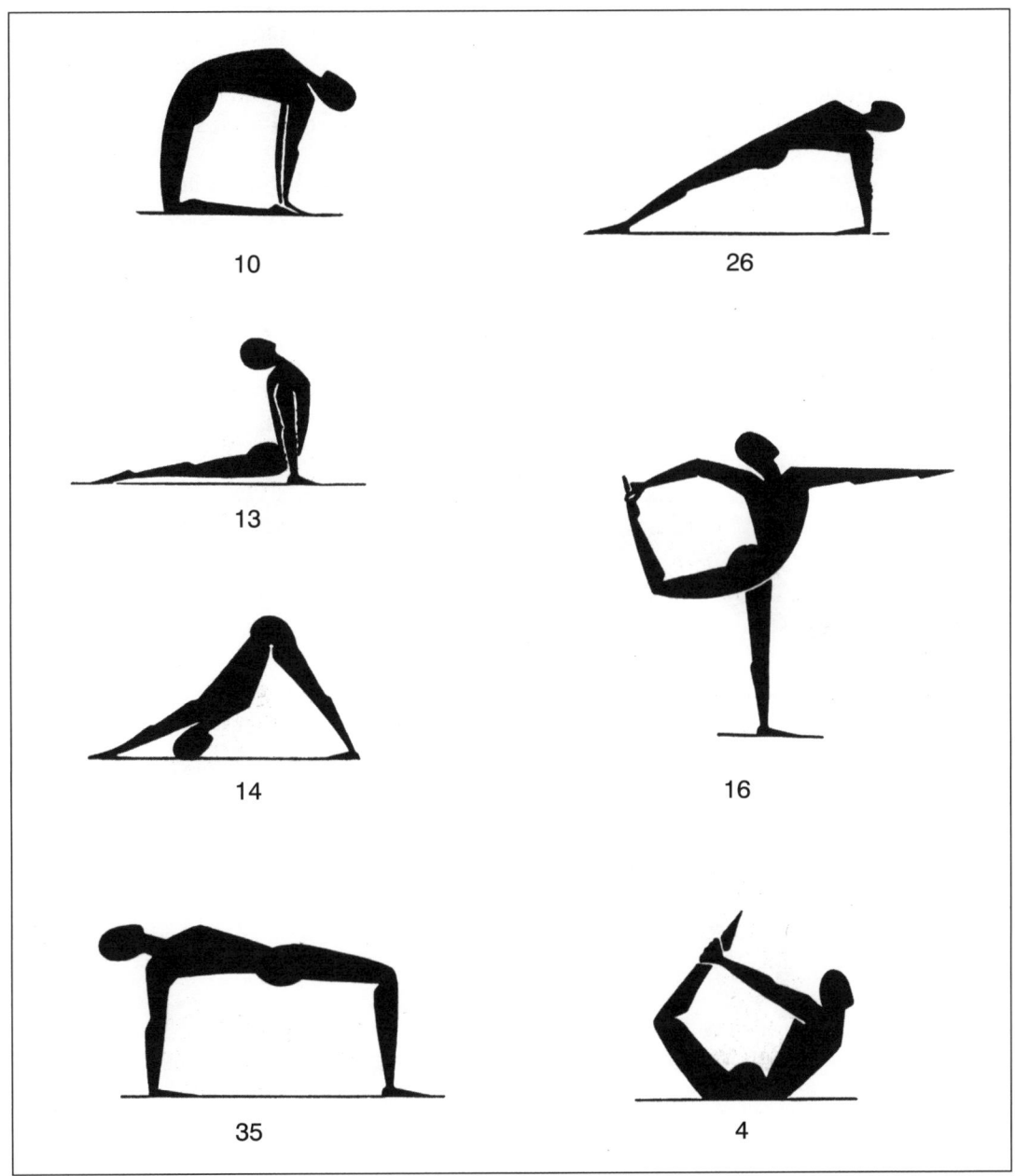

Hay un asana cuyo efecto de sobreesfuerzo para el codo no suele valorarse en su justa medida, y es la postura de *Vasistha* (42); en ella el codo sustenta la mayor parte del peso corporal en el eje del miembro superior, y además desempeña una función activa durante la fase que consiste en pivotar el cuerpo.

La postura de *la cabeza de vaca* (37), en donde las manos van a reunirse y entrelazar los dedos a la espalda, es poco favorable en caso de falta de flexibilidad y dolores. La solución clásica que se propone es intercalar una toalla u otra pieza de tela entre una y otra mano. Sin embargo, conviene observar que este asana confiere una gran flexibilidad y es muy favorable para los codos del sujeto indemne de toda lesión, al menos a nivel de esa articulación.

En otras posturas el codo realiza esfuerzos pequeños; la dificultad sobreviene únicamente a causa de la dificultad para flexionar debida a envaramientos o dolores.

Sucede así en los casos de:

- La postura de *la* media *vela* (17);
- la postura *del arado* (véase dibujo en página 36);
- la postura de orejas *apretadas* (32).

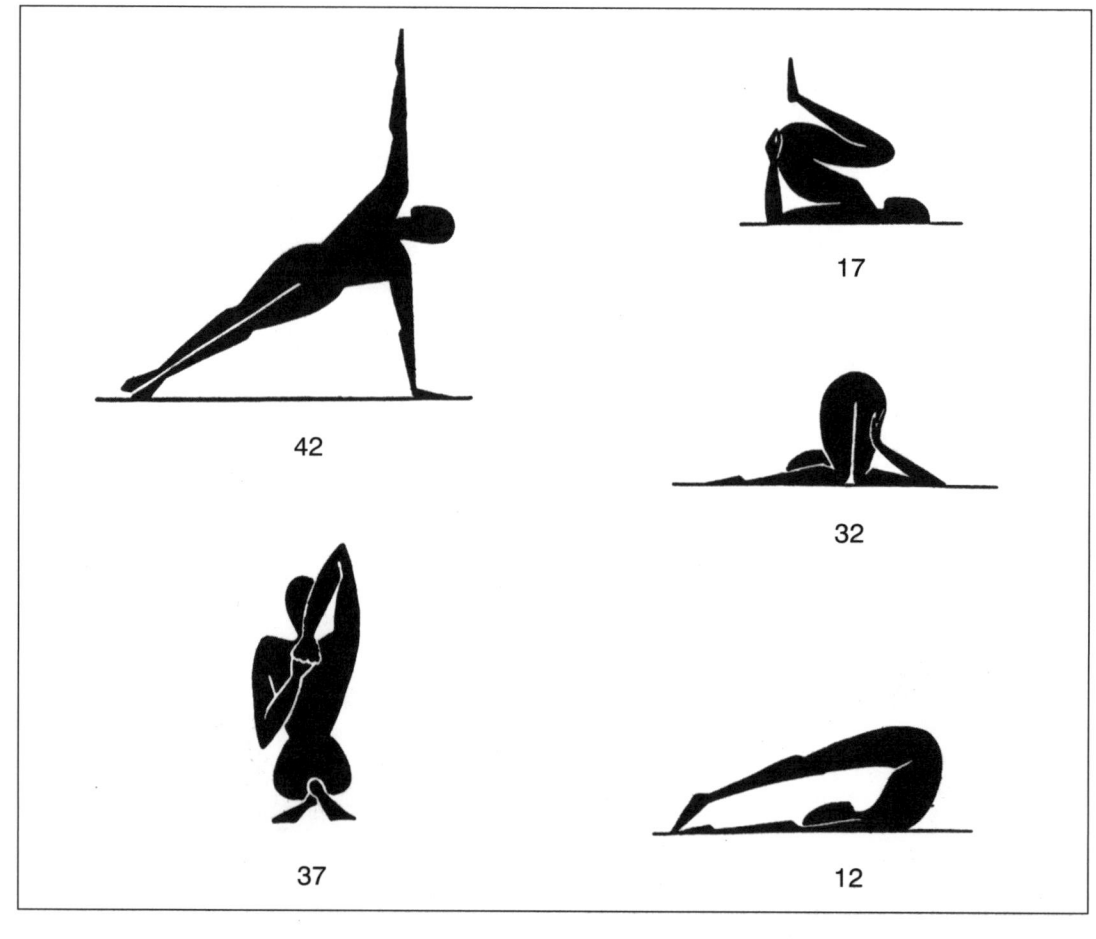

En estas posturas el codo se halla en flexión y las manos sustentan el busto pero sin excesivo esfuerzo. En caso de dificultades, la solución consiste en ejecutar, para cada una de estas posturas, la variante en que los miembros se hallan estirados y descansando en el suelo, véase por ejemplo la miniatura 12.

El problema es el mismo para la postura de *la vela* (11), aunque en este caso, si se prescinde de sustentar el busto habrá que procurar no desequilibrar el asana, dado el peligro inherente a cualquier tipo de caída.

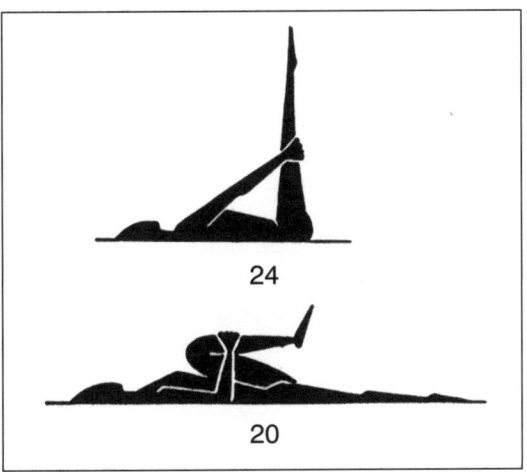

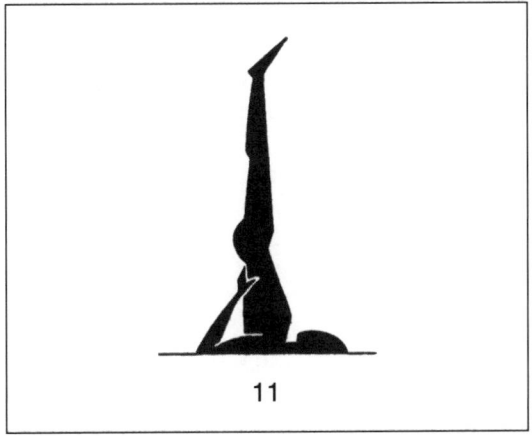

Tenemos luego dos posturas en que se impone para el individuo sano la tracción de los miembros superiores sobre las rodillas, lo cual, sin embargo, puede dispensarse más o menos:

- La postura con *flexión-extensión de las piernas sobre la pelvis* (24); su ventaja para el codo consiste en que el miembro superior permanece en extensión durante toda la «fase estática» del asana;
- la postura de *eliminación* (20) autoriza asimismo una tracción débil, o incluso nula, sobre la parte anterior de la rodilla, sin que ello perjudique a la dinámica ni al mantenimiento del asana. La única restricción es que aquí los codos quedan permanentemente doblados, flexión que no debe hallarse obstaculizada por ninguna rigidez o dolor.

Artrosis del codo

Es la localización menos frecuente de la artrosis a nivel del miembro superior, y ataca especialmente a los profesionales que manejan máquinas vibratorias, como los martillos neumáticos, o transportan habitualmente cargas pesadas; también afecta a ciertos deportistas, como los gimnastas y los levantadores de pesos, entre otros. Puede sobrevenir también como secuela de un traumatismo, o de una enfermedad general como la gota (véase el capítulo 14).

Se consultará el artículo general sobre la artrosis para la comprensión de la enfermedad, sus síntomas y sus tratamientos.

Por lo que se refiere a la localización en el codo, hay que hacer constar que los dolores son relativamente moderados; molesta más la frecuente limitación de la capacidad para estirar el brazo.

Es de temer la formación de osteofitos, proliferaciones óseas externas a veces múltiples y exuberantes; los brotes evolutivos muchas veces conducen a un estado congestivo agudo.

La reeducación del codo artrósico se considera particularmente delicada y desde luego el yoga no interviene para nada en sus maniobras funcionales, que son del dominio del kinesiterapeuta.

Tendinitis del codo

Hemos expuesto en el correspondiente capítulo 4 las consideraciones generales en relación con las tendinitis.

Pasamos a exponer seguidamente los aspectos peculiares de la localización en el codo.

En primer lugar hay que observar que los tendones del codo en la región del epicóndilo así como en la de la epitróclea están desnudos, es decir desprovistos de vaina sinovial; por ende son especialmente frágiles.

El codo sufre muchos esfuerzos en la vida cotidiana: las faenas domésticas, la jardinería, el bricolaje, la pesca con caña. Asimismo en muchas actividades profesionales: albañil, peón de obra, carpintero o ebanista, etc.

Son deportes de alto riesgo para el codo: el tenis, el golf, el lanzamiento de jabalina, el judo, el jockey, el ciclismo.

Las tendinitis del codo tienen las localizaciones siguientes:

- En su cara externa, el epicóndilo, son las epicondilitis;
- en su cara interna, la epitróclea, son las epitrocleitis.

Las tendinitis de inserción pueden afectar al tendón del bíceps, en la cara anterior del codo, o al del tríceps, en su cara posterior.

Los síntomas son los descritos en el artículo «tendinitis», con dolores al contraer el músculo afectado o estirarlo, así como al palpar la zona inflamada; también es un detalle característico que estando la movilidad activa limitada por el dolor, la movilidad pasiva permanezca intacta.

Las radiografías van a mostrar pocas anomalías, o sólo signos menores, hasta que la afección no haya alcanzado cierto grado de evolución.

Tenemos bien individualizados tres tipos de tendinitis del codo que suelen padecer los deportistas: la epicondilitis de los tenistas o *tennis elbow*, la epicondilitis de los jugadores de golf o *golf elbow*, y la epitrocleitis de los lanzadores de jabalina o *javelin elbow*.

Aquí nos limitaremos a describir el «codo de tenista», ya que las demás tienen aspectos clínicos y terapéuticos muy similares y por lo que se refiere al yoga, la política a seguir es idéntica (y bastante negativa, como veremos).

Tennis elbow o codo de tenista

Esta epicondilitis de la cara externa del codo es un síndrome doloroso consecuente a una actividad deportiva exagerada, o bien al uso de un material inadecuado, en especial por lo tocante a la raqueta y a la tensión del cordaje.

En algunos casos también cabe atribuirla a una técnica defectuosa. A veces se considera factor predisponente la no ingesta suficiente de agua.

En la afección distinguimos tres estadios:

- Estadio primero: dolor y contractura de los músculos de la región al aferrar la raqueta con especial intensidad para ejecutar golpes de smash o revés, pero que no persiste.
- Estadio segundo: los dolores se amplifican y los movimientos del codo los desencadenan permanentemente, persistiendo la sensación álgida incluso durante el reposo.
- Estadio tercero: los dolores, las contracturas intensas y las lesiones anatómicas engendradas determinan una impotencia funcional inquietante.

Es en este último estadio cuando cobran toda su importancia los exámenes radiológicos, que con frecuencia muestran trastornos de naturaleza diversa.

Tratamiento

Es el de las tendinitis (véase); en este caso resulta especialmente difícil y muchas veces decepcionante.

Papel del yoga

La abstención es regla obligada durante toda la fase dolorosa.

Después de la curación seguimos en presencia de un codo muy frágil y la reanudación de las sesiones exige una observancia rigurosa de las indicaciones que hemos dado en «repercusiones del yoga sobre los codos».

Esguinces del codo

Véase el capítulo 5 que hemos dedicado a los esguinces para lo relativo a las lesiones, los síntomas y el tratamiento.

Daremos seguidamente algunos detalles particulares de la localización en el codo.

Es muy frecuente el esguince de codo consecuente a una caída que hemos amortiguado con la palma de la mano, hallándose el antebrazo en extensión. Se produce entonces hiperextensión de la articulación. Son más raros los esguinces laterales.

Las lesiones van desde la simple elongación de un ligamento hasta el desgarramiento de éste y, en el caso máximo, la ruptura del plano de la cápsula y sus ligamentos.

Los esguinces se diagnostican mediante exámenes radiológicos y otros.

La evolución suele ser favorable en cuestión de tres semanas, pero algunas incidencias dejan secuelas duraderas.

El reposo es indispensable, y aunque se trata de un reposo relativo, que sólo suprime los gestos nocivos, debe prolongarse por lo menos un mes, y hasta seis semanas en caso necesario.

En algunos casos se colocará una ortesis ligera de contención.

Los masajes transversales profundos de Cyriax conciernen a las tendinitis del cuerpo del tendón, pero sólo pueden ser realizados por un kinesiterapeuta formado en esta técnica y se debe advertir al paciente que son dolorosos. El kinesiterapeuta puede también realizar estiramientos pasivos.

En algunos casos se considerará el tratamiento quirúrgico.

El lugar del yoga

Las sesiones no podrán reanudarse sino después de la desaparición total de los fenómenos agudos.

Las posturas que activen el codo deberán intervenir de manera progresiva y con prudencia, teniendo en cuenta además lo expuesto anteriormente en cuanto a las «Repercusiones del yoga sobre el codo».

En todas las posturas donde se mantenga extendido el miembro superior puede ser interesante practicar contracciones estáticas de éste (véase el capítulo 1).

Es favorable también el asociar las modalidades respiratorias de pranayama, por ejemplo la nadi shodana, que tiene una buena acción sedante y facilita una mejor oxigenación articular.

Enfermedades generales

Entre las de repercusión articular que estudiaremos más adelante, hay que señalar la posible afección del codo en la poliartritis reumatoide si llega a localizarse en esta articulación.

Se teme sobre todo el envaramiento articular rápido y la pérdida de la pronación y la supinación.

La acción de la fuerza de la gravedad amplifica las lesiones y la reeducación suave a cargo del kinesiterapeuta lo tiene en cuenta disponiendo puestas en cabestrillo, en ortesis, en escayolas especiales, etc.

El yoga puede asociarse con prudencia a esta reeducación, respetando rigurosamente lo dicho en «Repercusiones del yoga sobre el codo».

La hidroterapia es muy beneficiosa, si se dispone de medios para aplicarla a esta enfermedad, y en el mismo sentido puede actuar la práctica del yoga en inmersión.

Capítulo XII

LA ARTICULACIÓN DE LA MUÑECA

La muñeca es la articulación de la extremidad libre del miembro superior, finamente organizada para hacer posible que la mano disponga de una amplitud de movimientos muy importante en todas direcciones.

Reúne dos articulaciones y el conjunto representa mucho más que una mera articulación móvil, por lo que se ha dicho que forman «el complejo articular de la muñeca».

La articulación radiocarpiana

Es la unión de las superficies articulares de las extremidades inferiores del radio y del cúbito (o cotilo antebraquial) con las de los huesos de la primera hilera del carpo (o cóndilo carpiano). El extremo inferior del cúbito, en realidad, articulado con el extremo inferior del radio a nivel de la escotadura cubital, no participa directamente en la articulación radiocarpiana, o por lo menos no desempeña un papel en ella sino por mediación del ligamento triangular. Este ligamento es una placa fibro-cartilaginosa situada bajo la cabeza de la estiloides cubital, y constituye el verdadero elemento articular.

El *cotilo antebraquial* está formado, en sus dos tercios exteriores, por: la cara articular de la cara inferior de la extremidad inferior del radio, cóncava y revestida de cartílago; la divide en dos partes una cresta blanda. El lado exterior recibe el escafoides y el lado interior el semilunar.

El tercio interno está representado por el ligamento triangular, que recibe el piramidal.

El *cóndilo carpiano* está formado por las superficies articulares convexas de tres huesos de la primera fila del carpo: el *escafoides*, el *semilunar* y el *piramidal*.

El *pisiforme*, que también forma parte de la primera fila de huesos del carpo, no se halla incluido en la articulación. Mantiene la articulación radiocarpiana una compleja formación de ligamentos, y dispone de una cápsula articular revestida de membrana sinovial.

Articulación mediocarpiana

Articula los huesos de la primera fila del carpo, que acabamos de describir con los de la segunda: el *trapecio*, el *trapezoide*, el *grande* y el *ganchudo*.

Movimientos de la articulación

Esencialmente son la flexión y la extensión. La abducción y la aducción, que llevan la mano hacia fuera y hacia dentro, respectivamente, son bastante limitadas.

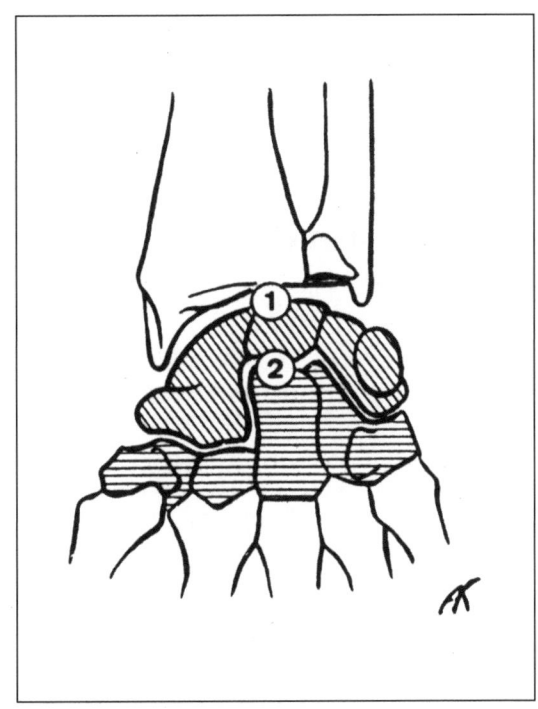

1 *Articulación radiocarpiana*
2 *Articulación mediocarpiana*

Huesos de la fila superior, de izquierda a derecha: escafoides, semilunar, piramidal y pisiforme
Huesos de la fila inferior, de izquierda a derecha: trapecio, trapezoide, grande y ganchudo

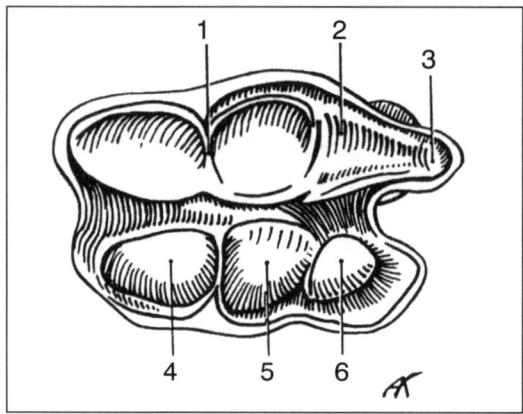

Articulación radiocarpiana abierta

1 Cresta blanda que separa las dos caras articulares de la extremidad inferior del radio **2** ligamento triangular **3** estiloides cubital **4** escafoides **5** semilunar **6** piramidal

Repercusiones de las posturas de yoga sobre la muñeca

Contraindicaciones derivadas del dolor o la fragilidad articular

Conciernen a las posturas en donde el peso corporal carga más o menos parcialmente sobre las muñecas y las manos:

- Postura de *Vasistha* (42): en ella el cuerpo en postura oblicua descansa el peso conjuntamente sobre los pies y sobre el miembro superior derecho o el izquierdo en extensión;
- postura de *la mesa de cuatro patas* (35), donde los miembros superiores en extensión forman las patas anteriores de la mesa;
- postura con *gran estiramiento anterior* (26), de inspiración similar a la anterior.

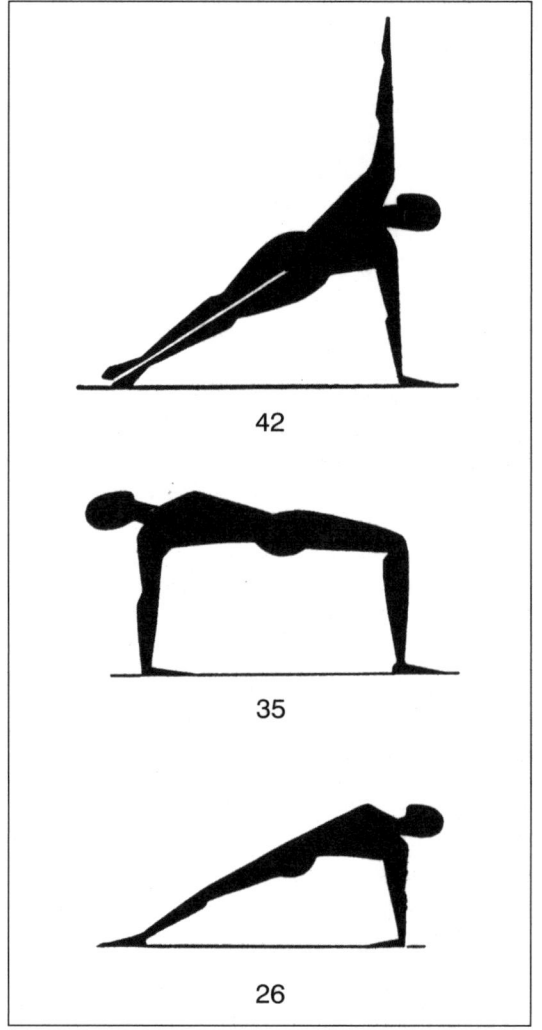

Y también a las posturas que reclaman una intensa participación en la sustentación del peso del busto:

- Postura de *la cobra* (15), aunque el esfuerzo exigido a las manos sólo interviene al inicio de la postura para levantar el busto y luego se liberan los brazos, que pueden incluso llevarse adelante.
- postura del perro *cara al cielo* (13);
- postura del perro *hocico al suelo* (14).

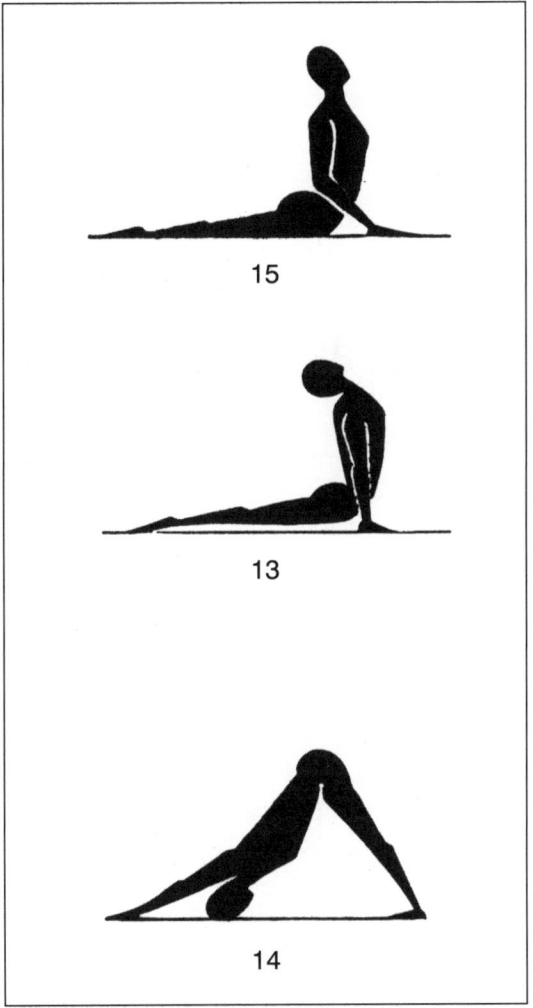

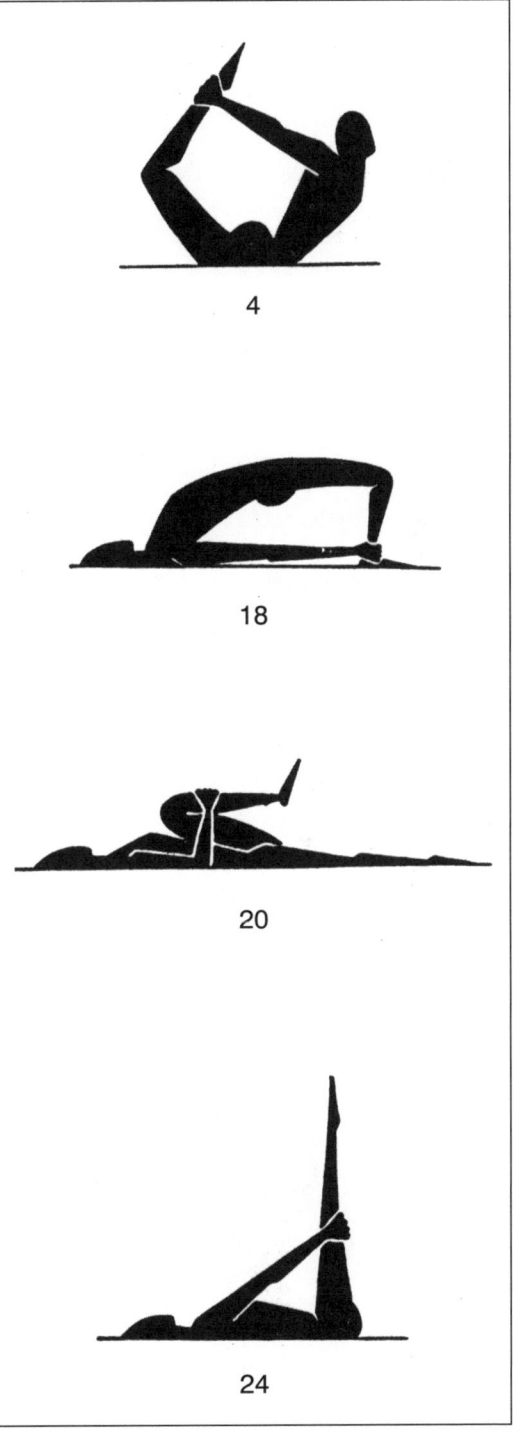

Otro problema distinto es el que se plantea cuando, para realizar la postura, la mano debe aferrar otro elemento anatómico:

- Los tobillos, en la *postura del arco* (4);
- también los tobillos, en la postura del medio *puente con ligadura* (18);
- las rodillas, ciñéndolas por su cara anterior en la postura de la *eliminación* (20), o por su cara posterior en la postura con *flexión-extensión de los miembros inferiores sobre la pelvis* (24).

En estos casos se cuenta con la ventaja de que sea el mismo practicante quien regula cuánta tracción quiere aplicar, y no es probable que se exceda de los límites que le imponen sus articulaciones. Se trata de recomendar precaución, no de establecer una prohibición.

Lo mismo sucede con las posturas donde hay que entrelazar los dedos de las manos, como se observa en:

- La *postura de* Marici (29) y
- la postura de *la cabeza de vaca* (37).

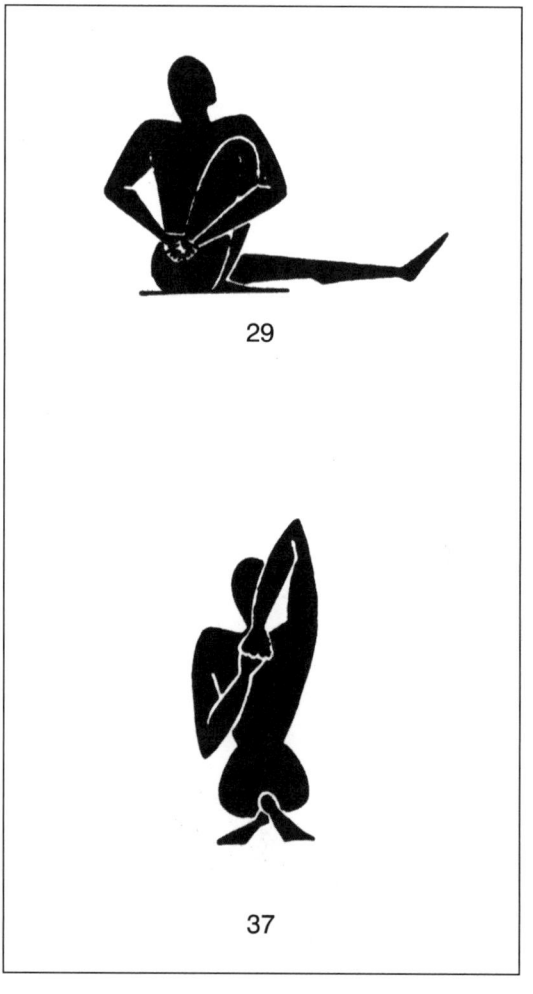

29

37

Siempre se cuenta con la posibilidad de ayudarse con una pieza de tela para llegar a reunir las manos sin esfuerzo.

En ausencia de lesión se le reconoce a la postura de *la cabeza de vaca* la propiedad de conferir gran flexibilidad a la muñeca.

Artrosis de muñeca

Es más rara que la de la mano. Los síntomas, el tratamiento, la actitud del practicante de yoga en su caso, son los que hemos descrito en el capítulo 3.

Por lo que se refiere a la muñeca, hay que observar que suelen tener su origen en un traumatismo, que puede determinar lesiones óseas a veces severas. Sobre todo es de temer que la limitación de los movimientos acabe por transformarse en un verdadero envaramiento.

En este plano es fundamental, por consiguiente, la recuperación de la movilidad.

La posibilidad de complicaciones por lesiones nerviosas no facilita precisamente el problema. Negativo durante la fase dolorosa, el yoga puede resultar luego un coadyuvante magnífico de los cuidados a cargo del kinesiterapeuta.

Esguinces de muñeca

Se observan habitualmente después de una caída en que nos hayamos golpeado la articulación.

Son frecuentes en la vida cotidiana y más aún en la de los atletas que practican deportes de balón: baloncesto, balonmano, balónvolea, o disciplinas en que abunden las caídas, como el rugby y la gimnasia acrobática, etc.

Los síntomas, el pronóstico, el tratamiento médico, ortopédico o quirúrgico, se han comentado en el capítulo 5.

Señalemos aquí la frecuencia con que aparecen asociadas las lesiones óseas, como la fractura del escafoides entre otras. De ahí que se impongan, para empezar, exámenes clínicos y radiológicos muy minuciosos. Correctamente diagnosticados y tratados con acierto, los esguinces de muñeca evolucionan por lo general hacia la curación en 2 a 3 semanas, con reanudación de las actividades normales e incluso de las deportivas. Pueden subsistir, no obstante, algunos dolores y un cierto estado de rigidez, el cual importa mucho reducir cuanto antes atendida la necesidad prioritaria de conservar una buena movilidad articular en esa región.

Por tanto, la reeducación a cargo del kinesiterapeuta debe iniciarse tan pronto como sea posible.

El yoga

Puede asociarse útilmente a dicha reeducación, privilegiando las posturas favorables y eliminando todo cuanto pudiera perjudicar al trabajo del kinesiterapeuta.

Se consultará lo observado en las páginas anteriores en cuanto a «Repercusiones de las posturas de yoga sobre la muñeca».

Capítulo XIII
LAS ARTICULACIONES DE LA MANO

Los metacarpianos son los cinco huesos que constituyen la palma de la mano. Se articulan con los huesos de la fila inferior de la articulación mediocarpiana que hemos estudiado en el capítulo anterior con las articulaciones de la muñeca.

El metacarpiano del pulgar es muy móvil, ya que dispone en su base de una superficie articular independiente en forma de silla de montar.

Más adelante, las cabezas de los metacarpianos se articulan con las falanges. Estas articulaciones metacarpo-falangianas son los llamados «nudillos». Sobre ellos se mueven libremente los dedos.

El pulgar sólo tiene dos falanges, mientras que los otros cuatro dedos tienen tres; la falange media recibe el nombre de falangina y la falange libre es la falangeta.

Están unidas por las articulaciones interfalangianas; estas diversas articulaciones se hallan dotadas de cápsula articular y ligamentos.

Movimientos de la mano

Son de una extrema complejidad y en caso de lesión todas las medidas deben encaminarse a conservar la movilidad de la mano y sobre todo la oposición del pulgar frente a los demás dedos.

Papel del yoga

Puede asimilarse a la mano todo lo que ha quedado dicho en cuanto a las repercusiones de las posturas de yoga sobre la muñeca (véase el capítulo anterior).

Recibe el nombre de *mudra* una técnica que se realiza con los dedos de la mano.

Para tomar sólo un ejemplo, en las posturas acucllilladas, la del acorde perfecto por ejemplo, con frecuencia las manos se apoyan sobre las rodillas formando círculos con los índices y los pulgares reunidos. Éste es un mudra clásico llamado *jnana mudra*; hay otros muchos, *china mudra, shiva mudra,* etc.

Muy avanzado tendría que estar el deterioro anatómico, o los dolores ser muy violentos, para que no fuese posible ejecutarlos.

En presencia de una artritis aguda, no obstante, o de una manifestación local de poliartritis u otro mal reumático agudo e invalidante, o de anquilosamiento completo, tendríamos que renunciar si no a la postura, por lo menos a las movilizaciones concomitantes de las muñecas y de las manos.

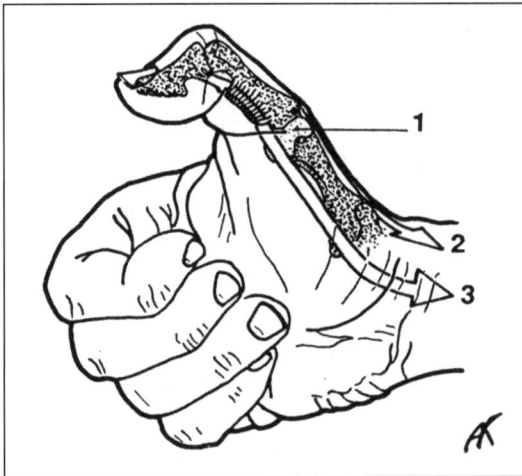

1 *Articulación metacarpofalangiana*
2 *Tendón del músculo corto extensor del pulgar*
3 *Tendón del músculo largo flexor del pulgar*

Esguinces de la mano

Se observan habitualmente a consecuencia de una caída violenta que haya cargado sobre la mano.

Es accidente común en la vida cotidiana, y también los deportistas son grandes proveedores de ellos con los accidentes de esquí, los deportes violentos en donde las caídas son moneda corriente, los de balón, etc.

Todas las articulaciones de los dedos pueden resultar afectadas. Los síntomas, su calificación, el tratamiento médico, ortopédico o quirúrgico, son los expuestos en el capítulo que hemos dedicado a los esguinces (capítulo 5).

La localización a nivel de la mano comporta algunas particularidades. Hay que buscar sistemáticamente los signos de laxitud de un ligamento, que son agravantes. El dedo en martillo va a requerir tratamiento quirúrgico y es una complicación especial de los esguinces de las falanges distales.

El esguince de la mano más frecuente es el que afecta a la articulación metacarpo-falangiana del pulgar.

Viene a representar prácticamente uno de cada dos esguinces de esta región, y es consecuencia de un movimiento forzado del pulgar hacia fuera. A menudo esta abducción patológica va acompañada de otros movimientos de diferente orientación, de ahí que resulten lesiones muy variadas.

Este esguince cursa acompañado de una pérdida de fuerza y también de precisión en el fundamental movimiento de oposición del pulgar con respecto a los demás dedos.

Casi todos los demás esguinces de la mano son benignos, pero hay que permanecer atento a las secuelas rebeldes; aparte los dolores residuales son de temer sobre todo los envaramientos articulares. También son posibles la inestabilidad o una evolución hacia las artrosis.

Tratamiento

Se consultará el capítulo general sobre los esguinces.

Papel del yoga

Véase asimismo lo dicho en el capítulo 5, y la reanudación de las sesiones tendrá en cuenta lo manifestado en el capítulo 12 en cuanto a las repercusiones del yoga sobre la muñeca, que puede extrapolarse a nivel de la mano.

La recuperación de la movilidad tal vez es aquí más esencial que nunca, y el movimiento de oposición del pulgar un capital que debe conservarse, si se ha visto afectado.

Tendinitis

En lo relativo a las tendinitis de la mano procede mencionar especialmente la que afecta simultáneamente a los tendones del largo abductor del pulgar y el corto extensor del pulgar.

Tienen una envoltura sinovial común y se deslizan en el interior de una especie de túnel fibroso en la punta de la extremidad inferior del radio.

La inflamación es, por lo general, de origen traumático; va acompañada de inflamación de la envoltura sinovial, que recibe el nombre de tendosinovitis de Quervain.

Los síntomas y el tratamiento son los de las tendinitis en general.

El papel del yoga se contempla también bajo las mismas condiciones: abstención de movimientos que afecten a la mano durante la fase aguda.

Se regresará a la actividad cuando se haya obtenido la recuperación íntegra, pero durante largo tiempo será preciso seguir considerando la mano como una articulación frágil, merecedora de especiales cuidados.

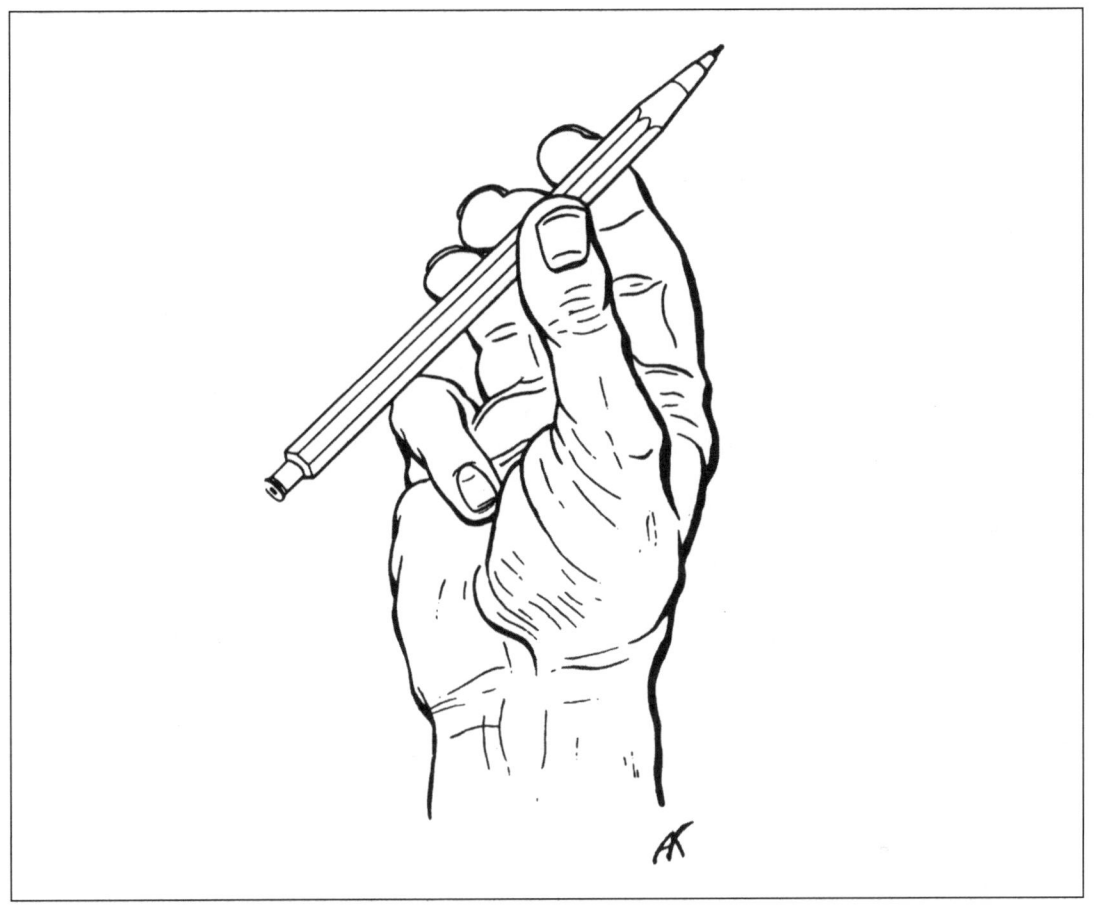

Después de una lesión de la mano, hay que tratar de conservar la movilidad de todas las articulaciones de la región y en especial de las que condicionan la oposición del pulgar frente a los demás dedos

En nuestro ánimo estará siempre la conservación de su movilidad y de la oposición del pulgar.

Entre las enfermedades generales de repercusión articular que estudiaremos al final de la presente obra, hay que señalar la posible incidencia de la poliartritis reumatoide si llega a localizarse en la mano.

Pueden producirse importantes deformaciones, a veces evitables mediante una reeducación precoz. El yoga no desempeña aquí ningún papel activo ya que no tiene movimientos específicos de mano que sirvan para la rehabilitación. Si el paciente se halla en condiciones físicas adecuadas para practicarlo, debe recordar los consejos expuestos en «repercusiones del yoga sobre la muñeca», que son generalizables a la mano, y con el fin de no contrariar el trabajo del kinesiterapeuta.

Capítulo XIV

ENFERMEDADES GENERALES
con posible repercusión sobre las articulaciones de los miembros

Algodistrofia

Este mal doloroso, invalidante, es de gran frecuencia. Plantea graves problemas; numerosas teorías han intentado explicarlo pero algunos detalles siguen sumidos en el misterio. A menudo tiene además una repercusión psicológica importante.

Causas

En general suele atribuirse a un traumatismo, sea directo con repercusiones locales, sea muy a distancia, con ataque lesionante transmitido por vía de perturbaciones reflejas nerviosas y circulatorias. Un traumatismo del brazo, por ejemplo, podrá originar una algodistrofia de la mano.

El traumatismo incriminado puede ser un golpe, una caída u otro accidente de similar tipo.

También puede ser una secuela de intervenciones quirúrgicas ligeras o importantes.

Son causas predisponentes: la diabetes, el alcoholismo, el consumo de ciertos fármacos y se supone que algunas alteraciones del psiquismo.

Síntomas

En tres de cada cuatro casos afecta a un miembro inferior, y uno de cada cuatro al superior.

Habitualmente el mal evoluciona en dos fases:

1. Fase aguda o «caliente»

• *Los dolores*

Los dolores que marcan la fase inicial se instauran progresivamente, por lo general varias semanas después del traumatismo, y luego no tienden a calmarse en absoluto, ni siquiera durante el reposo.

Son dolores de tipo profundo, con sensación de tirón, de arrancamiento, y se acentúan con los movimientos; muchas veces resultan rebeldes a la acción de los fármacos antiálgicos y a la inmovilización.

• *Los trastornos vasomotores*

Los dolores van acompañados de manifestaciones físicas diversas y desconcertantes: la piel adquiere un tono rosáceo o enrojecido, está caliente y se observa fuerte transpiración local; a menudo se observa un principio de envaramiento y de edema.

Esta primera fase puede durar hasta seis meses.

2. Fase de trastornos tróficos o fase «fría»

Los dolores disminuyen, y el color y el aspecto de la piel cambian. La epidermis está fría, azulada, cianótica; da la impresión de haberse vuelto más lisa y más delgada.

Los músculos se atrofian, la rigidez articular se acentúa.

Aparecen lesiones profundas: retracción de la cápsula articular, a veces lesiones óseas. La moral del paciente suele hallarse muy baja.

Esta segunda fase dura entre 1 año y 18 meses.

Exámenes

En radiología clásica la aparición de los signos es tardía. La escintigrafía muestra una hiperfijación característica.

En cuanto a pruebas de laboratorio, se practican diversas dosificaciones de las cuales la de la hidroxiprolina habitualmente se halla aumentada.

Variaciones de aspecto según la localización

En el miembro superior la algodistrofia puede simular el aspecto del «síndrome hombro-mano». Es decir que aparecen simultáneamente afectadas ambas articulaciones, pero el codo por lo general queda curiosamente indemne. Los dedos adelgazan, se estropean las uñas, cae el vello, y por último la mano y la muñeca se fijan en postura de semiflexión, mientras que en la parte superior del miembro asistimos al fenómeno de hombro bloqueado (véase la página 185).

Si afecta al pie, es de temer el cuadro clásico de pie descalcificado y dolorido, con aspecto abotargado por la presencia del edema «en calcetín».

En la cadera se presentan dolores de intensidad extraordinaria, no explicables por ningún examen y no acompañados de limitación de los movimientos.

Medidas recomendadas

Suspensión de toda actividad fatigante y de la práctica deportiva. Aliviar el miembro afectado en cuanto al peso del cuerpo; más raramente, inmovilización en escayola o intervención quirúrgica.

A continuación será preciso luchar contra las causas favorecedoras que hemos mencionado al principio, a fin de evitar que reproduzcan los efectos nocivos.

Con frecuencia el uso de calzado con suela blanda y amortiguadora produce felices resultados para lo concerniente al miembro inferior.

Pronóstico

La evolución es variable. Cabe esperar la curación en un plazo que puede variar entre cuatro meses y un año, pero es de temer que la afección deje secuelas permanentes, sobre todo en forma de retracción y atrofia de los ligamentos articulares y de la cápsula sinovial que deje limitada la movilidad. Pero incluso en este estadio se observan a veces mejorías tardías.

Tratamiento

Se basa en la asociación de medicamentos sedantes del dolor con otros de alcance más o menos específico, cuyo prototipo es la calcitonina.

Papel del yoga

Incluso en la fase «caliente» se considera necesario el reposo del miembro afectado, aunque habitualmente sin una inmovilización estricta. Las posturas que no pongan en juego la articulación interesada tal vez surtirán un efecto favorable; en cuanto a la articulación afectada, podemos ensayar las contracciones estáticas, realizándolas con prudencia, por ejemplo en la postura de shavasana (8). En una fase muy posterior la movilización es sumamente recomendable, y si hay un aspecto que pueda aconsejarse particularmente en tal estadio de la algodistrofia, es la hidroterapia (véase «Yoga en el agua», capítulo 1).

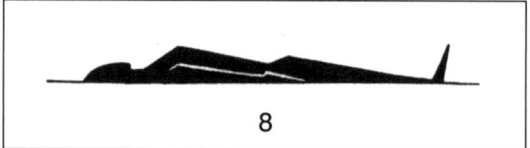

8

Osteoporosis

Enfermedad que afecta a la mujer en un 80 por ciento de los casos, altera la estructura íntima del hueso, especialmente en lo que concierne a las vértebras, con disminución del número y el espesor de las trabéculas óseas, fragilidad del hueso y peculiar transparencia de éste al examen radiológico.

Resumiendo muy aproximadamente, la osteoporosis comporta una disminución de la densidad de la parte esponjosa del hueso y un adelgazamiento de la corteza superficial.

Esta alteración es fisiológica en relación con la edad avanzada, pero sólo hasta cierto punto, más allá del cual debe considerarse patológica con todas las complicaciones que ello supone.

La osteoporosis es de extrema frecuencia, ya que el número de personas afectadas en el mundo puede calcularse en millones. Las mujeres, como queda dicho, son víctimas de ella con frecuencia cinco veces superior que la del hombre.

El gran peligro de la osteoporosis está en el carácter insidioso de su evolución, hasta que una complicación brutal y grave revela de manera espectacular y trágica la presencia del mal.

Causas

Las dos principales son la menopausia y la senilidad. También se observan osteoporosis en los huesos inmovilizados por fractura, el mal de Pott, etc.

Algunos sujetos desnutridos presentan osteoporosis «carenciales».

Hay otras de etiología más rara, tiroideas, paratiroideas, etc.

Mecanismo

El índice de calcio en los huesos varía a lo largo de toda la existencia.

Hasta los 25 años va aumentando, sobre todo en los hombres, y permanece luego estable hasta los 35 a 40 años de edad.

A partir de este período se inicia un decrecimiento de la mineralización que progresa con la edad.

Otros factores pueden acelerar dicho decrecimiento: largas permanencias en cama, ejercicio físico insuficiente, tratamientos prolongados con heparina, o más señaladamente aún derivados de la cortisona, etc.

Variedades de la osteoporosis

Se distinguen dos:

- La osteoporosis llamada cortical porque ataca la parte superficial del hueso, es la variante consecuencia esencial de la edad y se traduce sobre todo en fracturas, entre las cuales la *fractura del cuello del fémur* es una de las más temidas, pero que pueden localizarse también en la muñeca, el húmero, el radio, las costillas, etc.
- La osteoporosis que ataca el tejido esponjoso interior del hueso, o trabecular, cuya complicación mayor son los aplastamientos de los cuerpos de las vértebras.

Síntomas

La osteoporosis no es dolorosa, por lo general, excepto los episodios de fracturas, que se manifiestan con sus signos habituales. Los aplastamientos vertebrales son dolorosos durante 4 o 5 semanas y luego el dolor va difuminándose progresivamente. La repetición de esta incidencia puede ser causa de que el sujeto pierda varios centímetros de estatura en algunos meses o años.

Por otra parte, los aplastamientos sucesivos reducen la movilidad de la columna vertebral y dan lugar a deformaciones como la cifosis dorsal.

Con el progreso de la afección y sus complicaciones, la osteoporosis acaba por convertirse en dolorosa, especialmente a nivel del raquis.

Exámenes complementarios

Los exámenes de laboratorio no presentan sino un interés limitado. La radiografía ordinaria no detecta la osteoporosis, excepto cuando la pérdida de calcio óseo supera ya el 30 por ciento, en cuyo momento es tarde para adoptar medidas preventivas. Por fortuna la obtención de imágenes médicas ha realizado grandes progresos actualmente; en particular la medida por absorción bifotónica permite alcanzar resultados mucho más rápidos, y con gran precisión. En lo que respecta a la columna vertebral, por ejemplo, se aprecia el índice de calcio vértebra a vértebra con precisión de 2 decimales.

Terapéutica

El régimen: debe aportar el calcio en forma de leche, lácticos, quesos preferiblemente duros, e incluir además cantidad suficiente de sales minerales, para lo cual se le incorporan: las carnes, los pescados, las legumbres nitrogenadas y otros alimentos ricos en materias proteicas, que favorecen la formación de la matriz ósea.

El tratamiento médico: en especial el dirigido a la osteoporosis de la mujer menopáusica consiste en la administración de hormonas genitales femeninas, bajo atento control. Este tratamiento, que hoy se halla suficientemente codificado, permite disminuir los dolores en la mayoría de los casos y evitar el aplastamiento de las vértebras al aumentar su densidad ósea.

También se administra calcio, vitamina D y otros medicamentos varios como calcitonina, flúor, etc.

Medidas recomendadas

Ante los trastornos óseos

Se aconseja una vida sana y equilibrada. El ejercicio suficiente es indispensable, pero evitando los sobreesfuerzos, en particular las actividades y las posturas que fuercen las regiones más amenazadas: parte inferior de la columna vertebral, cadera, muñeca, etc. También el inclinarse hacia delante demasiado profundamente o demasiado rato, y el porte de objetos muy pesados. Desconfiaremos de las torsiones brutales del busto, evitaremos las largas permanencias sentados, los largos trayectos en tren o automóvil; limitaremos las faenas domésticas que suponen sobreesfuerzo para una articulación frecuentemente comprometida, como la muñeca (no tanto por el esfuerzo que se le exige, como por la repetición *ad infinitum* de los movimientos: la costura, el ganchillo, la limpieza, la cocina, etc.).

No dar saltos bruscos al bajar peldaños, del bordillo de la acera, del autobús.

Para limitar las circunstancias generadoras de complicaciones, en particular fracturas

- Desconfiar de los suelos pulidos, de las aglomeraciones, de los niños movidos;
- adoptar medidas si no se ve bien;
- si hay que levantarse de la cama durante la noche, no precipitar nada, echar pies a tierra con precaución, no andar a oscuras, y redoblar la prudencia si se ha tomado un sedante o un somnífero;
- usaremos bastón para andar e instalaremos moquetas que no resbalen, pasamanos, barandillas y demás fijaciones que aseguren la salida de la bañera o del excusado; en caso necesario no hay que escatimar andadores y demás aparatos que garanticen la seguridad;
- no subirse innecesariamente en taburetes o escalerillas de mano.

Papel del yoga

Con sus sesiones regulares viene a constituir un complemento indispensable del ejercicio físico cuya importancia acabamos de comentar.

Esta función del yoga es global, no selectiva. No se recomienda una postura determinada. La actividad que representa su práctica, sin embargo, va a revestir gran importancia para muchos candidatos a la osteoporosis: las menopáusicas, los convalecientes que han guardado cama mucho tiempo, las víctimas de una vida excesivamente sedentaria. Aunque sea un eslabón modesto de la cadena de los medios empleados para combatir la rarefacción de las trabéculas óseas, el yoga no deja de constituir un elemento muy positivo.

Cuando la osteoporosis se encuentra ya bien establecida, el yoga mantiene su lugar como coadyuvante de las medidas fundamentales que corresponden a la kinesiterapia, tanto por sus modalidades respiratorias que ejercitan los movimientos torácicos, como por las posturas que permiten conservar e incluso mejorar la movilidad de las articulaciones deterioradas por la osteoporosis.

Si la verticalización del raquis se evidencia difícil para el paciente, podrá ejecutar las posturas sedentes o de pie con ayuda de un apoyo dorsal, una pared por ejemplo.

También es útil la práctica de las contracciones estáticas como complemento de algunas posturas de yoga.

La gota

Entra en el grupo de las enfermedades llamadas «de plétora», es decir de las afecciones caracterizadas por una sobrecarga de elementos anómalos. En este caso la sobrecarga es una acumulación anómala de ácido úrico y la deposición de cristales de urato sódico en los tejidos.

Es una enfermedad constitucional, muchas veces familiar, más frecuente en el hombre y sobre todo entre los grandes comilones, más bien obesos y muy activos físicamente.

Síntomas

Los trastornos sanguíneos con aumento excesivo del contenido de ácido úrico en la circulación irán instalándose sin dar señales de alarma, hasta el día en que se declara brutalmente la crisis de gota, a menudo favorecida por una comida demasiado copiosa y bien regada, o por un viaje fatigoso.

La víctima es por lo general un hombre de 40 a 50 años de edad; las gotas consecutivas a una deficiencia del funcionamiento renal se observan más a menudo en los ancianos.

La crisis afecta las más de las veces al dedo gordo del pie. Se inicia habitualmente de noche con dolores muy vivos y sensación de quemazón, de aplastamiento y de torsión. El más pequeño movimiento o la palpación producen el paroxismo. El pie está inflado y presenta un color rojo tomate muy especial, con presencia visible de dilataciones venosas.

El dolor tiende a calmarse más o menos durante el día, pero retorna durante la noche. Los cristales alojados en el interior de la articulación y responsables del dolor son a veces palpables, y por lo general visibles radiológicamente.

Los exámenes de laboratorio confirman la presencia de una proporción excesiva de ácido úrico en la sangre, o hiperuricemia.

Una vez terminada la crisis aguda son de prever recidivas y crisis cada vez más seguidas, hasta desembocar en la cronicidad. Los cristales se manifestarán bajo la forma de tofos (del latín «tophus», plural «tophi») en distintas regiones, como los dedos, la rótula o el pabellón de la oreja.

La gota afecta sobre todo al riñón y produce cólicos nefríticos, insuficiencia renal progresiva hasta desembocar en la uremia, etc. Además esta enfermedad va a determinar deformaciones articulares. La «subida de la gota» es una complicación a nivel de otra víscera, como el corazón o el hígado.

Medidas recomendadas

El reposo es indispensable durante la crisis, y se reducirá la actividad física entre accesos, sin llegar nunca al sobreesfuerzo.

El pie debe protegerse bien, mediante los procedimientos clásicos y sobradamente conocidos.

El régimen

Factor esencial, con reducción calórica, y adelgazante en caso de sobrepeso.

Hay que evitar sobre todo los alimentos que contienen «purinas», porque forman el ácido úrico directamente: mollejas, riñones, hígados, sesos, anchoas, sardinas, arenques, caza, etc. Evitaremos también los alimentos grasos, los huevos, la leche, y será preciso suprimir toda bebida alcohólica. Se aconseja también la ingesta de dos a tres litros diarios de agua, ya que ello es favorable para los riñones.

Los medicamentos

El medicamento rey es uno que tiene mucha antigüedad, la colquicina. También se dispone de fármacos modernos que reducen el índice de ácido úrico, bien sea facilitando su eliminación por la orina, o bien inhibiendo la síntesis del mismo.

Papel del yoga

La indicación para las posturas es más bien negativa; durante las crisis hay que prohibirlas todas, excepto la shavasana (8) que, por el contrario, permite disipar el nerviosismo excesivo y agrega sus efectos sedantes a los de los medicamentos calmantes del dolor.

Las respiraciones no fatigantes, como la nadi shodana, son útiles al paciente por los efectos desintoxicantes de la respiración científica, por cuando mejoran el funcionamiento de los órganos excretores y ayudan a eliminar los residuos que impurifican el organismo.

Una vez hayan desaparecido los dolores y se haya reanudado una actividad moderada, la postura de la eliminación (20) permitirá acentuar el saludable efecto depurativo.

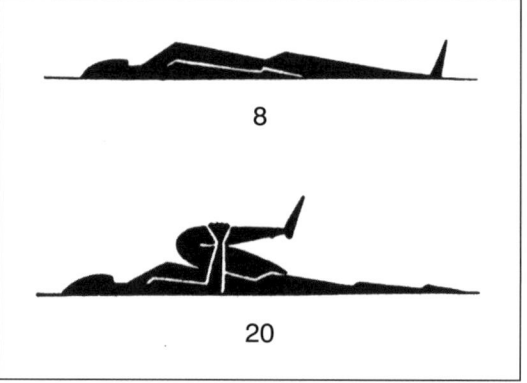

Mucho tiempo habrá de transcurrir antes de que sea posible practicar las posturas en las que el pie deba soportar todo el peso del cuerpo, que como sabemos son muchas.

Entre éstas y aunque el sujeto se halle totalmente restablecido en apariencia, se evitarán los alzamientos sucesivos sobre las puntas de los pies, como los que se practican en la última fase de la postura de atención (5).

En la postura del árbol (3) el peso se cargará sobre la pierna sana, nunca sobre la enferma y aunque sea preciso contrariar el principio de simetría, que es fundamental en yoga, pero que es preciso saber modificar en función de las circunstancias.

Condrocalcinosis

Enfermedad articular de tipo reumático caracterizada por la presencia de cristales de pirofosfato de calcio en el seno de los cartílagos articulares.

En sus formas corrientes, esta dolencia afecta sobre todo a los individuos de edad avanzada, e incluso cabe afirmar que es excepcional antes de los 60 años. Existen, sin embargo, formas que afectan a sujetos jóvenes, a las que se atribuye por lo general un origen hereditario.

En la práctica los sujetos afectados más a menudo son mujeres después de la menopausia, y la localización electiva es la rodilla.

También aflige con frecuencia a la muñeca. Cuando se localiza en las pequeñas articulaciones suelen ser varias las afectadas simultáneamente. A nivel del raquis, esas lesiones múltiples por las contracturas que originan pueden producir deformaciones importantes como una cifoescoliosis.

Las lesiones son calcificaciones múltiples de las cavidades articulares, de los fibrocartílagos y, a veces, de los tendones. La condrocalcinosis se asocia con frecuencia a la artrosis, pero causa lesiones destructivas todavía más importantes que las de ésta.

Síntomas

La dificultad para el diagnóstico estriba en que son muy variables. En efecto, se dan formas latentes, prácticamente silenciosas. Otros casos, en cambio, determinan síntomas de gran intensidad.

En general la enfermedad se manifiesta por un dolor articular importante, de recrudescencia nocturna. Ataca habitualmente a una sola articulación, y muchas veces su origen radica en un traumatismo o una intervención quirúrgica. Luego produce un estado inflamatorio, y destrucciones articu-

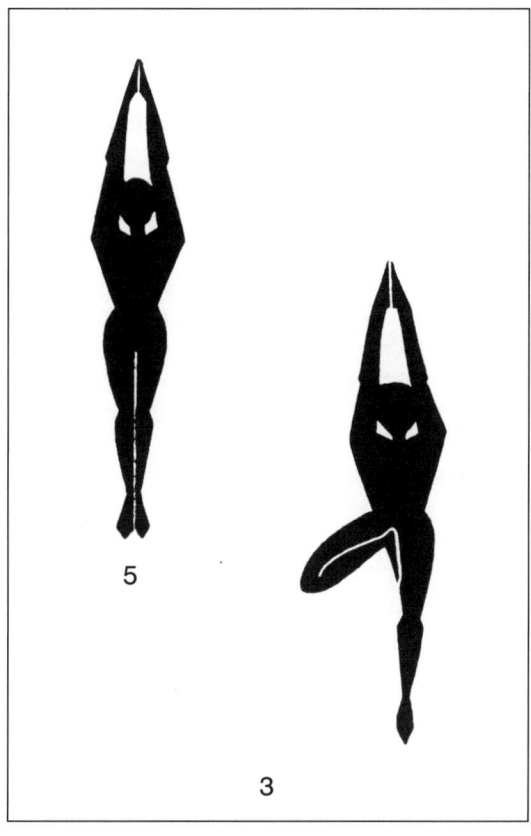

Las posturas donde entre en juego el pie, por mínimo que sea el esfuerzo, y en particular la del loto (28) y similares, no se practicarán sino en ausencia total de dolores, y siempre y cuando se toleren bien.

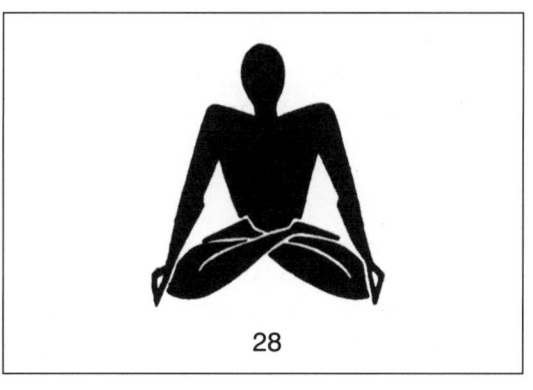

lares. Se observa también un cierto grado de envaramiento, a veces la presencia de líquido en el interior de la articulación (hidrartrosis); pero es la naturaleza inflamatoria de los dolores, sobre todo, lo que justifica el nombre de seudogota cálcica que recibe a veces esta dolencia.

Los exámenes de laboratorio no suelen dar muchos datos positivos.

Son de importancia capital los exámenes radiológicos, porque muestran las incrustaciones microcristalinas cartilaginosas, bilaterales y simétricas.

Evolución

Es generalmente favorable en cuestión de semanas, pocas si la terapia resulta adecuada.

Tratamiento

Médico: con infiltraciones locales de corticoides y administración de antiinflamatorios no esteroides por vía interna. Aplicaciones sedantes externas sobre la articulación, y los calmantes habituales del dolor.

Quirúrgico: es bastante excepcional.

Papel del yoga

Evidentemente no hay ninguna posibilidad activa contra el mal en sí. Durante el período activo de la condrocalcinosis no se puede ejecutar ninguna postura en la que intervenga la articulación afectada. Después de la curación completa, nos hallamos ante el problema de la reanudación del yoga en presencia de una articulación frágil, que será más a menudo la de la rodilla. Mucho después, y suponiendo que no se haya producido ninguna recaída, el yoga podrá insistir en las posturas que confieran flexibilidad a la articulación tocada, teniendo en cuenta que persistirá todavía un cierto grado de rigidez.

Poliartritis reumatoide o artritis reumatoide

Antiguamente llamada poliartritis crónica evolutiva, esta temible enfermedad de tipo reumático y evolutivo se caracteriza por la tendencia a atacar varias articulaciones simultáneamente, de manera bilateral y simétrica. Peligran en especial las mujeres menopáusicas, y el frío húmedo es un factor perjudicial bien conocido. El mal es grave, por la posibilidad de que el paciente quede convertido en un inválido total.

Mecanismo

El ataque, bajo el efecto de factores no precisados, se produce a nivel de la membrana sinovial que recubre el interior de la articulación y que segrega el líquido llamado sinovia.

Dicho ataque provoca una reacción de los glóbulos blancos, pero por razones misteriosas todavía se asiste a un proceso totalmente anárquico, en el que las defensas de la articulación parecen conspirar, por el contrario, para destruirla: las células sinoviales se multiplican con celeridad desenfrenada y acaban por invadir toda la cavidad articular. Los glóbulos blancos, cuya acción totalmente desorganizada se vuelve incoherente, fabrican «enzimas devoradoras» y se dedican a destruir las células fundamentales del cartílago. La articulación convertida en campo de batalla exterioriza su padecimiento de manera espectacular. Asistimos entonces al despliegue de varios síntomas.

Síntomas

Aparece hinchazón de una o varias articulaciones, acompañada de dolor espontáneo a la movilización, así como de rigidez matinal prolongada, diferente del envaramiento artrósico, que es de breve duración. Habitualmente se registra fiebre y una alteración bastante notable del estado general.

La afección se produce con carácter bastante electivo a nivel de las articulaciones de las extremidades de los miembros, y adoptan con mucha frecuencia una distribución bilateral y simétrica. El raquis, en cambio, suele quedar indemne.

Evolución

La evolución, crónica y puntuada por brotes evolutivos, es muy dolorosa y genera deformaciones, destrucciones y envaramientos articulares.

Puede acarrear lesiones considerables, causar un pronunciado anquilosamiento y convertirse en causa de invalidez permanente severa.

Por regla general los sucesivos brotes se producen con periodicidad variable, con agravación de lesiones anteriores y extendiéndose muchas veces la afección a nuevas articulaciones.

Medidas recomendadas

El reposo completo es indispensable durante los períodos agudos y los brotes evolutivos.

Medidas destinadas a evitar los vicios de postura

El enfermo debe acostarse plano, con las piernas estiradas y evitando colocar una almohada debajo de las rodillas, lo cual proporciona algún alivio pero favorece una complicación temida, la flexión patológica o *flexum*. Más adelante podrá autorizarse la postura sedente, pero sin prolongarla nunca en demasía. En este caso también hay posibilidad de flexum tanto a nivel de las caderas como al de las rodillas.

Es buena medida colocar un cerco debajo de las sábanas, para aliviar al paciente del peso de los cubrecamas y mantas, y además se evita otra complicación: el equinismo, o postura en extensión del pie hacia delante.

Tratamiento médico

Es muy delicado, ya que se recurre a sustancias de difícil manejo y susceptibles de provocar reacciones indeseables e intempestivas.

Otros tratamientos

Se utiliza la fisioterapia en forma de infrarrojos, diatermia, ondas cortas, rayos ultravioleta, ionización, etc. Las curas térmicas pueden administrarse en alguna estación balnearia, si el estado del enfermo lo permite.

Según los casos se contemplan asimismo los tratamientos ortopédicos y la kinesiterapia activa y pasiva, tras examen minucioso de la situación. Esta kinesiterapia, que será muy suave, incluye también masajes analgésicos y favorecedores de la circulación. La kinesiterapia permite mantener el juego articular y conserva la musculatura. Se practicará a domicilio cuando finalice el período agudo y después de una remisión franca y prolongada el paciente podrá desplazarse hasta el centro.

Papel del yoga

Clásicamente se consideraba la poliartritis reumatoide como una contraindicación prohibitiva de toda forma de yoga. Sin embargo, el estudio científico de la situación permite contemplar la situación de una manera más matizada.

El aspecto preventivo

Las causas de la enfermedad son múltiples y todavía no se conocen a fondo, pero hay un punto cierto: en una proporción apreciable de casos, el elemento desencadenante es un estrés físico o psíquico. Conociendo la eficacia del yoga en relación con el estrés, cabe preguntarse si su práctica no podría ejercer un efecto positivo desde ese punto de vista.

Lo que puede realizarse de manera beneficiosa

• Las respiraciones

Sería verdaderamente preciso que la afección hubiese conducido a un deterioro general, para que no fuese posible practicar ninguna modalidad respiratoria.

Algunas modalidades respiratorias son preferibles, sin embargo: respiración completa, respiración con obstrucción unilateral alternativa: nadi shodana, anuloma, que son respiraciones que privilegian la espiración. Realizadas con prudencia, también las retenciones del aliento o kumbakha se aconsejan después de la exhalación (bahya kumbakha).

• Las posturas

Por supuesto las articulaciones afectadas no se moverán. Aquellas que se hallen indemnes y cuya movilización no repercuta sobre las articulaciones enfermas pueden realizar un trabajo limitado. El parecer del médico y la vigilancia de un monitor son inexcusables de todos modos, y no se podrá hacer nada en presencia de fiebre, malestar general, etc.

Las posturas que pongan en juego la o las articulaciones enfermas no podrán reanudarse sino cuando se hayan sedado los dolores y observado signos de evolución.

El principio consiste en hacer que el paciente adopte posturas contrarias a las que tienden a tomar las articulaciones afectadas al anquilosarse.

No se obtendrá un resultado válido sino cuando las uniones hayan conservado una movilidad parcial suficiente. En términos generales hay que privilegiar, según las articulaciones, los movimientos siguientes:

• Para el codo, las extensiones: torsión asentada a nivel del estómago (38), triángulo de pie (41), por ejemplo, pero hay que desconfiar de las posturas que además de imponer la extensión del codo carguen peso corporal sobre la articulación, como sucede en la postura de Vasistha (42).

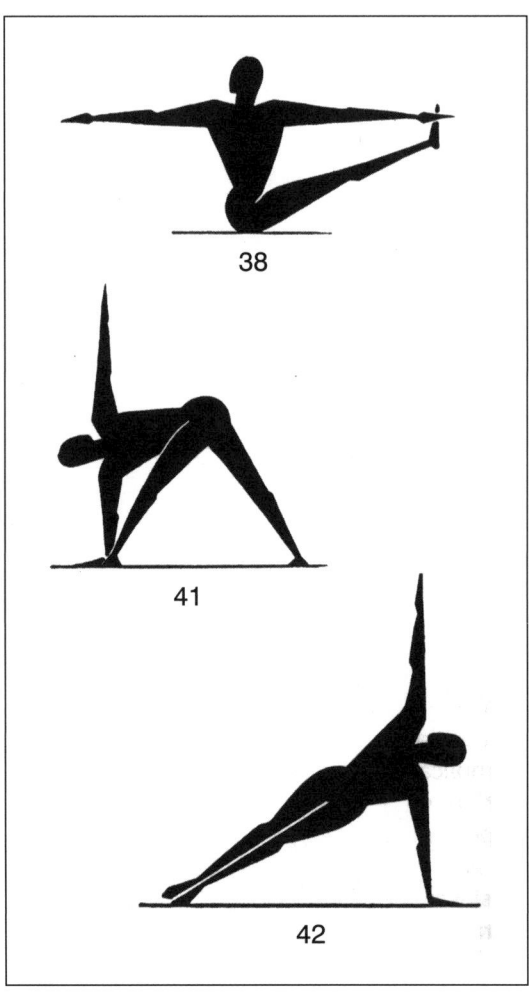

- Para el hombro, los de abducción: el hombro se lleva hacia fuera en cierto número de posturas, y las indicaciones que damos para el codo también son válidas en este caso, lo mismo que las reservas.
- Para las caderas y las rodillas, los de extensión. Se tendrá en cuenta que las permanencias de pie no deben prolongarse más de escasos minutos, en este caso: la postura de atención (5), por ejemplo. Las posturas en decúbito supino sin movimientos de piernas podrán practicarse sin restricciones, la de mudra de estómago por ejemplo (31), y también las basadas en el decúbito prono, siempre y cuando las piernas permanezcan estiradas en el suelo, como sucede en la de la cobra (15) por ejemplo, evitando las variantes como la de la cobra real, que consiste en elevar los pies hasta apoyar las plantas en la nuca.
- Para el tobillo, se respetará en la medida de lo posible la posición funcional en flexión a 90 grados. Se evitará el apuntar los pies, sobre todo en los pacientes que tienden de por sí al equinismo, pero tampoco hay que desviarlos hacia fuera, lo cual predispondría un vicio de postura, el pie valgo, que complica en ocasiones algunas poliartritis reumatoides. Los movimientos de tobillo como la circumducción, que por lo demás no forman parte de las posturas sino a título de variantes de algunas de ellas, se practicarán sólo si no generan ningún dolor.
- Muchas veces la columna vertebral se salva de los ataques de la poliartritis reumatoide. Lo cual autoriza, siempre y cuando el sujeto se halle en condiciones de realizarlas, aquellas posturas en las que trabaja esencialmente el raquis, la del arado por ejemplo (12), que «ejerce un estímulo de toda la parte posterior, que es la más *yang*, aunque reforzando al mismo tiempo la parte yin y retardando la distribución de energía de defensa excesiva» (doctores O. y L. Coudron en el coloquio *Yoga et Santé* 1987). Con la hidroterapia tenemos una forma de reeducación muy particular y recomendada para los pacientes cuya afección los convierte en difícilmente manipulables. A ella puede asociársele el yoga en forma de yoga bajo el agua (véase el capítulo 12).

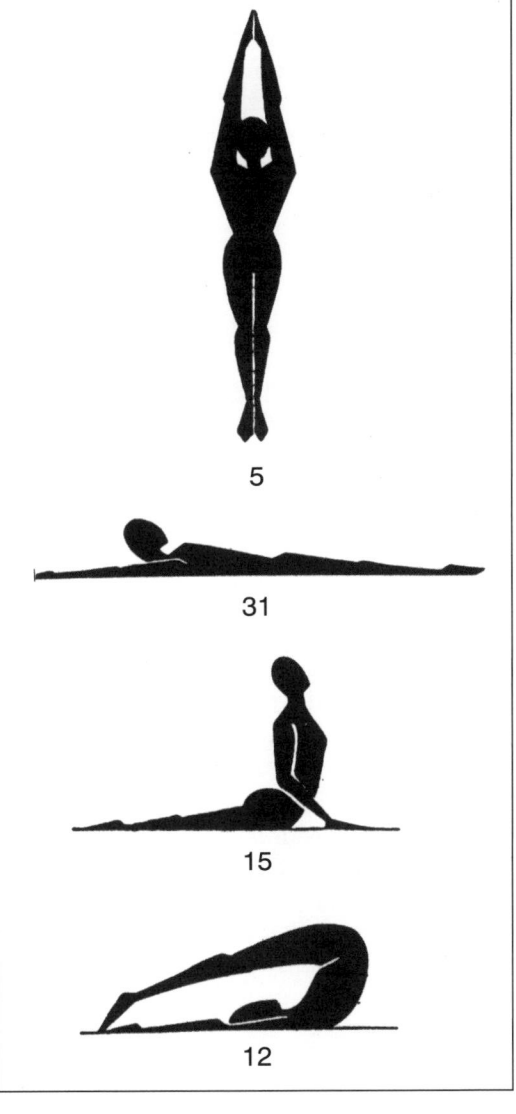

Reumatismo por hidroxiapatita

Este tipo de reumatismo se debe a la formación de depósitos microcristalinos de hidroxiapatito en las estructuras que envuelven la articulación.

La localización electiva de esta periartritis es el hombro, y afecta electivamente a mujeres jóvenes.

En razón de los dolores inflamatorios con que se manifiesta ha recibido el nombre de seudogota del hombro, lo cual recuerda la seudogota cálcica, pintoresca denominación de la condrocalcinosis, cuya localización más frecuente es la rodilla.

Tratamiento

Es de tipo médico y parecido al de la condrocalcinosis, que hemos visto en las páginas anteriores.

En cuanto a la práctica de yoga, rigen las mismas consideraciones.

En este caso se trata de privilegiar las posturas que facilitan la movilización del hombro, aunque no deben emprenderse sino cuando se haya obtenido la sedación total de la fase dolorosa.

Son las que implican un movimiento lateral de los brazos, o giro de las manos: postura de *la montaña* (30), *postura de atención* (5), *postura del árbol* (3), la fase inicial de la postura con *flexión de pelvis sedente* (21), etc.

Se dejarán para el restablecimiento completo las posturas que cargan el peso del cuerpo sobre ambos hombros por igual: postura de *la vela* (11), de *la media vela* (17), de *la mesa de cuatro patas* (35), *postura de Vasistha* (42).

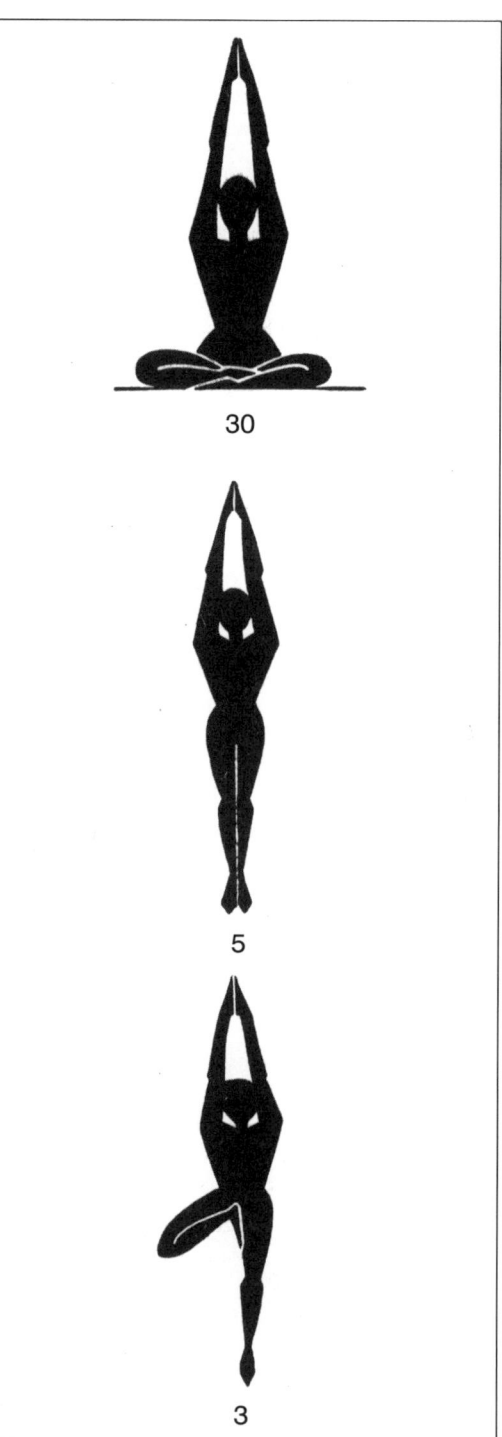

30

5

3

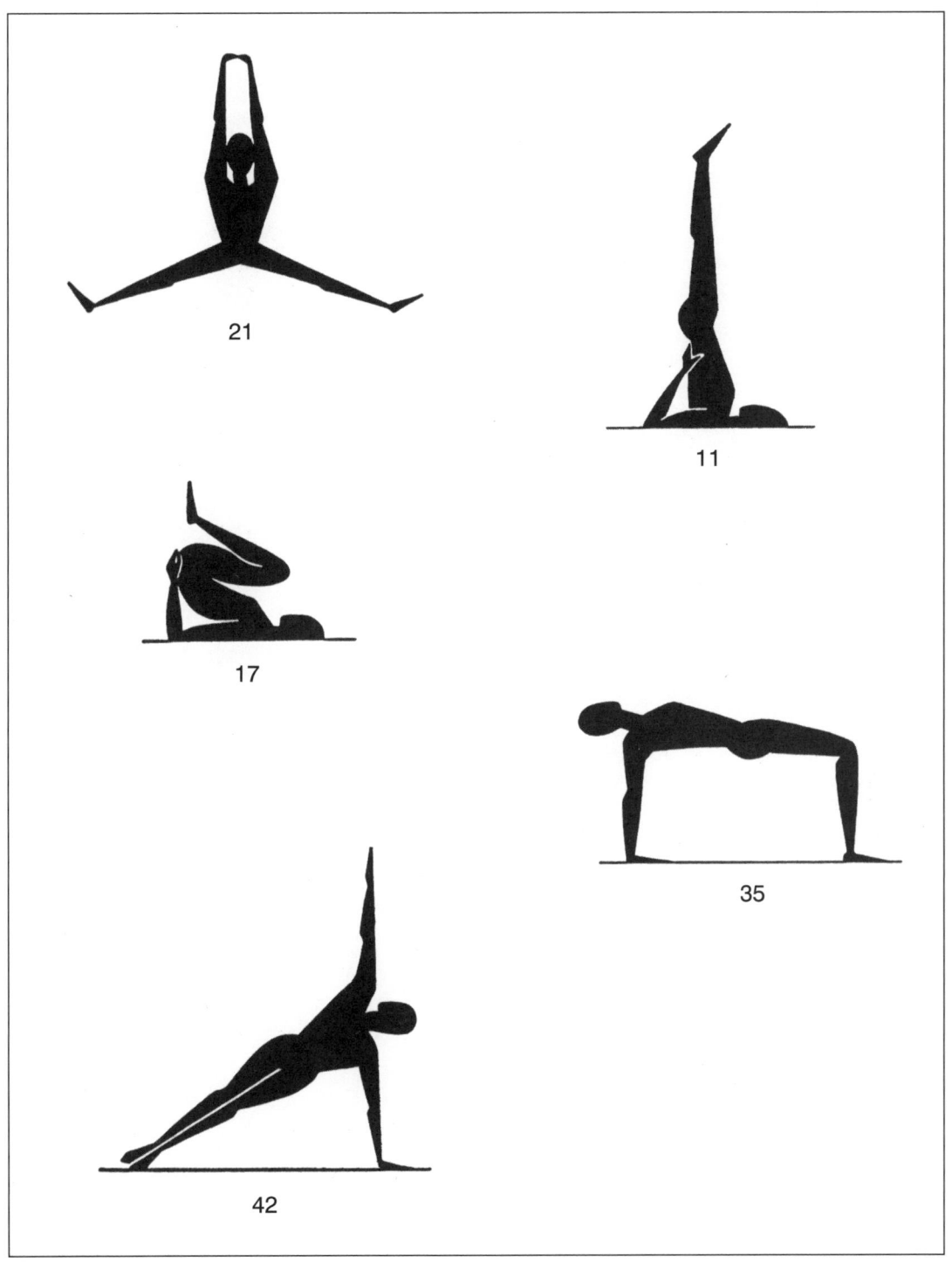

Capítulo XV

EL RAQUIS
deformaciones y lesiones mecánicas

El raquis constituye el eje vertical del cuerpo, a cuya movilidad general debe contribuir cumpliendo al mismo tiempo su función de proteger la médula espinal.

A este efecto debe poseer flexibilidad suficiente y, al mismo tiempo, una gran solidez.

De ahí su organización en vértebras separadas por los discos intervertebrales.

Distinguimos 7 vértebras cervicales, 12 vértebras dorsales, 5 vértebras lumbares, un grupo de vértebras soldadas entre sí que forman el sacro, y una pieza terminal, el coxis.

La morfología de las vértebras difiere según el segmento considerado, como veremos en el estudio individualizado de cada uno de éstos que vamos a emprender.

También varía el espesor de los discos intervertebrales con arreglo a la altura de la columna vertebral en que se hallan. Amortiguan los golpes y le confieren a la columna su elasticidad; se encuentran bajo presión de manera permanente, excepto en las posturas de decúbito.

En lo que sigue consideraremos su estructura y sus patologías, con especial atención al estudio de la región lumbar.

La estática del raquis

Vista de espaldas, la línea formada por las extremidades posteriores de las apófisis espinosas de las vértebras debe ser normalmente una recta.

Visto de lado, el raquis presenta varias curvas, cuya utilidad consiste en aumentar la resistencia de la columna vertebral a los esfuerzos de compresión axial.

Las curvas de convexidad anterior se dicen en lordosis.

Las de convexidad posterior se dicen en cifosis.

De arriba abajo distinguimos:

- Una lordosis cervical,
- una cifosis dorsal,
- una lordosis lumbar;
- finalmente, se habla de «curvatura del sacro» para designar la concavidad hacia delante de la región sacrocoxígea.

Vamos a examinar primero las deformaciones que pueden afectar al conjunto del raquis o más electivamente a uno de sus segmentos.

Seguidamente, estudiaremos sucesivamente los tramos cervical, dorsal y lumbar de la columna vertebral, detallando para cada uno las consideraciones anatómicas, fisiológicas y patológicas que les conciernen.

Lordosis

Desviación de la columna vertebral por convexidad hacia delante.

LORDOSIS FLEXIBLE DE LOS JÓVENES

Se observa sobre todo en la región lumbar de los niños raquíticos y de los que presentan musculatura dorsal y abdominal hipotónicas; por compensación suele acarrear una cifosis del segmento dorsal de la columna vertebral.

Medidas recomendadas

Hay que contrarrestar las diversas causas, en particular el raquitismo cuyo tratamiento preventivo se halla bien codificado en la actualidad.

Para los hipotónicos, los enclenques, los deficientes musculares: la gimnasia, la reeducación de la musculatura abdominal, la deambulación sobre las puntas de los pies; en decúbito supino, elevar el busto apoyando los pies en un punto fijo, o elevar los miem-

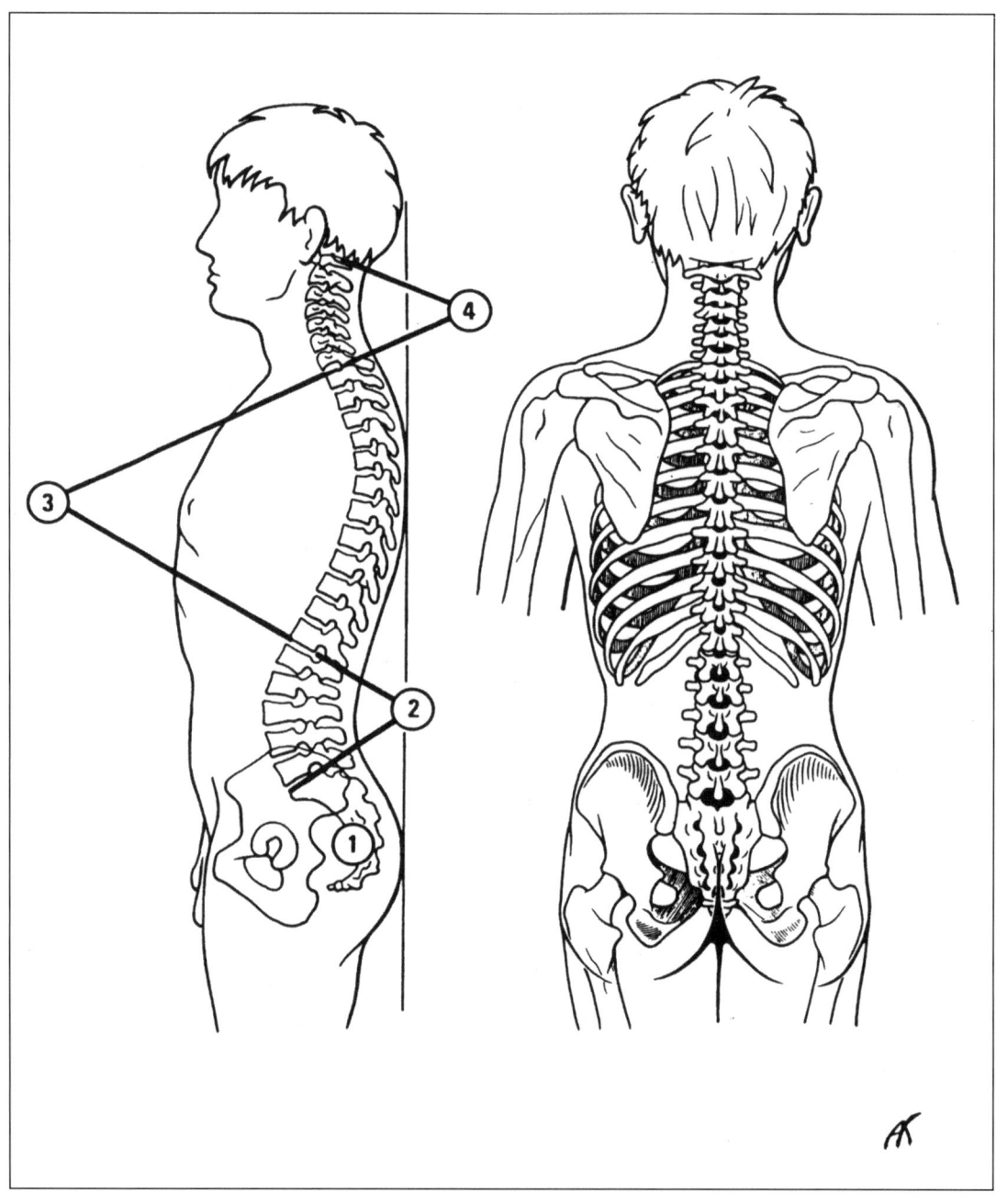

Estática normal del raquis y de la pelvis, y curvaturas normales del raquis cuya exageración es patológica, lo mismo que su deformación o su inversión

1 Curvatura sacra **2** lordosis lumbar **3** cifosis dorsal **4** lordosis cervical

bros superiores y bajarlos, siempre bien estirados, luego llevarlos a derecha e izquierda. Al muchacho o adolescente se le podrán señalar tablas de ejercicios más complicadas.

LORDOSIS DOLOROSA DE LOS QUINCUAGENARIOS

Se observa sobre todo entre los obesos y otros sujetos de musculatura abdominal y dorsal deficiente; este tipo de lordosis suele acompañarse de contracturas de la parte baja de la espalda.

Hay que vigilar con asiduidad la columna vertebral y en caso de anomalías, tomar medidas higiénicas, kinesiterapéuticas y ortopédicas precoces: lucha contra la obesidad, gimnasia, reeducación muscular; en la mujer, supresión de los tacones altos, eventualmente uso de una faja ortopédica o protección de la espalda mediante accesorios del género «postura curva».

Posturas a evitar

• Todas las que obligan a doblar la columna vertebral hacia atrás, sobre todo en la región lumbar, y tanto más cuanto más acentuada sea la lordosis, sobre todo si resulta dolorosa.

Son por ejemplo las derivadas del decúbito prono:
– La postura de *la cobra* (15);
– la postura *del arco* (4);
– la postura *del saltamontes* (34).

• Otras contraindicaciones:
– La postura de *medio puente con ligadura* (18);
– la postura con *flexión-extensión de las piernas sobre la pelvis* (24);
– la postura en *triángulo de pie* (41);
– la *torsión* en *triángulo* de *pie* (39).

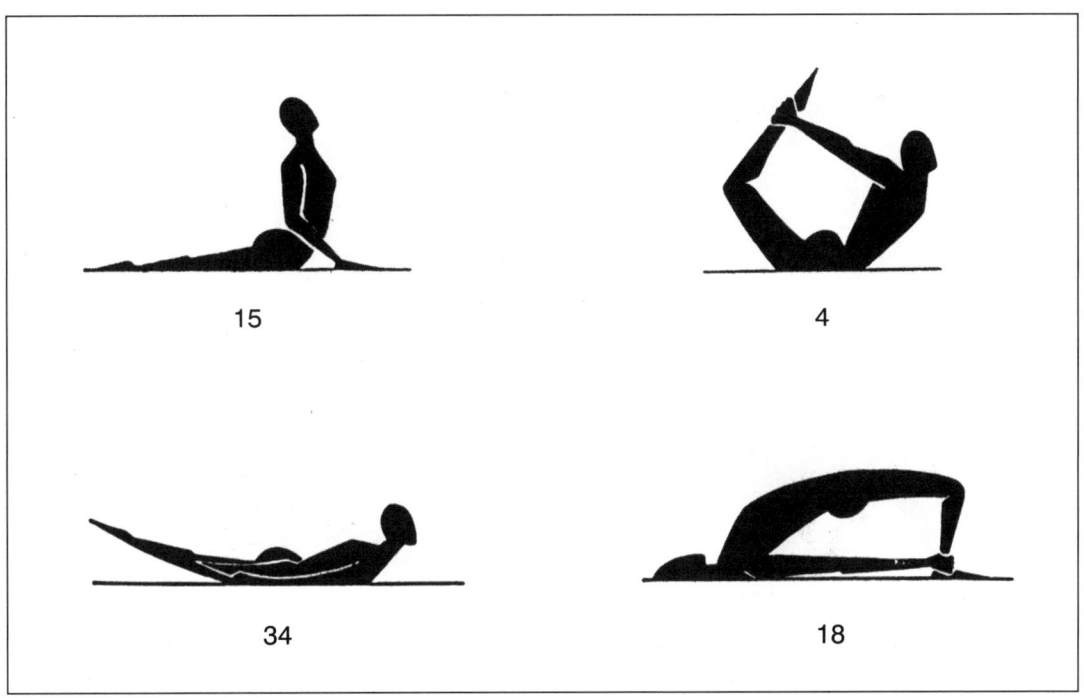

Posturas favorables

Las que flexionan la columna vertebral hacia delante:

- La postura de la *pinza sedente* (33);
- la postura de *gran mudra* (27);
- la postura de *flexión de pelvis sedente* (21);
- la postura con *flexión de pelvis* en *estiramiento lateral* (22);

y ciertos asana tales como:

- La postura de *la cabeza de vaca,* que debe su eficacia a la imbricación de las manos por la espalda (para la descripción véase postura n° 37).

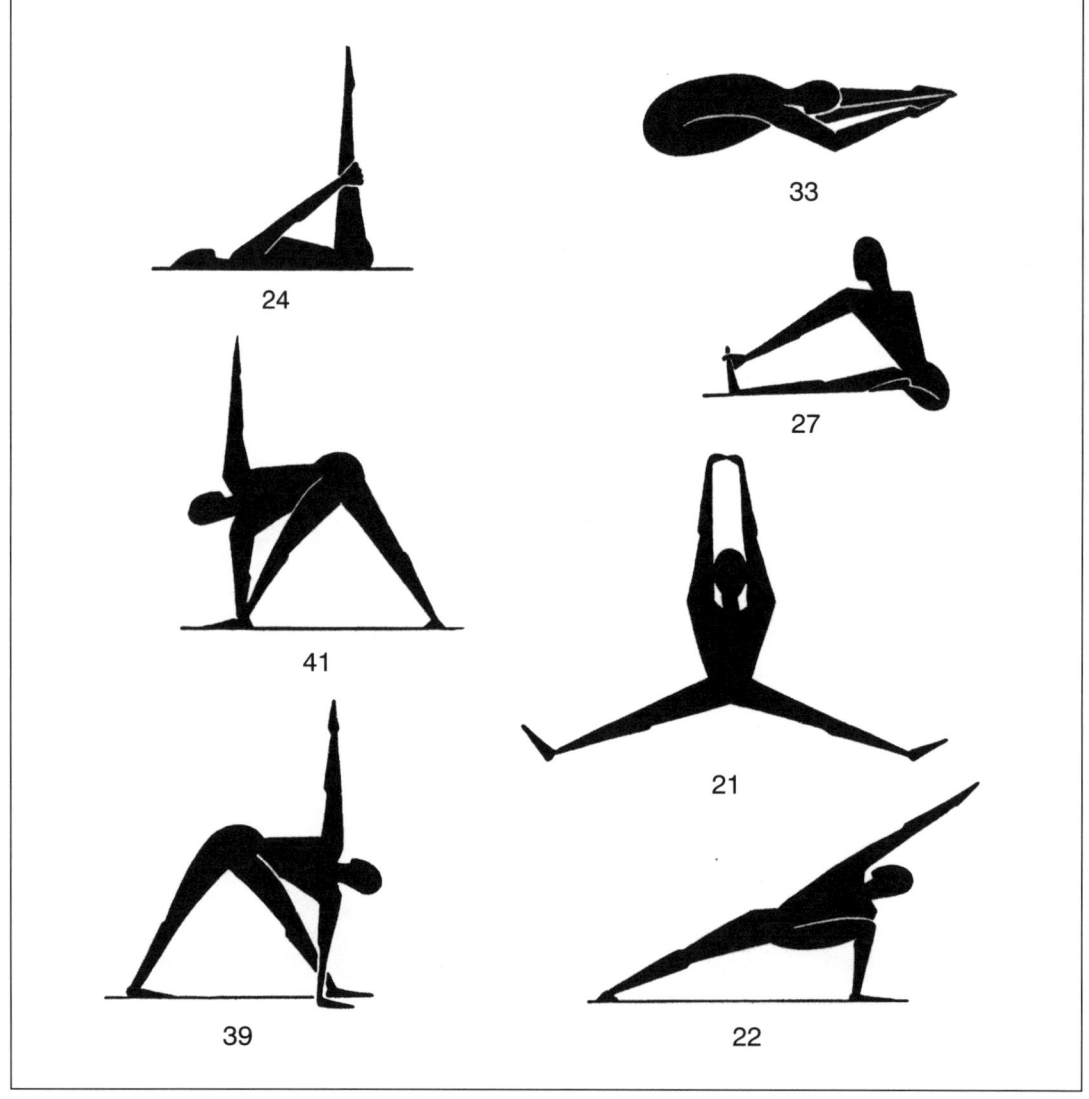

Cifoescoliosis

Desviación doble del raquis, de convexidad posterior y lateral, es decir que asocia una cifosis y una escoliosis (véanse estas palabras).

Cifosis

Desviación del raquis en forma de espalda redonda, es decir convexidad posterior, frecuente en los niños, en los muchachos de 14 a 17 años y en las chicas de 12 a 16 años, Con frecuencia se trata de una postura defectuosa adoptada en permanencia sin que nadie se haya ocupado del caso, Los fenómenos se agravan en el momento de la pubertad, aunque habría sido preciso intervenir antes.

Hay que establecer una distinción fundamental entre las formas dolorosas y las formas no dolorosas de la cifosis.

Cifosis no dolorosas

El sujeto predispuesto es la adolescente que ha crecido demasiado deprisa sin «formarse». El desarrollo de los senos en ese período suele desencadenar un reflejo de timidez que se traduce en una postura encogida hacia delante, lo cual acentúa la tendencia cifótica previa.

La delgadez muchas veces va acompañada de una insuficiencia de los músculos dorsales, y la fijación de los omóplatos es deficiente. Si entonces el sujeto se dedica a una actividad deportiva desordenada y sin el control de una persona conocedora de la gimnasia, el remedio puede ser peor que la enfermedad.

En el otro extremo de la vida, entre los sujetos de edad avanzada y víctimas de la osteoporosis (véase), se instalan a menudo deformaciones del raquis indoloras y discretas, que atacan sobre todo el segmento dorsal de la columna vertebral, éstas se presentan en forma de cifosis progresiva de radio amplio al mismo tiempo que se acorta la estatura.

Medidas recomendadas

Las cifosis de los pacientes de osteoporosis requieren los cuidados expuestos en las páginas del capítulo anterior que hemos dedicado a ese mal. En cuanto a las de los individuos jóvenes, el tratamiento precoz es primordial. Son perfectamente curables mediante una kinesiterapia correcta con reeducación muscular y respiratoria, medidas ortopédicas adecuadas y práctica del yoga bajo vigilancia competente. Se vigilará también la estricta observancia de las reglas higiénico-dietéticas y el mantenimiento de una postura correcta, no sólo de la espalda sino también de la línea general del cuerpo, lo mismo en casa que en la escuela y durante los juegos.

Cifosis dolorosas

Entramos en el cuadro de una verdadera enfermedad, el mal de Scheuermann, al que dedicamos epígrafe propio hacia el final del capítulo 18.

Papel del yoga en las distintas variedades de cifosis

Posturas que deben evitarse

La postura con *flexión-extensión de las piernas* sobre *la pelvis* (24) tiene contraindicación especial cuando la cifosis es tan acentuada que la espalda quede francamente gibosa.

Están contraindicadas todas las posturas que requieren una flexión de la espalda hacia delante. Aunque se puede tolerar su práctica moderada y vigilada en las cifosis banales y no evolutivas, la prohibición debe ser absoluta en presencia de las cifosis patológicas, a veces severas, como las que engendra en ocasiones el mal de Scheuermann:

- *Flexión de pelvis sedente* (21),
- *flexión de pie* (23),
- postura *del diamante* (19),
- *la pinza sedente* (33),
- postura *del feto* (25),
- postura de *la tortuga* (40).

Respiraciones

Se privilegiarán las respiraciones lentas, que conceden la primacía a la inspiración, así como a las retenciones del aliento en antara kumbakha, es decir después de inspirar.

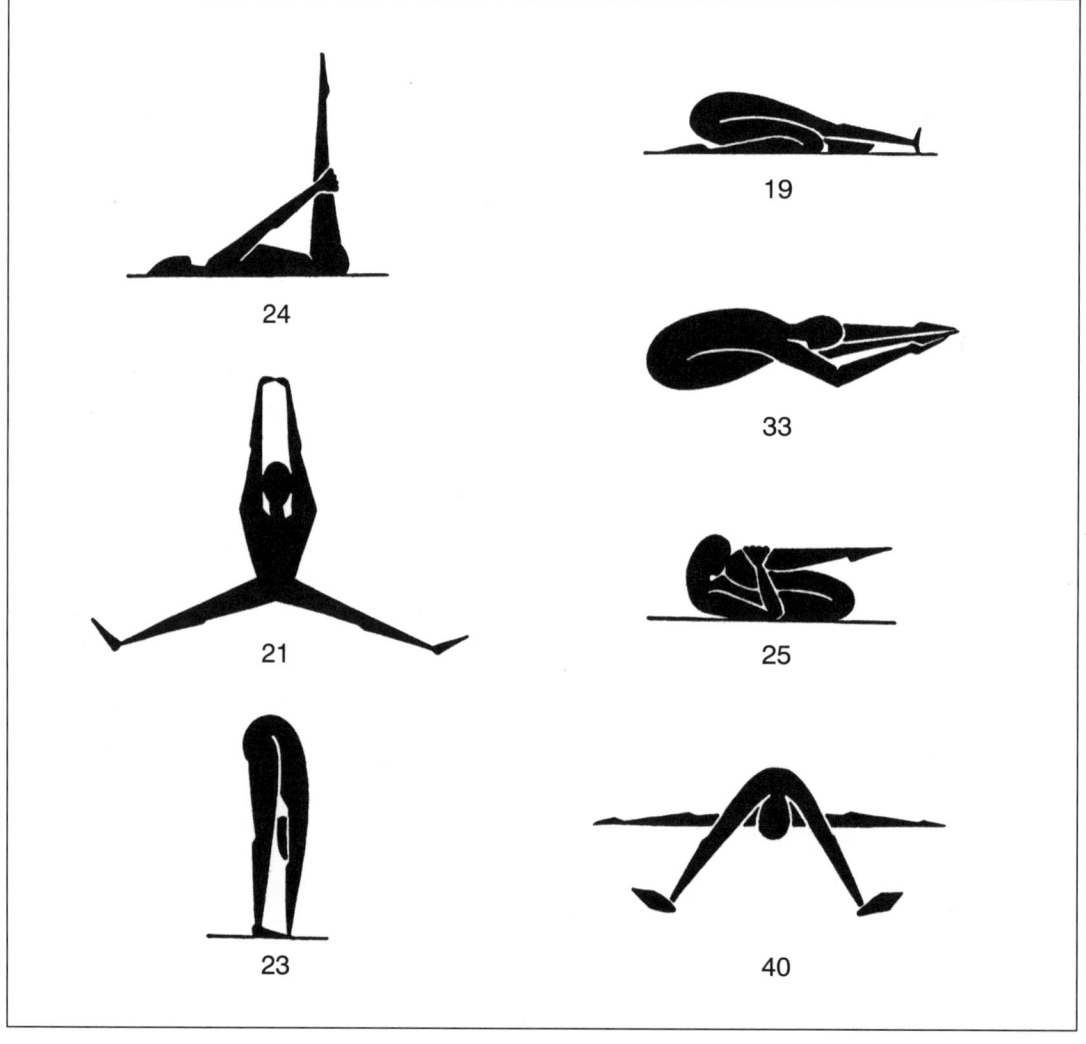

Posturas beneficiosas

Son todas las del tipo llamado «en apertura», es decir derivadas del decúbito prono con elevación del raquis:

- Postura *del arco* (4),
- postura de *la cobra* (15),
- postura *del saltamontes* (34).

También son aconsejables las que proyectan el cuerpo hacia atrás:

- Postura *del camello* (10),
- postura del *medio puente con ligadura* (18),
- postura del *perro cara al cielo* (13).

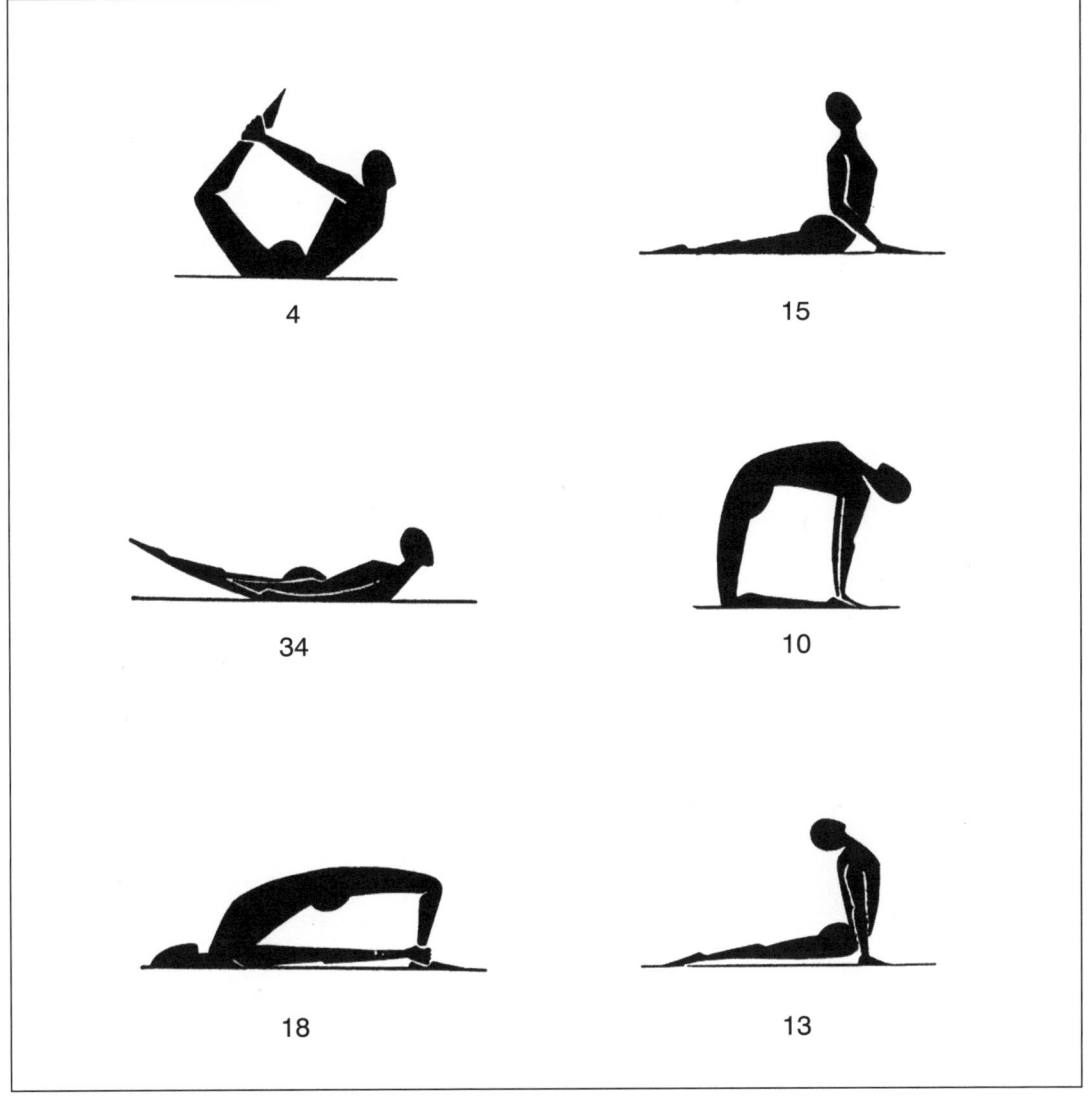

Las posturas en pie son favorables, siempre y cuando se mantenga bien recta la espalda durante su ejecución.

Entre las sedentes, puede aconsejarse:

- La postura *del bastón* (7),
- la postura de *la silla* (9),
- la postura de *la cabeza de vaca* (37).

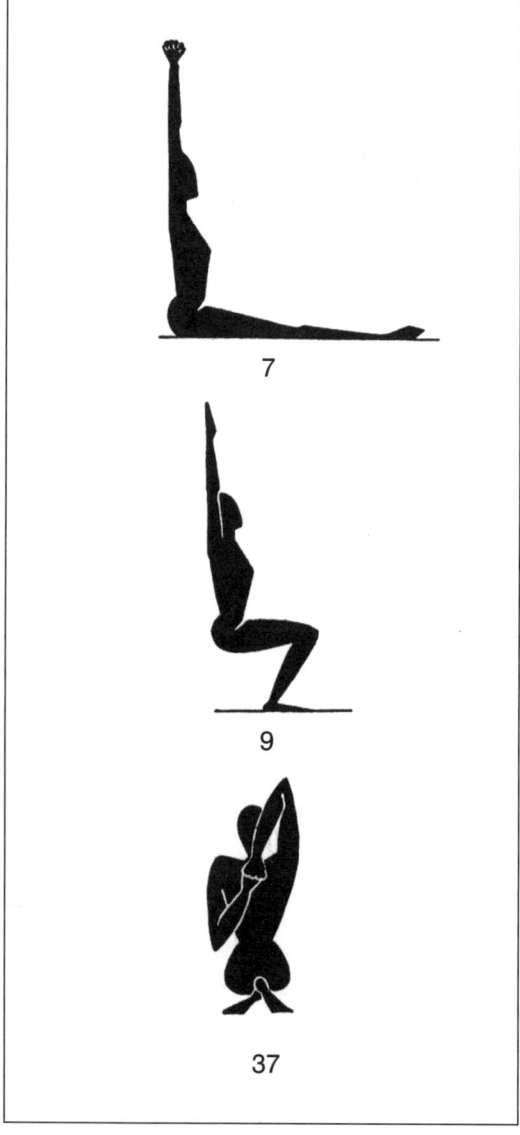

7

9

37

Inversión vertebral

Se llama así una anomalía inducida a nivel de la columna vertebral cuando la cifosis fisiológica que normalmente se halla a nivel del raquis dorsal desaparece y se produce al mismo tiempo una cifosis lumbar (inversa de la lordosis normal).

Síntomas

La espalda tiene un aspecto plano, rectilíneo o incluso cóncavo. La inversión vertebral con frecuencia es flexible, y pocas veces dolorosa. Se observa más a menudo en los sujetos de morfología longilínea.

Tratamiento

Estas curvaturas patológicas tienen la reputación de ser difíciles de tratar, y rebeldes a todo intento de modificarlas hacia el sentido correcto. Algunas son de origen congénito o familiar.

Sin embargo, conviene perseverar en la práctica de los ejercicios que tiendan, esencialmente, a conseguir la lordosis del segmento lumbar del raquis.

Algunas formas necesitarán la aposición de un lumbostato lordosante u otras técnicas ortopédicas.

Algunos casos derivados de la enfermedad de Scheuermann se tratarán teniendo en cuenta esa noción (véase en capítulo 18).

Papel del yoga

Puede asociarse, en la medida en que se adapte al cuadro de las medidas tomadas por el kinesiterapeuta bajo dirección médica, de manera que se practiquen las posturas útiles y se eviten las que vayan en sentido contrario con respecto a la reeducación.

Escoliosis

Clásicamente se define la escoliosis como una desviación lateral de la columna vertebral, de manera que se distinguen escoliosis a la izquierda o a la derecha según el lado hacia donde mire la convexidad.

También hay que distinguir entre la *postura escoliótica* y la escoliosis verdadera. La primera es un vicio de postura que representa la mayoría de las escoliosis de los escolares; el defecto es pasajero y se corrige mediante cambios de postura. Se caracteriza también por ser flexible y reducible, y desaparece en el sujeto acostado. Puede ser debida, asimismo, a la desigualdad de los miembros inferiores, en cuyo caso desaparece en las posturas sentadas. La postura escoliótica no tiene gravedad excepto cuando se consiente su persistencia dejando que se estructuren las causas que le dieron origen.

En lo que concierne a la *escoliosis verdadera*, la definición clásica resulta demasiado sumaria, pues la desviación lateral se asocia a otra desviación de adelante atrás, más a menudo en lordosis y, elemento capital, una *rotación de vértebras* sobre su eje en un plano horizontal. El cuadro es totalmente distinto en uno y otro caso. El desenlace final de las formas graves y estructuradas de escoliosis verdadera es la gibosidad. La escoliosis se instala y se desarrolla casi exclusivamente durante el período de crecimiento; por lo general marca un brote agravante coincidiendo con la pubertad y luego sigue evolucionando mucho más despacio, y de manera insidiosa, en el decurso de la edad adulta.

Causas

Son múltiples: malformaciones congénitas, alteraciones del crecimiento de los huesos o de los cartílagos, enfermedades del sistema nervioso o de otra naturaleza que perturban gravemente la acción de los músculos que sustentan la columna vertebral, etc. Se llama escoliosis «idiopática» o «esencial» la que vemos aparecer sin razón apreciable; con frecuencia se trata de pacientes del sexo femenino con una fuerte predisposición constitucional genética.

Tratamiento

Higiene general

Evitar el sobreesfuerzo físico de los niños; mobiliario escolar correctamente adaptado a la talla; vigilancia permanente de la postura correcta de la columna vertebral, sobre todo durante la permanencia en clase; examen médico regular de la espalda; dedicación suficiente a la gimnasia y los deportes; fortalecer los huesos y los ligamentos.

Cierto número de escoliosis se atribuyen al porte de carteras demasiado pesadas, que además el escolar lleva siempre del mismo lado; debe aconsejársele al niño que cambie de mano el peso con frecuencia.

Terapéuticas activas

Se distingue:

- Los tratamientos no quirúrgicos, cuya eficacia se basa en un conjunto de medidas armonizadas, en particular de orden ortopédico, que requiere determinar el aparato más adecuado en función de la curvatura.
- Los tratamientos quirúrgicos, reservados a las formas más graves, gracias a los progresos de la técnica son mucho más breves y menos penosos que antiguamente. Se procura reducir considerablemente la inmovilización, o incluso suprimirla. Es capital evitar que las escoliosis puedan evolucionar progresivamente hacia formas severas o invalidantes, o que conduzcan a la degeneración artrósica mayor del adulto.

El principio del tratamiento es evitar que se agrave la deformación, para lo cual hay que intervenir cuanto antes para rectificar las curvaturas más pronunciadas. Durante el período de crecimiento hay que tratar de condicionar la columna vertebral para que al término de aquél haya quedado tan recta como sea posible. Se controlará que la musculación torácica sea suficiente y que las funciones respiratorias no se hallen obstaculizadas por el estado de la caja torácica.

En las *escoliosis esenciales* que tomaremos por modelos en razón de su frecuencia y de la precisión del esquema terapéutico que se les aplica, distinguimos tres períodos:

- Un período de flexibilización de ligamentos que implica una reeducación kinesiterapéutica (con la cual puede colaborar el yoga en ese período, mediante la práctica de las posturas susceptibles de coadyuvar con aquélla, pero también respetando rigurosamente las contraindicaciones) y una *reeducación respiratoria,* en la cual puede también participar activamente el yoga. Por lo general será necesario perseverar durante un mes o más antes de que se observen resultados apreciables.
- Si éstos no son suficientes, se pasará a las medidas ortopédicas: corsés, reducciones sobre marco especial, inmovilización por escayola, etc.
- Por último y caso necesario se estudiarán las soluciones quirúrgicas.

En base a la *angulación* de la escoliosis también pueden extraerse conclusiones prácticas:

- Hasta 15 grados: vigilancia y reeducación más o menos intensiva;
- de 15 a 25 grados: tratamiento puramente ortopédico y ligero asociado a la reeducación kinesiterapéutica y al yoga;
- de 25 a 40 grados: en la práctica el tratamiento ha de ser puramente ortopédicos ya que las medidas anejas, sin exceptuar el yoga, vienen a ser entonces muy aleatorias;
- de 40 a 50 grados o más: parece obligado acudir al tratamiento quirúrgico.

Papel del yoga

Asana que se consideran beneficiosas

- La postura en *torsión asentada a nivel del estómago* (38) previene la escoliosis y contrarresta su agravación una vez esté constituida.

  En los casos avanzados o estructurados, sin embargo, el papel del yoga se convierte en bastante más aleatorio.

  A lo sumo podrá intervenir como coadyuvante de las medidas kinesiterapéuticas de recuperación.

  En ningún caso cabe pensar en el yoga con intención de diferir las medidas ortopédicas o quirúrgicas que haya decidido el especialista.

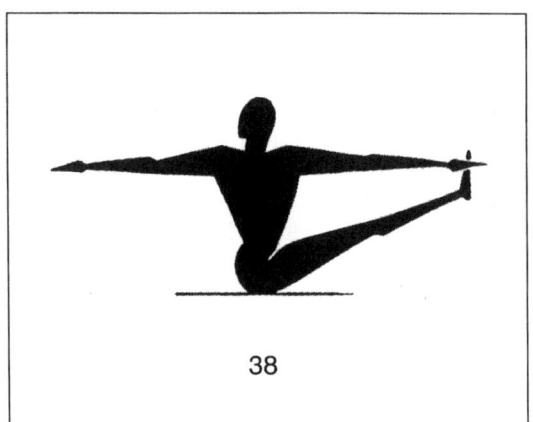

38

- La postura *del bastón* (7) contribuye a la reestructuración de la columna vertebral.

- La postura con *flexión-extensión de las piernas sobre la pelvis* (24) contribuye a prevenir las deformaciones vertebrales escolióticas accesibles a las medidas mecánicas, o se opone a la agravación de las formas curables. Se rechazarán, en cambio, ante una lordosis lumbar asociada o una cifosis dorsal.

quedar contraindicadas si además de la escoliosis existe una lordosis vertebral, o algún género de trastornos articulares que afecte a la cadera.

- La postura de *la cabeza de vaca* (37) tiene un efecto corrector que actúa principalmente sobre el segmento dorsal de la columna vertebral.

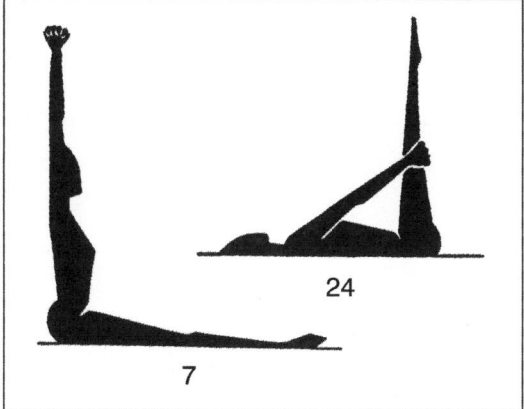

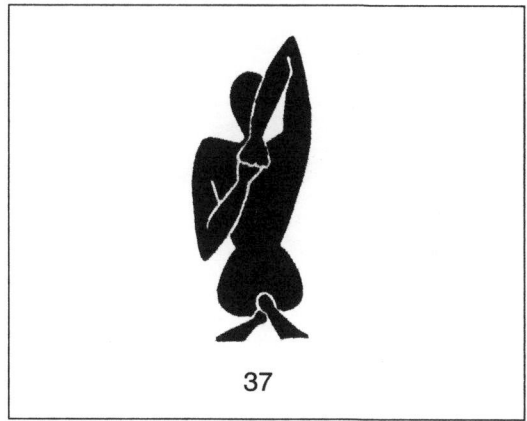

- La postura en *triángulo de pie* (41) y la postura de *torsión en triángulo de pie* (39) tienen reputación favorable, pero pasan a

- La postura del *perro hocico al suelo* (14) y la del *perro cara el cielo* (13) consolidan favorablemente la estructura del raquis; las repercusiones se aprecian sobre todo a nivel del segmento dorsal.

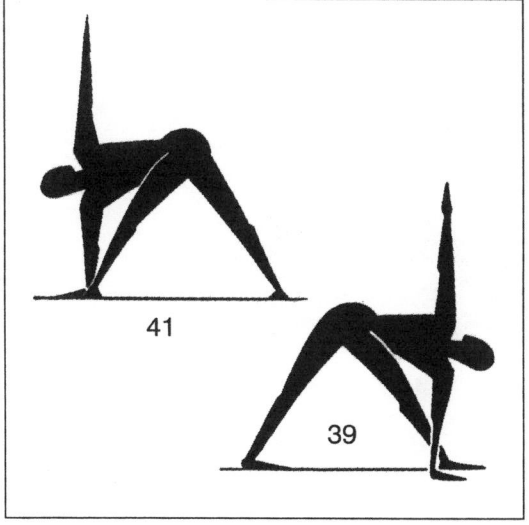

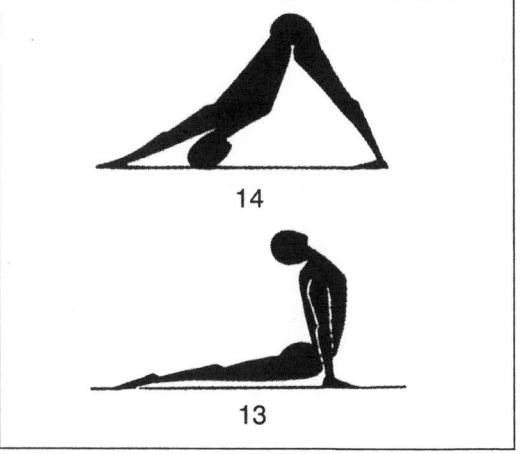

- La postura *del diamante* (19) reestructura la columna vertebral y presenta un interés particular cuando la escoliosis se presenta asociada a una cifosis (cifo-escoliosis).
- La postura de *la tortuga* (40) tiene eficacia idéntica a la anterior.
- La postura en medio *puente con ligadura* (18) previene especialmente las deformaciones vertebrales a nivel del cuello, al tiempo que impide el envaramiento del segmento dorsal del raquis.
- La postura de *Vasistha* (42) ejerce un efecto favorable sobre las escoliosis curables.

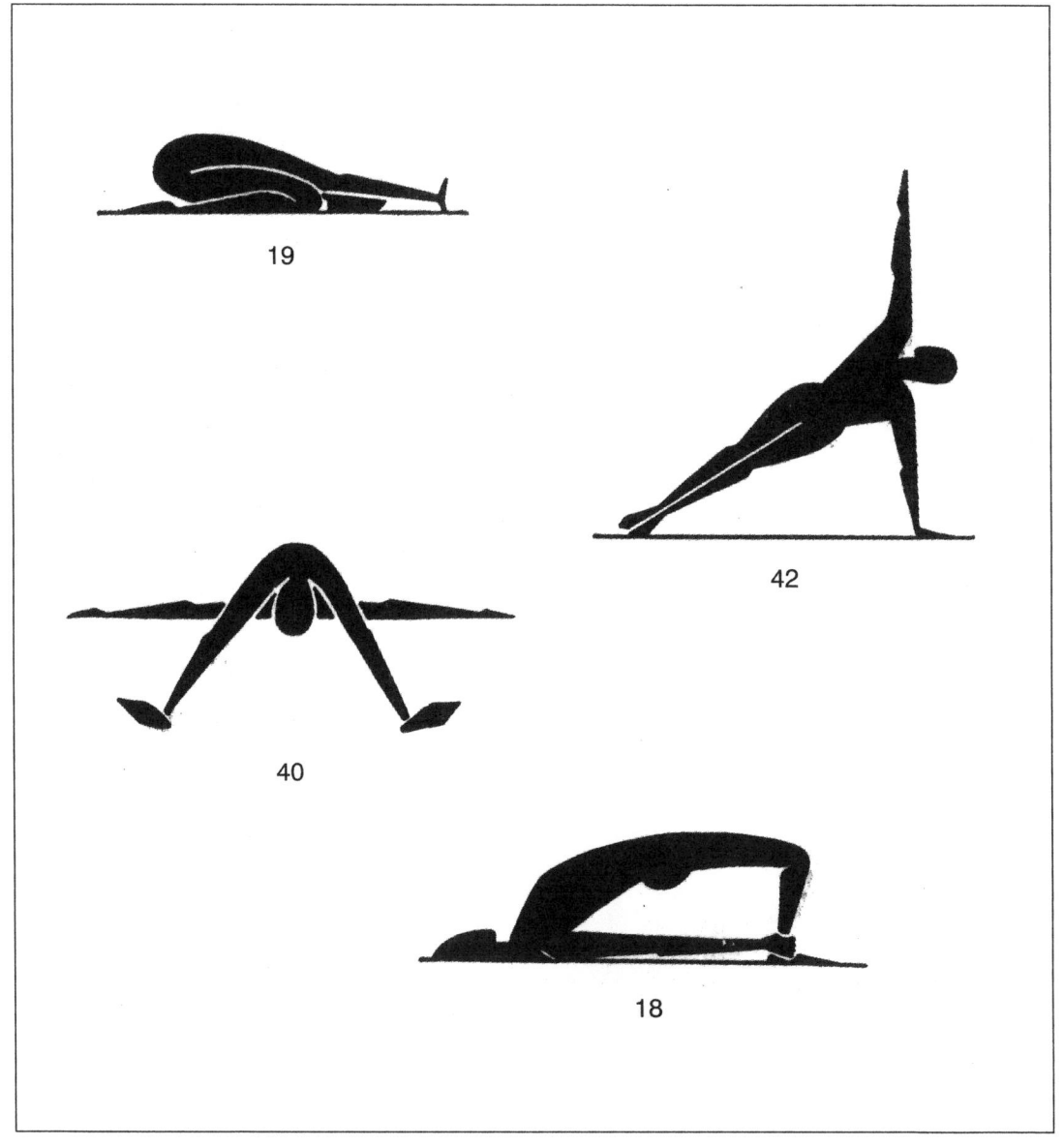

Dislocación intervertebral menor o DIM

Reciben este nombre unos desplazamientos mínimos, no detectables radiológicamente, del segmento móvil intervertebral de Junghans. En la columna vertebral estas DIM afectan profundamente, bien a las apófisis articulares posteriores de las vértebras, bien a los discos. Las repercusiones patológicas son importantes, fuera de toda proporción con la relativa pequeñez del desplazamiento anatómico.

Localización

Las DIM pueden ser múltiples y escalonadas, o localizadas en un solo elemento vertebral. Las lesiones articulares posteriores pueden ser bilaterales o unilaterales. El sentido del desplazamiento se aprecia con dificultad, lo cual hace difícil la terapéutica de recolocación.

Las DIM interesan global o aisladamente las charnelas principales, la cervical superior, la cervicodorsal, la dorsolumbar, la lumbosacra. También aparecen hacia el centro del raquis dorsal o en la parte superior de la incurvación de una cifosis.

Síntomas

Las DIM determinan bloqueos de los segmentos vertebrales afectados por la lesión anatómica, con dolores. Éstos suelen manifestarse como sensación de quemadura, que aumenta con la presión axial o lateral de la apófisis espinosa de la vértebra o del ligamento interespinoso o de la articulación interapofisaria. También se provocan dolores en un plano inferior al de la lesión mediante la maniobra clásica de la «palpación con rodamiento».

Causas

Habitualmente contraponemos:

*   Las *causas físicas*, como traumatismos muchas veces ligeros pero que han sido descuidados, caídas en postura desfavorable, contracturas musculares consecuencia de un esfuerzo excesivo, por ejemplo porte de un peso en postura incorrecta, mal gesto durante la práctica de la danza o en una prueba deportiva, etc., y
*   las *causas psíquicas* consecutivas a un estrés mal tolerado y generador de una contractura muscular tan fuerte, que consigue desplazar las articulaciones vertebrales posteriores a la localización de aquélla; los espasmófilos están especialmente predispuestos a padecer trastornos de este tipo.

Papel del yoga

En la mayoría de los casos no puede intervenir el yoga sino a título de modesto colaborador. En efecto, las DIM requieren un tratamiento médico reumatológico que comprende, en particular, manipulaciones a cargo de especialistas e infiltraciones de las articulaciones posteriores afectadas. La kinesiterapia también dispone de técnicas antálgicas: masajes con pellizcamiento-rodamiento, percusiones, amasamientos, estiramientos longitudinales o transversales. La fisioterapia explota las propiedades del calor: diatermia, ondas cortas, etc. Practicado de manera juiciosa, el yoga puede constituir una especie de automanipulación eficaz y exenta de peligro. Al igual que ocurre con las manipulaciones clásicas, el «crujido» es el signo indicador del resultado positivo.

La finalidad es doble:

1. Reducir las tensiones musculares dolorosas y la ansiedad nerviosa que las acompaña. En este sentido se consigue redu-

cir dichos síntomas mediante la relajación en shavasana (postura 8 del capítulo 2); se aumentará el beneficio logrado con ayuda de respiraciones sedantes y euforizantes del tipo nadi shodana.

2. Tratar de anular los trastornos vertebrales locales, cuando sea posible influir favorablemente con las movilizaciones que aportan las diferentes posturas. Es aconsejable proceder mediante ensayos sucesivos, dado que se desconoce el sentido del desplazamiento articular vertebral. A tal paciente, a lo mejor, le beneficia una flexión hacia delante, mientras que tal otro mejora con una flexión inversa. La técnica debe adaptarse a las reacciones observadas y de ningún modo puede imponerse un tratamiento esquemático.

En líneas generales y cuando no sea posible actuar sobre los desplazamientos articulares, intentaremos restablecer los equilibrios de los músculos interesados. La tonificación muscular debe realizarse en el marco de una flexibilización general. Pueden reforzarse los músculos de la región abdominal, por ejemplo, mediante:

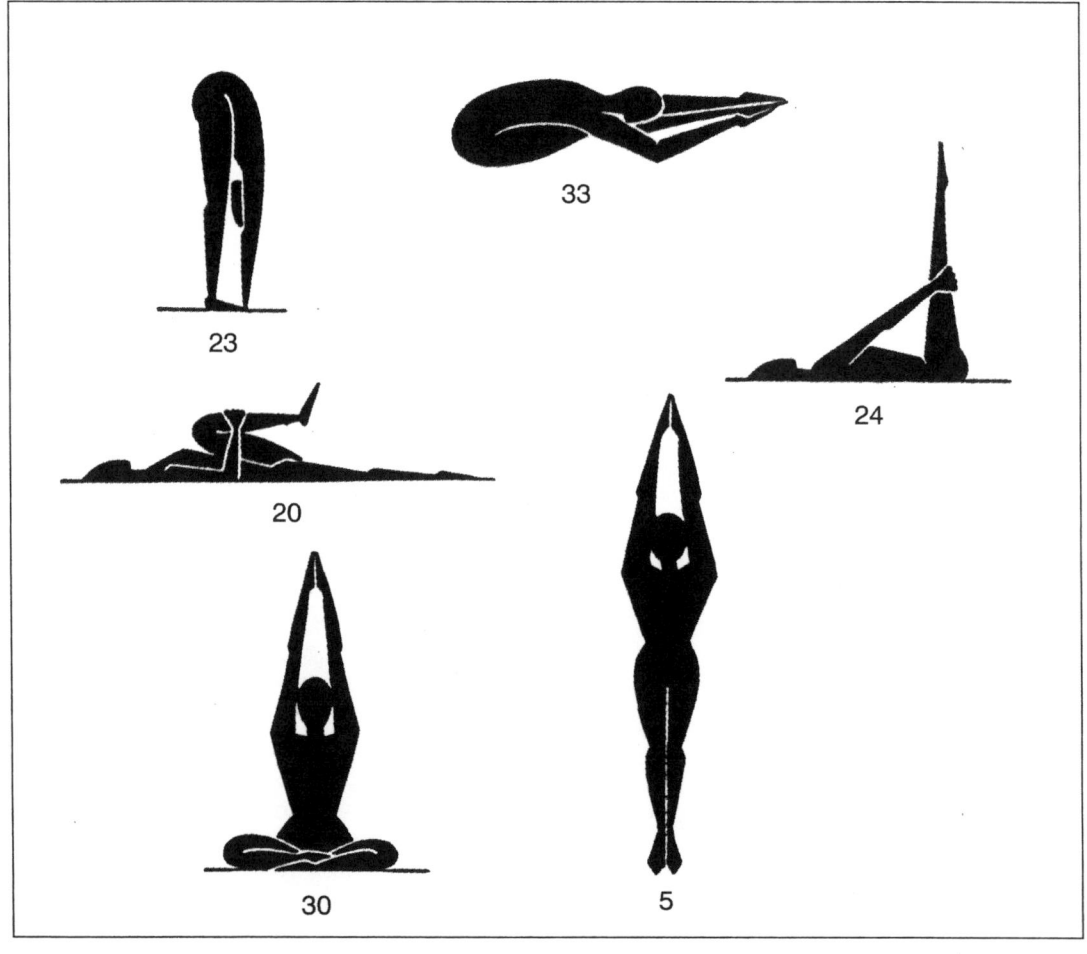

- «Pinzas» en pie (23) o en postura sedente (33);
- Movimientos de piernas a partir de la postura de decúbito supino:
  - La postura de *la eliminación* (20);
  - la postura con *flexión de piernas sobre la pelvis* (24).

A lo cual asociaremos maniobras de flexibilización de los isquiocrurales y flexores de la cadera, procurando además reconducir la postura de la pelvis, que suele llevarse excesivamente proyectada hacia delante.

En la vida cotidiana es inevitable el tener que efectuar movimientos de rotación del tronco. Sus repercusiones peligrosas provienen sobre todo del esfuerzo impuesto a la charnela sacrolumbar. Una manera de atenuar estas repercusiones consiste en consentir una relativa libertad a los tobillos, es decir moverse haciendo juego de piernas, y no con los pies fijos en tierra como si estuvieran atornillados.

En las DIM localizadas a nivel del raquis cervical, conviene estirar con precaución las articulaciones del cuello mediante el movimiento de «tratar de tocar el cielo con la cima del cráneo», que puede practicarse durante la ejecución de muchos asana en pie o en postura sedente. Parece que se obtienen buenos resultados con:

- La postura de *la montaña* (30);
- la *postura de atención* (5), insistiendo en el autoestiramiento de la estatura que se obtiene al volver las palmas de las manos hacia el cielo y por los alzamientos alternativos sobre las puntas de los pies.

Hernias discales

Se observan en todos los segmentos de la columna vertebral, pero centraremos su estudio en el capítulo sobre el raquis lumbar, que es donde se presentan con mayor frecuencia y con repercusiones más características.

Capítulo XVI

EL RAQUIS CERVICAL

Las vértebras cervicales son siete.

La primera vértebra cervical recibe el nombre de *atlas*.

El atlas es un anillo óseo más ancho de izquierda a derecha que de adelante atrás.

Está provisto de dos masas laterales ovaladas, cada una de las cuales comprende:

- Una carilla articular superior que casa con el cóndilo correspondiente del occipital, el hueso de la parte posterior del cráneo.
- una carilla inferior que articula con la carilla articular superior de la segunda vértebra, o *axis*.

El *arco anterior del atlas* articula igualmente con la apófisis odontoides del axis mediante una faceta cartilaginosa de forma ovalada.

En las partes laterales posteriores de las carillas articulares se encuentra, a cada lado, un saliente lateral perforado que da paso a la arteria vertebral: son las apófisis transversales. A diferencia de las demás vértebras, el atlas no tiene apófisis espinosa en su parte posterior sino sólo una simple cresta ósea.

Es el movimiento de la articulación del atlas con el occipital lo que hace posible el gesto afirmativo con la cabeza.

En cambio, el ademán negativo se debe a la movilización de su articulación con el axis.

Esta segunda vértebra cervical está constituida por:

- El cuerpo vertebral, que es un bloque óseo cilíndrico y corto, cuyo revestimiento externo de hueso compacto es delgado; las laminillas óseas esponjosas que contiene en su interior le permiten resistir el esfuerzo de compresión;
- una protuberancia ósea en forma de pivote cilíndrico estrecho dispuesto en el centro de la carilla articular superior del cuerpo del axis, y proyectándose verticalmente para su articulación, como hemos visto, con el arco anterior del atlas gracias a una faceta articular. Es la apófisis odontoides o diente del axis.

El *arco posterior* de la vértebra está formado por dos placas oblongas de superficie inclinada, las láminas vertebrales. Son dos, oblicuas hacia detrás y hacia dentro, y se ponen por el extremo posterior, donde presentan sendos tubérculos; el conjunto de las láminas y los tubérculos forma la apófisis espinosa.

En la unión del cuerpo vertebral y el arco posterior se encuentra el pedículo de la vértebra, que comprende:

- En la parte superior, la carilla articular superior que encaja con el axis;
- en la parte inferior, la carilla articular inferior, que encaja con la tercera vértebra;
- una parte lateral, la apófisis transversa, por donde pasa un canal destinado a alojar la arteria vertebral.

Las demás vértebras cervicales

Presentan grandes analogías morfológicas, a excepción de la séptima vértebra cuya apófisis espinosa es mucho más saliente que las demás.

El *cuerpo vertebral* es un bloque óseo en forma de paralelepípedo rectangular, aproximadamente, alargado en sentido transversal.

Su cara superior presenta *una particularidad exclusiva de las vértebras cervicales: las apófisis unciformes* o *uncus,* que son unas pequeñas prominencias que destacan del borde de la parte exterior de la carilla articular; cada una posee una carilla articular superior y otra inferior, lo cual hace posible la articulación con las respectivas vecinas superior e inferior.

Cada articulación así formada se denomina unco vertebral. El borde anterior de esta cara superior de la vértebra tiene en cada lado un saliente que se articula con una formación análoga de la vértebra inferior.

El arto posterior de la vértebra está compuesto de dos lamas óseas oblicuas por delante y detrás, que se repliegan a la parte posterior, donde su unión queda señalada por la presencia de dos tubérculos. La unión constituye la apófisis espinosa.

En la unión del cuerpo vertebral y el arco posterior, hay un pedículo que presenta en ambos lados:

- Una carilla articular superior, que se articula con la carilla superior correspondiente,
- una carilla articular inferior, que se articula con la carilla inferior correspondiente,
- una protuberancia lateral, la apófisis transversal, atravesada por un canal donde se inserta la arteria vertebral.

Movimientos del cuello

Son muy complejos, gracias a la conjugación de las posibilidades del raquis cervical superior, representado por el atlas y el axis, con las del raquis cervical inferior, el que va de la 3ª a la 7ª vértebra: flexión adelante y atrás (o extensión), rotación y combinaciones diversas de estos distintos movimientos.

Se han estudiado con ayuda de la cámara los movimientos de cabeza de un conductor de automóvil, lo cual ha permitido comprobar que son muchos y muy diversos.

El mismo experimento se repitió con un conductor de autobús durante las ocho horas de su jornada laboral. El resultado desafía a la imaginación: 2.500 torsiones de cuello diarias, combinadas con numerosas torsiones del raquis a nivel de la unión entre la espalda y el cuello.

En la vida cotidiana el cuello está sometido a infinidad de micromovimientos, a los cuales no suele prestarse mucha atención por considerarlos movimientos auxiliares. En muchos deportes el cuello sufre una dura prueba; así durante un partido de tenis, por ejemplo, realiza una actividad incesante para que la mirada pueda seguir la posición de la raqueta, las trayectorias de la bola, la situación del adversario, etc.

Consejos para los cuellos frágiles

Las largas inmovilizaciones, la cabeza atenta a un libro u otro objeto cualquiera, son perjudiciales para el cuello. Durante el trabajo o la conducción automovilística, hay

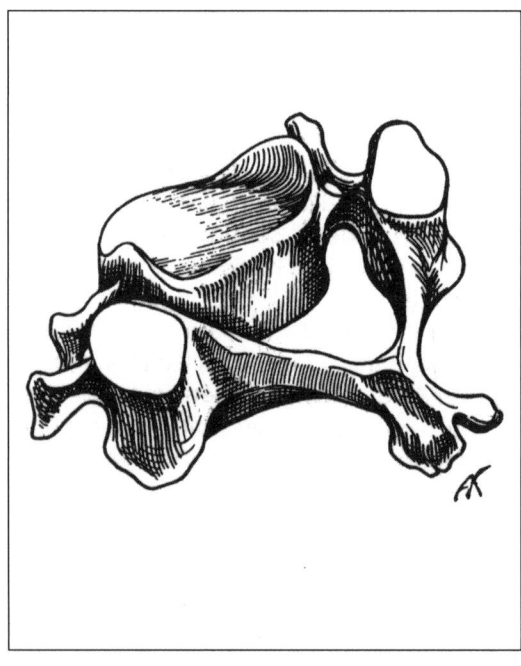

Vértebra cervical

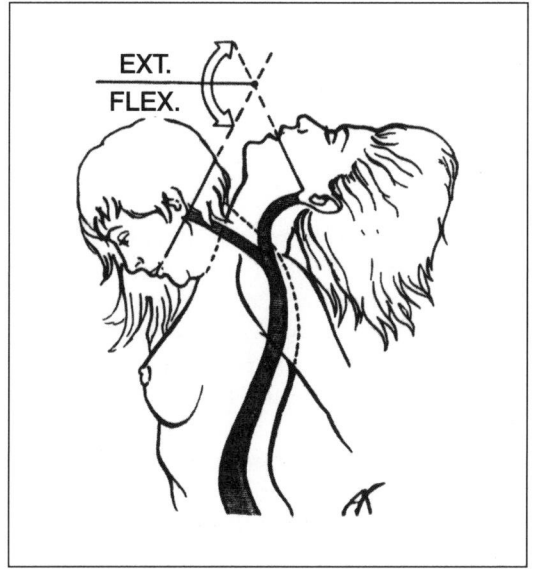

Con ayuda del goniómetro de burbuja puede medirse la amplitud de la flexión-extensión del raquis cervical

que acostumbrarse a introducir pausas periódicas para la relajación y para ejecutar diferentes movimientos con la cabeza. Eso sí, también es necesario evitar los movimientos y las posturas que fuercen o fatiguen demasiado el segmento cervical de la columna vertebral.

Con frecuencia no se presta suficiente atención al hecho de que las labores de costura, echar remiendos, hacer media, inmovilizan el cuello doblado hacia delante en una postura rígida y desfavorable. Pintar, hacer reparaciones domésticas, limpiar los alicatados, son trabajos que se realizan a menudo en condiciones desfavorables para el cuello. y cuando vamos de compras o transportamos maletas, es importante repartir por igual los pesos entre ambas manos, o nos expondremos a crear disimetrías peligrosas.

Los largos trayectos en automóvil están contraindicados, aunque el apoyacabezas, si está bien reglado, permitirá evitar en parte la fatiga de la nuca. También se recomienda colocar almohadones detrás de la nuca de quienes tengan el hábito de pasar muchas horas en un sillón. Entre los deportes, tienen contraindicación todos los que imponen movimientos laterales de una cierta intensidad: el golf, el tenis, la pesca con caña, etc.

La postura nocturna debe estudiarse con bastante detenimiento, habida cuenta del recrudecimiento habitual de los dolores durante la noche. Por lo general se aconseja dormir acostado de espaldas, sin ningún apoyo que levante la cabeza, sobre un colchón duro y ligeramente elevado por la parte de los pies. Sin embargo, lo esencial es que el paciente se halle cómodo y distendido, de manera que las consideraciones individuales inducirán a preferir, en algunos casos, la instalación de una almohada larga, o incluso el empleo de almohadas pequeñas de gomespuma, de forma eventualmente adaptada a la de la nuca.

Es primordial proteger el cuello frente a las intemperies, frío, humedad, etc., lo cual se consigue fácilmente con pañuelos y bufandas, y prescindiendo de escotes, aunque estén de moda, cuando las condiciones meteorológicas sean desfavorables.

Los baños se autorizan pero si el agua está muy fría, hay que evitar que el cuello entre en contacto con ella. Es particularmente peligroso lanzarse de cabeza, tanto más cuanto más fría esté el agua. Teniendo en cuenta estas reservas, en general no se desaconseja la natación, aunque sí ciertos estilos, como la braza, que obligan a echar mucho la cabeza hacia atrás, etc.

También hay que evitar el llevar cargas demasiado pesadas, lo cual suele motivar malos gestos del cuello. Si la autoextensión de la cabeza hacia el cielo tiene repercusiones favorables, en cambio las flexiones de cuello no deben prolongarse demasiado ni hacia delante, ni menos aún hacia atrás. Los asientos serán de respaldo recto y duro, de preferencia, y se aconseja que la cabeza descanse contra aquél, para lo cual deberá ser suficientemente alto.

El televisor no debe situarse a la altura de los ojos ni mucho menos más bajo; es preferible colocarlo un poco alto o incluso muy alto, según conveniencia individual.

En caso de rebrote del dolor, hay una serie de procedimientos fáciles que tal vez permitirá prescindir de fármacos, como calentar la región dolorida con un secador para el cabello, o mejor todavía con un pequeño radiador de infrarrojos.

En algunos casos el dolor se disipa mediante una inmovilización temporal con ayuda de un collarín, el cual podemos realizar nosotros mismos mediante una pieza de cartón forrada de algodón por dentro, y todo ello mantenido en posición con una bufanda.

irradiar hacia uno o ambos hombros. Con frecuencia son moderados y soportables, más parecidos a un entumecimiento, con sensaciones de pesadez y tirantez.

Los desencadena o los agrava un esfuerzo, la fatiga, un mal gesto, un cambio del tiempo. Entonces van acompañados de un envaramiento de la región y de crujidos originados por la movilización articular. Habitualmente se calman con el reposo, pero también sucede a veces que se soporte mal la postura acostada, y el paciente no encuentra cómo colocarse para descansar.

Al examen médico se revelan puntos dolorosos localizados y limitación de movimientos, sobre todo cuando se intenta forzar. En cambio, generalmente no se observa deformación ni pérdida local de masa muscular.

Las radiografías, eventualmente completadas por otros exámenes, muestran los signos clásicos de la artrosis. Cuando se trata de la columna cervical, hay que buscar especialmente las lesiones artrósicas de las articulaciones uncovertebrales.

Cervicartrosis

Es la localización de la artrosis a nivel del raquis cervical, o dicho de otro modo, el cuello.

Véase el artículo «Artrosis» en cuanto a las consideraciones generales; aquí trataremos los elementos específicos de la localización.

Síntomas

Los dolores de cuello pueden comenzar de una manera brutal, pero es mucho más corriente que se inicie su manifestación en forma de molestias originadas por los movimientos. Los dolores se localizan más a menudo en la parte media o baja y tienden a

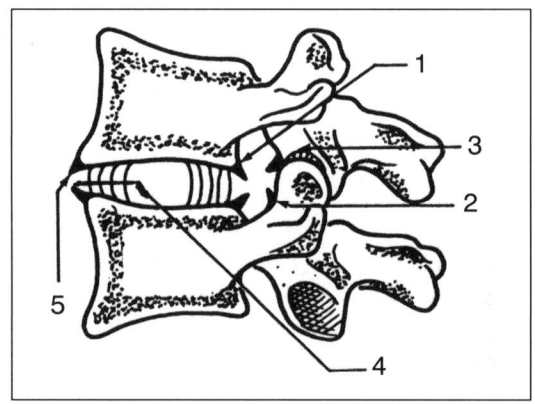

Cervicartrosis. Lesiones radiológicas

1 Uncartrosis **2** osteofitosis interapofisaria posterior **3** artrosis apofisaria posterior **4** comienzo de pinzamiento discal **5** osteofitosis anterior

Evolución

Es muy lenta. Los dolores tienen una marcha caprichosa que no siempre se corresponde con la gravedad de las lesiones anatómicas. Éstas no mejoran jamás; en los casos favorables pueden estabilizarse, aunque con frecuencia tienden a empeorar. A diferencia de las artrosis que afectan a las vértebras dorsales, lumbares y sacras, las formas no complicadas de cervicartrosis no suelen presentar una progresión invalidante, y es raro que los dolores originen una incapacitación seria por su intensidad o su permanencia.

Complicaciones

No obstante lo anterior, son posibles las complicaciones, por ejemplo debidas a la irritación de los haces nerviosos próximos.

Tratamiento

Las medidas médicas y otras son las que hemos expuesto bajo el epígrafe «artrosis» (véase).

El papel del yoga

Se limita a cooperar con las demás medidas, para tratar de paliar los dolores; sobre todo debe respetar las contraindicaciones a fin de no resultar nunca perjudicial, lo que no es fácil, por desgracia, en esa región especialmente frágil.

Son varios los dolores cervicales que constituyen contraindicación formal para la práctica del yoga, y sería imprudente no hacer caso. En otros casos, sin embargo, se puede sacar un efecto positivo de ciertas posturas. Ante todo conviene imbuirse a fondo de un *principio capital* en relación con los dolores curables del cuello, y que se aplica lo mismo a las tortícolis, a las rigideces de nuca si no son de mucha intensidad, y también a las cervicartrosis.

Este principio fundamental es el esquema en estrella

Es un esquema en figura de estrella de seis puntas ideado por los doctores R. Maigne y Lesage con objeto de identificar las contraindicaciones de las manipulaciones del raquis. Las seis puntas de la estrella corresponden a los seis movimientos elementales de la columna vertebral. Las aplicaciones prácticas de este esquema abarcan todos los segmentos del raquis, pero son más especialmente interesantes en el plano del raquis cervical. Los movimientos del cuello pueden apreciarse, dado el caso, con una gran precisión. Aparte sus aplicaciones en reumatología, en lo que concierne a las manipulaciones, también sirve el esquema en estrella como sencillo test aplicable en kinesiterapia, en osteopatía y *durante las sesiones de yoga,* por cuanto permite juzgar las posibilidades y las desventajas de las posturas que movilizan el raquis.

El principio es bastante revolucionario, por cuanto se opone fundamentalmente a las condiciones hasta ahora consideradas clásicas: la restauración de una amplitud articular normal, en una articulación que disponga de movimientos variados y en algunos casos opuestos, se perseguía insistiendo en el sentido limitado por el dolor «como haríamos con una puerta encallada, forzándola».

Con la técnica moderna, por el contrario, se evita todo movimiento activo generador de sensaciones penosas y se insiste sobre el movimiento opuesto, siempre y cuando éste permanezca indoloro y fácil.

Así pues, la regla fundamental es la del no *dolor y movimiento contrario.*

Hemos representado a título de ejemplo un esquema en estrella establecido tras examinar un cuello dolorido.

Se le solicitará al practicante de yoga que efectúe esos seis movimientos de cuello.

Si alguno de ellos resulta doloroso o bloqueado por una rigidez, se dibujarán en la rama correspondiente del esquema de una a tres cruces con arreglo a la severidad del síntoma.

En el caso que nos sirve de ejemplo, se comprobó que la extensión del cuello hacia atrás y su rotación hacia la izquierda determinaban sensaciones dolorosas muy nítidas; en consecuencia, los movimientos correspondientes quedan marcados con tres cruces en el esquema.

En la sesión de yoga se evitarán, por tanto, los movimientos que impliquen una *extensión* de la cabeza hacia atrás, como sucede por ejemplo en la postura *del camello* (10) y en la postura *de la cobra* (13).

Se insistirá, por el contrario, en el movimiento opuesto, de rotación a la derecha. En la ejecución del triángulo de pie, por ejemplo, la torsión se realizará exclusivamente hacia el lado sano. Al efectuar la postura simétrica como es de regla en yoga, se abstendrá de efectuar la rotación y mantendrá la cabeza en postura de «mirando de frente» (postura 41, véase la descripción en el capítulo 2).

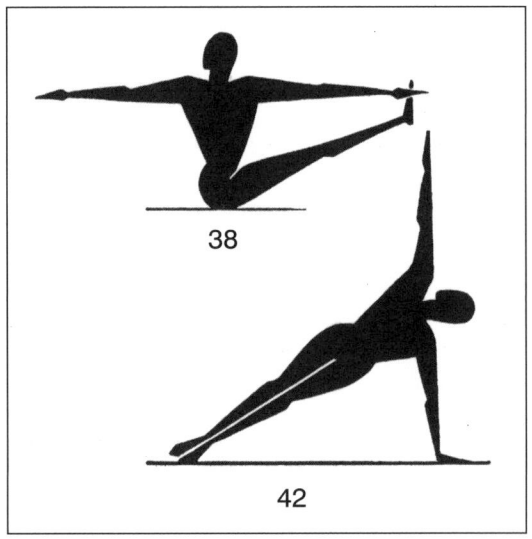

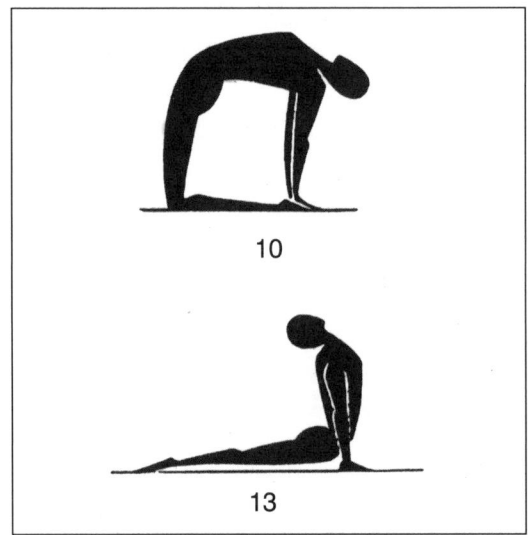

Las seis puntas de la estrella corresponden a los seis movimientos elementales del raquis

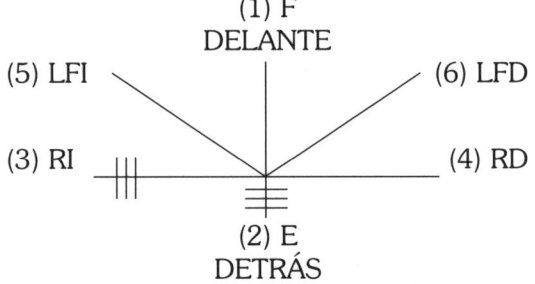

1 F: flexión **2** E: extensión **3** RI: rotación izquierda **4** RD: rotación derecha **5** LFI: lateroflexión izquierda **6** LFD: lateroflexión derecha

El esquema permite distinguir a primera vista que todo movimiento de rotación del cuello a la izquierda queda prohibido con este paciente.

Posturas que conviene evitar

Las posturas desfavorables son las que repercuten sobre el cuello el peso del cuerpo, en grado más o menos importante, o ejercen presiones en dicha región, incompatibles con sus posibilidades y con las lesiones que la afectan.

Hay que eliminar sistemáticamente todas las posturas inversas, es decir aquellas en que la cabeza queda más baja que el cuerpo:

- La postura de permanecer sobre *la cabeza* (36): no es la más peligrosa, porque se mantiene recto el raquis, pero el riesgo de una caída accidental es demasiado grande y no puede autorizarse;
- la postura de *la vela* (11) es particularmente nociva en presencia del más mínimo trastorno a nivel del cuello. En efecto, el asana provoca una postura quebrada entre el raquis cervical y el raquis dorsal a nivel de C7, la 7ª vértebra cervical, sobre la cual viene a apoyarse el peso del cuerpo;
- las demás posturas que entran en el mismo cuadro: la *del arado* (12), la de *orejas apretadas* (32) deben rechazarse asimismo en presencia de cervicartrosis y, de manera general, en todos los casos que implican presencia de dolores de cuello.

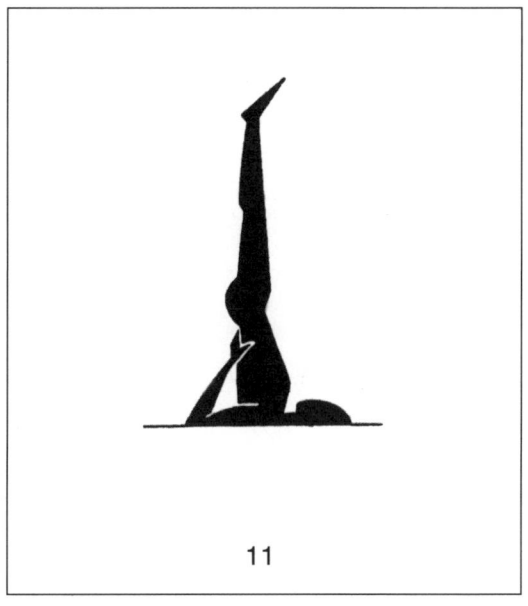

11

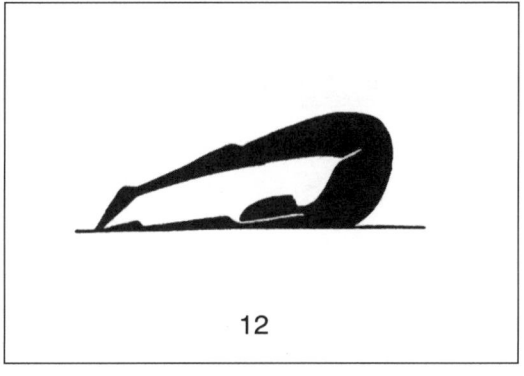

12

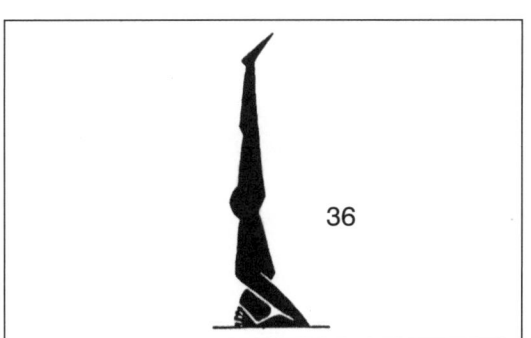

36

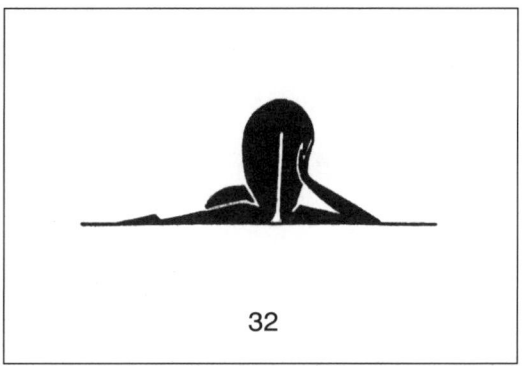

32

Se evitarán las posturas en que la cabeza puede caer hacia atrás por culpa de una ejecución técnicamente defectuosa:

* La postura *con gran estiramiento anterior del cuerpo* (26);
* la postura de *la mesa de cuatro patas* (35).

Y se impone la prudencia en la ejecución de

* la postura *del feto* (25)

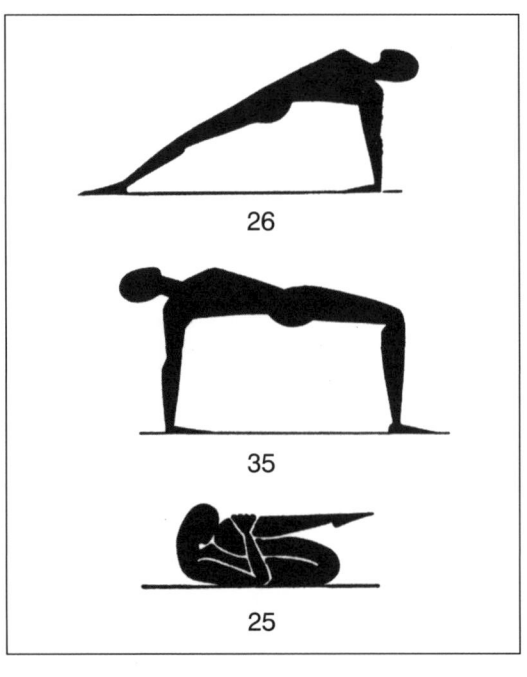

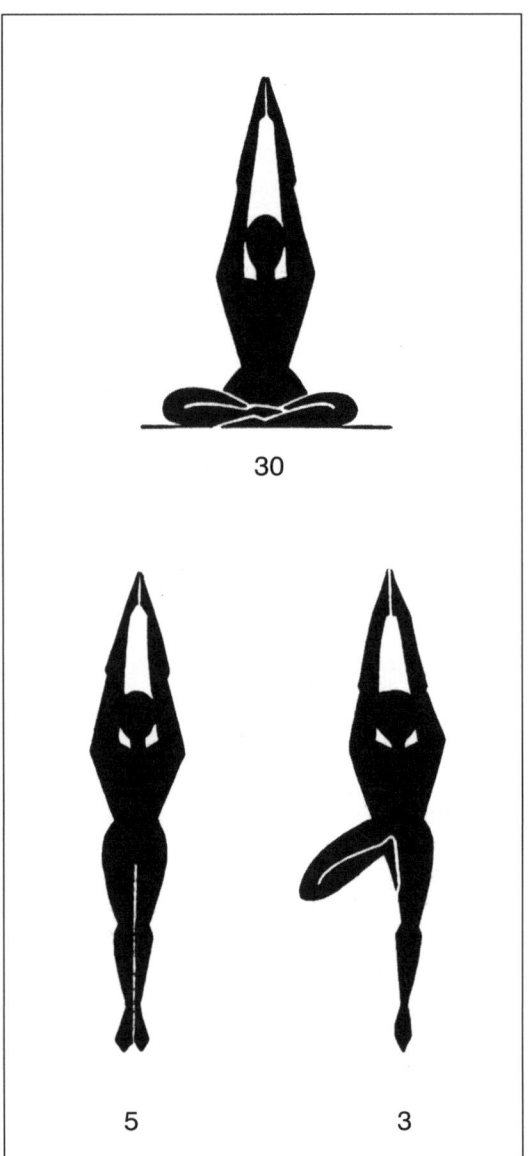

Posturas favorables

Las posturas sedentes o de pie que determinan un autoestiramiento del cuello ejercen un efecto favorable. El occipucio se estira hacia arriba al tensar los brazos por encima de la cabeza con las manos juntas, volviéndolas luego palmas al cielo con los dedos entrecruzados:

* La postura de *la montaña* (30);
* la *postura de atención* (5);
* la postura *del árbol* (3).

Todos los asana que flexionan el raquis cervical o que determinan una torsión de cuello son beneficiosos a título de preven-

ción de la cervicartrosis, pero exclusivamente para los sujetos que no presenten ninguna anomalía ni dolor en esa región, y ejecutándolos con gran suavidad.

Tratada bajo criterios médicos la postura *del diamante* (19) presenta un especial interés. En la segunda fase llamada de «la hoja doblada» la frente va a apoyarse en el suelo. Ello va acompañado de una peculiar sensación de distensión, que se atribuye a un *efecto reflexoterapéutico*. Una vez en esta postura se invita a ejecutar una serie de contracciones isométricas presionando con la frente contra el suelo y relajando luego despacio. Se aprovechan de esta manera los efectos favorables de las contracciones estáticas (véase el capítulo 1), en este caso adaptadas a los dolores de cuello de distintos orígenes, incluida la cervicartrosis.

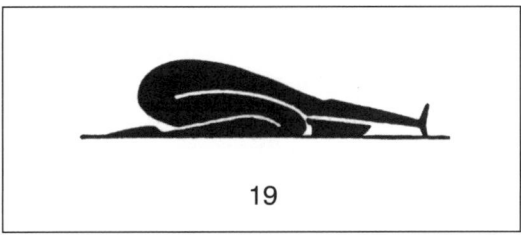

19

La postura de *la cabeza de vaca* (37) es también utilizable. Concierne más especialmente a los casos en que el raquis cervical presenta una rectitud patológica, con pérdida de la flexibilidad fisiológica, así como a los casos en que el envaramiento cervical se debe a una postura antálgica.

Cuando una tensión patológica del raquis produce dolores de cabeza de tipo congestivo en la cervicartrosis ligera, la postura de la cabeza de vaca puede proporcionar cierto alivio.

La postura del medio *puente con ligadura* (18) confiere flexibilidad a la espalda y la tonifica, por lo cual resulta especialmente favorable contra los dolores y contracturas a nivel del cuello.

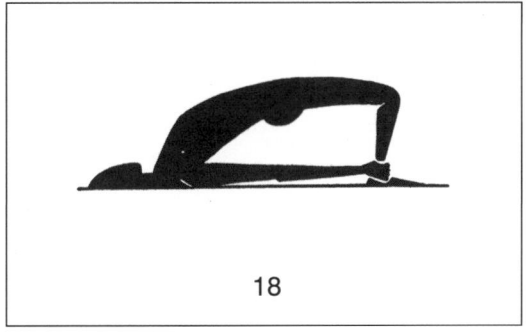

18

Técnicas anejas

La jalandhara bandha consiste en flexionar la punta del mentón hasta ponerla en contacto con la horquilla del esternón; en la cervicartrosis es una modalidad de yoga excelente por su efecto amortiguador en cuanto a las repercusiones de diversas asana sobre la columna cervical.

Se tendrá en cuenta, sin embargo, que determina una fuerte flexión anterior y es necesario que ésta sea bien tolerada; en caso contrario sería preciso abstenerse de practicarla.

La asociación de los ejercicios oculares, por ejemplo los del método de Bates, a los movimientos que se le solicitan al cuello, al parecer amplifica los efectos beneficiosos de éstos.

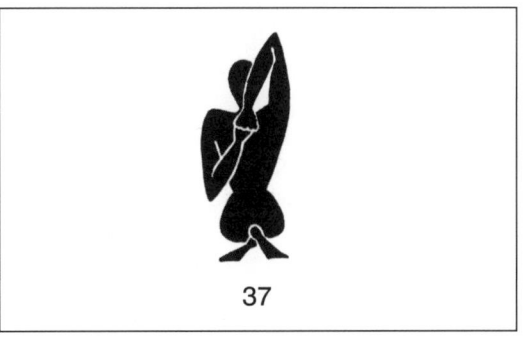

37

Tortícolis

Vicio de postura de la cabeza, flexionada a un lado con el rostro ligeramente inclinado hacia delante y mirando hacia el lado sano. Es frecuente el dolor asociado, a veces intenso pero no constante. Se da una proporción de casos de tortícolis crónica.

Hay que distinguir: *1)* las tortícolis congénitas, que van generalmente acompañadas de otras malformaciones; *2)* las tortícolis obstétricas; *3)* las tortícolis debidas a diversas causas orgánicas; *4)* el gran número de tortícolis que se observan a consecuencia de enfriamientos, sobreesfuerzos, gestos defectuosos, tensiones musculares prolongadas (conducción de vehículos, estudiantes, mecanógrafas); éstas son relativamente benignas en la mayoría de los casos, de corta duración y sin dejar secuelas. Sin embargo, suelen resultar muy dolorosas y originan la pérdida de muchas jornadas de trabajo. A veces no se logra determinar ninguna causa concreta, por lo cual esas tortícolis se dicen «esenciales».

Medidas a tomar

Los propensos al reumatismo que temen esa localización cervical de su mal, o los que han tenido ya la cruel experiencia de la afección, deberán evitar los enfriamientos, llevar prendas interiores de abrigo y que aprovechen el efecto protector de la triboelectricidad, evitar las largas posturas con rigidez del cuello y utilizar accesorios que protejan el cuello durante el sueño: almohadas anatómicas, etc.

Les convendrá practicar una gimnasia adecuada para conferir flexibilidad al cuello, así como someterse a masajes con reeducación de las vértebras cervicales y de la musculatura paravertebral, a cargo de un kinesiterapeuta.

Papel del yoga

Está absolutamente contraindicado durante el período agudo.

Se podrá reanudar la práctica del yoga cuando el envaramiento y el dolor hayan desaparecido. Evidentemente se trata de sujetos víctimas de fragilidad de la columna vertebral cervical; por tanto, atenderán a lo expuesto en las páginas anteriores sobre «consejos para los cuellos frágiles».

Se privilegiarán los movimientos indoloros que vayan en *sentido contrario* al de los que engendran dolor (regla de Maigne del no-dolor y del movimiento contrario según el «esquema en estrella»).

Esguinces del raquis cervical

Entran en este cuadro las secuelas del latigazo cervical. El cuello es una región predilecta de las lesiones de ligamentos que se traducen en un esguince a nivel de la columna vertebral.

El caso más frecuente es consecuencia de un impacto directo sobre el cuello, pero también puede ser resultado de un traumatismo indirecto.

Es corriente el caso del automovilista detenido en una aglomeración o frente a un semáforo en rojo, y cuyo vehículo resulta embestido por detrás.

El choque proyecta la cabeza hacia atrás de una manera brutal, como impelida por un resorte. En ausencia de apoyacabezas o estando éste mal ajustado, pueden sobrevenir lesiones de diversa gravedad a nivel del cuello.

A veces los síntomas son inmediatos, pero más generalmente no se manifiestan sino al día siguiente, o mucho más tarde, y se clasifican en lesiones a nivel del cuello e irradiaciones más allá de dicha región.

Estos últimos síntomas son, por lo general, dolores de cabeza, vértigos y un estado psicológico especial en que el paciente se dedica a rumiar sobre su mal y suele caer en actitudes de reivindicación más o menos agresivas.

Los dolores que produce este llamado «síndrome cervical» son generalmente difusos y más predominantes en la parte posterior del cuello.

Irradian hacia arriba y hacia delante hasta afectar a las órbitas de los ojos; por detrás y hacia abajo coinciden con la forma del músculo trapecio, por lo que se denominan dolores «en percha».

Son permanentes, con recrudescencias al mover el cuello. Habitualmente van acompañados de limitación de los movimientos.

Tratamiento

Los esguinces graves requieren cuidados especializados.

Los benignos se tratan mediante el reposo y la administración de sedantes y relajantes. La suspensión de las actividades puede acompañarse de una inmovilización del cuello por procedimientos sencillos, como por ejemplo el uso de un collarín.

La inmovilización no debe ser demasiado prolongada y debe ir seguida de una reeducación destinada a recuperar la movilidad, que es primordial en esa región. La reeducación propioceptiva (véase el capítulo 1) tenderá a tratar los vértigos y otras complicaciones anejas que muchas veces ensombrecen el cuadro. No siempre es posible eliminar totalmente dolores y rigideces remanentes.

Papel del yoga

Todo lo dicho anteriormente a título de «consejos para los cuellos frágiles» rige asimismo en relación con los dolores locales. Se tendrán en cuenta las conclusiones del estudio con arreglo al esquema «en estrella». El shavasana y las demás posturas y respiraciones de yoga sedantes y equilibradoras del psiquismo permiten combatir, por otra parte, las secuelas morales y especiales que se observan en muchos traumatizados de este tipo.

Capítulo XVII

EL RAQUIS DORSAL

Las vértebras dorsales son 12, y el raquis dorsal es el segmento comprendido entre la columna cervical, por arriba, y la columna lumbar, por abajo.

El cuerpo de la vértebra dorsal presenta algunas particularidades. Su diámetro transversal es prácticamente igual a su diámetro anteroposterior. El contorno es cóncavo hacia delante y por los lados.

La altura es un poco superior a la de las vértebras lumbares.

El espesor de los discos situados entre las vértebras es menos importante para las dorsales que para las lumbares, pero más que para las cervicales.

El raquis dorsal es el segmento menos móvil de los tres que distinguimos en la columna vertebral.

Las vértebras dorsales tienen sendos salientes en la partes laterales y posteriores, provistos de una carilla articular destinada a recibir la cabeza de la costilla correspondiente, es decir su extremidad posterior.

El arco posterior de la vértebra está formado por dos proyecciones óseas más altas que anchas, e inclinadas a manera de teja romana, que se reúnen pronto en la línea mediana para formar la apófisis espinosa. En las vértebras dorsales ésta es particularmente larga y muy inclinada de adelante atrás, hasta terminar en un tubérculo único.

En la unión del cuerpo vertebral con el arco posterior tenemos, a derecha e izquierda, un pedículo que presenta tres formaciones:

- En la parte superior, la apófisis articular superior, que es una especie de protuberancia terminada por arriba en una carilla articular, destinada a recibir la carilla articular inferior correspondiente de la vértebra inmediata superior;
- en la parte inferior, una apófisis articular inferior, provista de una carilla articular para encajar con la carilla articular inferior correspondiente de la vértebra inferior;
- a uno y otro lado, una apófisis transversa orientada hacia su lado y ligeramente atrás. El extremo libre presenta un engrosamiento con una faceta articular destinada a la costilla correspondiente, pero a nivel de la tuberosidad costal, y exceptuando las costillas 11ª y 12ª.

Se observará que existe una progresión en la forma y la orientación de las superficies articulares con las vértebras vecinas anterior y posterior, según el segmento del raquis que contemplemos. En la columna vertebral dorsal, la carilla articular superior es ovalada y relativamente plana, y mira hacia atrás y ligeramente hacia arriba y hacia fuera. Las carillas articulares inferiores tienen prácticamente el mismo aspecto y miran hacia delante y ligeramente hacia abajo y hacia dentro.

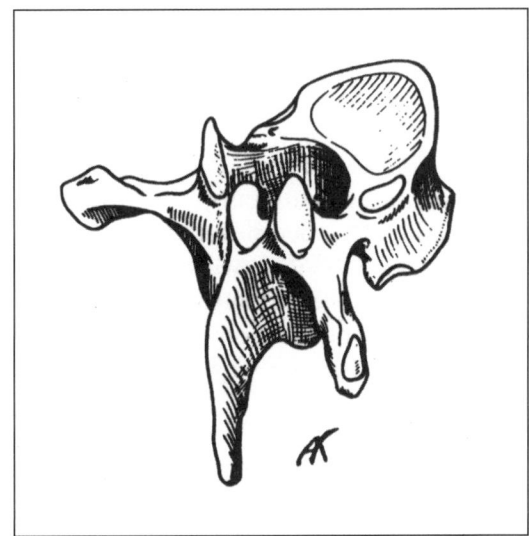

Vértebra dorsal

También hay que subrayar que la 12ª vértebra dorsal presenta una serie de modificaciones en comparación con la vértebra dorsal tipo. Se dice que es una «vértebra de transición» hacia la columna lumbar.

La espalda es un segmento relativamente aislado entre la columna vertebral cervical y la región lumbar, en el sentido de que no participa en los movimientos de rotación, los cuales quedan reservados a esos otros dos segmentos.

El raquis dorsal tiene una curvatura convexa hacia atrás que lo diferencia, en particular, de la lordosis lumbar. Esta cifosis, si llega a sufrir una acentuación patológica, acaba por dar una espalda gibosa.

La espalda es tributaria de su musculatura, lo cual tiene sus implicaciones particulares en materia de inmovilización y de posturas de yoga.

Consejos para las espaldas frágiles

La espalda suele ser asiento de contracturas dolorosas. Muchas personas obedecen al reflejo de encoger los hombros hacia el final de la jornada, porque la fatiga contrae sus músculos trapecios.

La dorsalgias se deben con más frecuencia al exceso de tensión muscular, que a la insuficiencia del vigor.

Es fundamental mantener la flexibilidad del raquis, pero actuando con prudencia y racionalidad. El sobreesfuerzo es tan nocivo como la ausencia de movilización.

Una buena musculatura, una capacidad respiratoria suficiente, son condiciones esenciales para el tórax y su parte posterior, la espalda.

Son varias las profesiones más especialmente amenazadas por las dorsalgias: las costureras, las dactilógrafas, los obreros maquinistas de diversas industrias, los dentistas, los peluqueros, etc. Deben adquirir el hábito de imponerse cambios de postura en el decurso de la jornada, y el de realizar movimientos de sentido contrario al de la acentuada cifosis que muchas veces adoptan durante la actividad. Si es posible, intercalarán una hora de descanso, el cual aprovecharán para echarse.

Conviene adquirir conciencia de los vicios de postura y aprender a corregirlos. No es tan difícil contemplarse en un espejo, ni se desdeñará el consejo de un profesional, plomada en mano.

Las modificaciones que se introduzcan en los gestos de la vida cotidiana no se instaurarán sino de manera progresiva; se trata de adquirir definitivamente una serie de automatismos protectores que eliminen los antiguos vicios de postura y los sustituyan. Para ello es imprescindible la colaboración activa del sujeto, a ser posible vigilado atentamente por sus allegados o mejor aún por un profesional clarividente que controle sus progresos y ayude a consolidar los resultados con sus consejos competentes.

El que se dispone a cruzar una calle andando debe hacerlo por un paso de peatones. Haga lo mismo con su espalda y no descuide en ningún momento su protección.

Cómo cobrar conciencia de la propia espalda

La percepción del propio esquema corporal difiere según los individuos. Gracias a los deportes y a la práctica del yoga, algunas personas se han acostumbrado a conocer la posición y el funcionamiento de los múltiples elementos anatómicos cuyo funcionamiento constituye los resortes básicos de la existencia. El yogui conoce en todo momento la posición, la funcionalidad, las posibilidades y las dificultades inmediatas de sus articulaciones y también sabe si su lateralización es correcta.

Para otras personas, todo esto queda en una nebulosa, y apenas saben si, en un momento dado, están con la espalda recta o arqueada, o si van a ser capaces de llevar a buen resultado el esfuerzo físico que se disponen a exigirle. De ello suelen resultar decepciones en cuanto a las posibilidades que se atribuyen al propio cuerpo y, en ocasiones, también accidentes más o menos graves.

Para cobrar conciencia de nuestra espalda nos echaremos en decúbito supino y flexionaremos las rodillas a medias, para realizar movimientos sucesivos durante los cuales el raquis irá a apoyarse con fuerza en el suelo y luego volverá a elevarse.

En la cama

El reposo nocturno se efectuará, de preferencia, durmiendo de plano sobre una superficie dura; en caso necesario se intercalará una tabla entre el somier y el colchón. El cuello debe descansar de plano o sobre una almohada pequeña.

Si adoptamos la postura de decúbito lateral, es aconsejable doblar la almohada a fin de rellenar el espacio comprendido entre el lóbulo de la oreja y el hombro.

Durante el trabajo

Es aconsejable usar asientos *giratorios,* de altura variable pero provistos de respaldo recto, también regulable en altura. También conviene usar un escabel o apoyo para los pies.

La lectura se realiza con más comodidad cuando la superficie de trabajo se inclina a 30 grados. En cuanto a la mecanografía, el texto que se copia debe colocarse enfrente, y no a un lado como suele hacerse.

Las faenas domésticas

Se evitarán los esfuerzos penosos inútiles, como por ejemplo colgar cortinas sin usar una escalerilla de mano cuya altura sea suficiente.

En el coche

Cuidado, sobre todo, con las rotaciones extremas a fin de buscar un objeto puesto en el asiento posterior.

Las contracciones estáticas

Realizadas durante la sesión de yoga o cualquier pausa de la actividad corriente, las contracciones estáticas practicadas a nivel de la musculatura dorsal en postura de decúbito supino perfeccionan la percepción del esquema corporal y además son benefíciosas para todos los segmentos de la espalda.

El papel del yoga

Por lo general no son compatibles con la práctica del yoga los dolores de espalda asociados a lesiones orgánicas graves, tumor, afección neurológica o enfermedad general que haya producido complicaciones a nivel de la espalda.

De los vinculados a las deformaciones del raquis (escoliosis, etc.) hemos tratado en el capítulo correspondiente, lo mismo que sobre las DIM (véase la página 243). Por tanto, no consideraremos aquí sino las dorsalgias «funcionales», tan frecuentemente asociadas a vicios de postura (mecanógrafas y demás oficinistas), o bien a un estado nervioso depresivo.

Posturas desfavorables para las espaldas frágiles

En términos generales son las asana con flexión hacia delante, sobre todo si se prolongan mucho o se realizan con las piernas rígidas, como en la *flexión de pie* (23).

La postura en *flexión de pelvis sedente* (21) y la de la *pinza sedente* (33) no constituyen contraindicaciones tan terminantes, y además, si permitimos que las piernas flexionen lo suficiente y nos abstenemos de efectuar gestos forzados, por ejemplo prescindiendo de querer alcanzar las puntas de los pies, estaremos lejos de realizar la postura ortodoxa pero no por eso dejamos de lograr una decontracción muy beneficiosa de la musculatura dorsal.

Hay que evitar también las posturas encogidas hacia delante como la *del feto* (25).

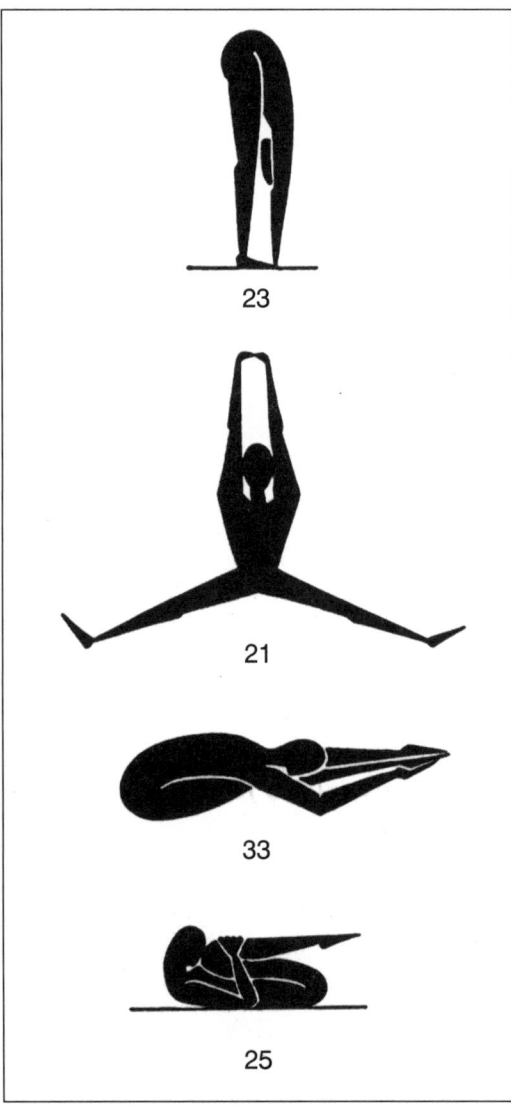

Las contraindicaciones son imperativas cuando aumentan el dolor de espalda o lo provocan, cosa que a veces tarda en manifestarse hasta bastante después de la sesión de yoga. En caso contrario, es necesario discutir la cuestión. Privarse de las flexiones hacia delante sería privarse de sus cualidades tónicas, muy indispensables para los sujetos fatigados o que se fatigan con facilidad.

También hay que tener presente que se trata de posturas en «Iongana», denominación que comprende las que llamamos también «cerradas», y que se caracterizan por favorecer la exhalación del aire, lo cual las convierte en indicadas para las afecciones en donde la espiración se halla bloqueada, como el asma. Sería lástima privar de ellas a quien pueda beneficiarse de sus efectos desde el punto de vista médico. En todo caso, si tiene la espalda frágil se le recomendará que no prolongue en exceso la fase estática de la postura y que se atenga a la regla según la cual después de cada postura debe practicarse una contrapostura, es decir otra cuyos movimientos vayan en sentido inverso de los de la anterior.

Posturas favorables para la región dorsal

- Las que derivan del decúbito supino y comprenden flexiones de piernas, como la de *flexión-extensión de las piernas sobre la pelvis* (24).

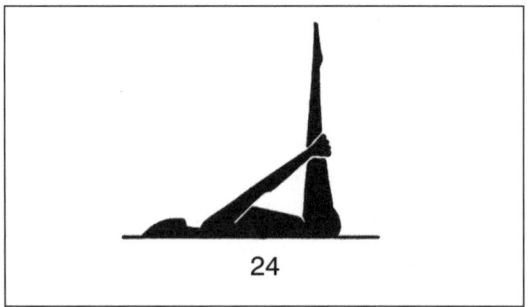

- La postura del perro *cara el cielo* (13) goza de una reputación sólidamente establecida en lo que se refiere a las dorsalgias por sobreesfuerzo muscular o largas permanencias en postura sedente o inclinada hacia delante, por ejemplo durante la jornada de trabajo. También combate los dolores de las espaldas demasiado inclinadas hacia delante (véase «cifosis», «espondilartritis anquilosante» y «mal de Scheuermann»).

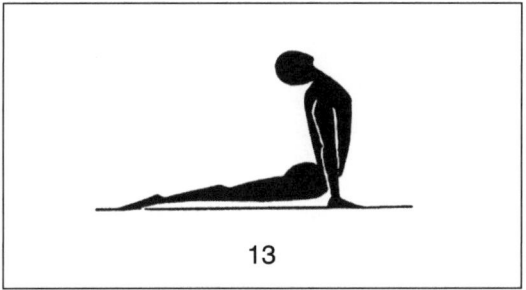

13

- La postura del perro *hocico al suelo* (14) refuerza la musculatura de la espalda y asegura la estática de la columna vertebral, pero de una manera global y sin la acción específica de la postura anterior con respecto a las cifosis.

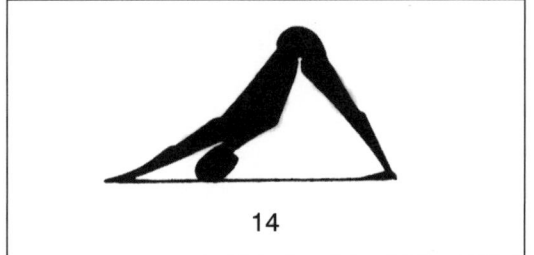

14

- La *postura de Marici* (29) confiere flexibilidad a la espalda.
- La postura *del camello* (10) alivia las dorsalgias por sobreesfuerzo de las espaldas de musculatura débil.

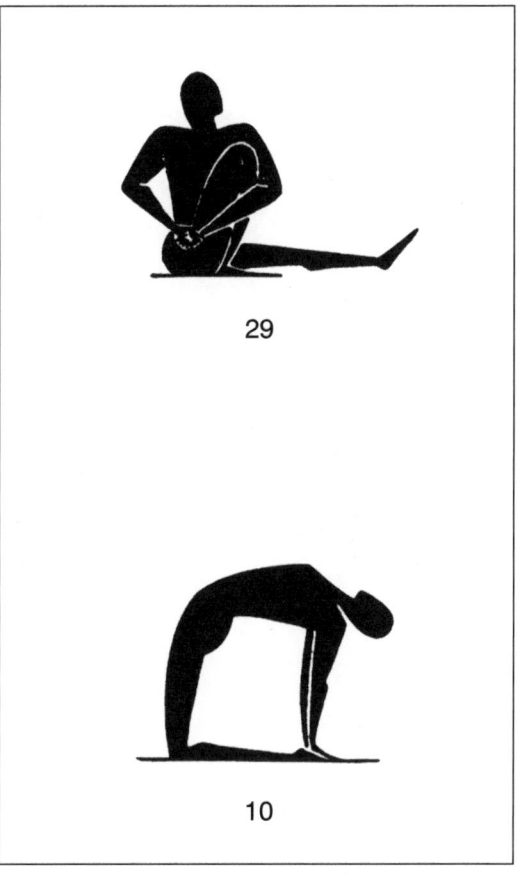

29

10

- Los doctores Olivier y Lionel Coudron, fundadores de *Médecine et yoga,* conceden gran importancia a la postura *del barco* (6) diciendo que «debe figurar, de manera sistemática, en toda sesión de yoga realizada por una persona que padezca de la espalda».

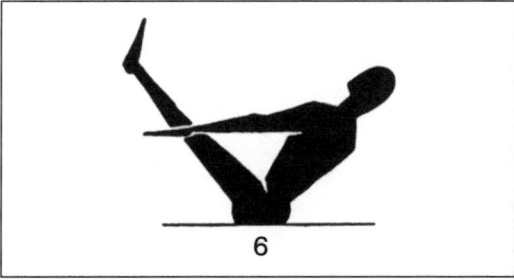

6

Capítulo XVIII

EL RAQUIS LUMBAR

Las vértebras lumbares son cinco y se designan mediante las denominaciones L1, L2, L3, L4 y L5.

La primera vértebra lumbar L1 está situada debajo de la duodécima y última dorsal D12. La quinta vértebra lumbar L5 reposa sobre la primera del sacro.

Este segmento del raquis es el más grueso y realiza una lordosis fisiológica, es decir que presenta concavidad hacia atrás.

El cuerpo vertebral tiene aspecto «reniforme», es decir que su forma se parece al perfil de un riñón.

Es más ancho transversalmente que de adelante atrás.

La anchura es superior a la altura y si bien presenta una cara plana por detrás, en todos los demás puntos se aprecia una marcada concavidad.

El arco posterior está formado por dos láminas óseas muy altas que se dirigen hacia atrás, para reunirse en seguida y formar la apófisis espinosa, voluminosa, rectangular, proyectada hacia una extremidad posterior y no provista de tubérculos. Morfológicamente es bastante diferente, como puede verse, de la vértebra dorsal.

A izquierda y derecha se encuentran, en las uniones entre el cuerpo de la vértebra y el arco posterior, sendos pedículos.

Hallaremos asimismo las tres formaciones habituales:

- Apófisis articular superior, provista de una carilla articular en correspondencia con la de la vértebra inmediata superior;
- apófisis articular inferior, provista de una carilla articular en correspondencia con la de la vértebra inferior.
- lateralmente, apófisis transversa que en este caso es una apófisis «costoide» o «costiforme», que representa en realidad un esbozo de costilla y se dirige hacia fuera y hacia atrás.

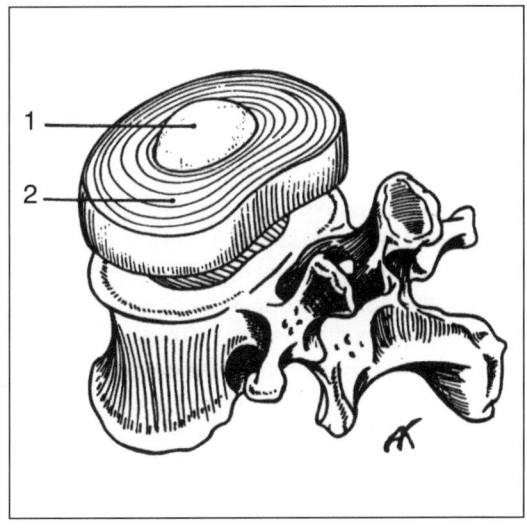

Estructura del disco intervertebral

1 Núcleo **2** anillo fibroso

En las vértebras lumbares:

- La carilla articular superior, revestida de cartílago, mira hacia atrás y hacia dentro;
- la carilla articular inferior, también revestida de cartílago, mira hacia fuera y hacia delante;
- el agujero vertebral situado entre el arco posterior y la cara posterior del cuerpo vertebral, y es de forma prácticamente triangular.

El examen de cada vértebra muestra ciertas diferencias morfológicas entre las cinco vértebras lumbares.

El dolor lumbar o lumbalgia

Existe una estrecha relación entre la actitud psicológica del hombre y la postura erguida de la columna vertebral a nivel de la región lumbar. Dicha postura adquirida por la especie humana es un elemento de la superioridad de ésta en la escala animal.

A partir de entonces la región lumbar se convirtió en una zona clave, de fuerte significación en el terreno psicológico. Estar de pie es afirmarse, demostrar la propia potencia en todos los sentidos. No se equivoca el lenguaje popular cuando dice «tener buenos riñones» o «voy a romperle los riñones».

Resulta asimismo que el estrés, los conflictos, las angustias, se manifiestan a menudo en forma de dolores o fatiga penosa en la región lumbar.

La región lumbar es una encrucijada privilegiada para la expresión de las enfermedades del espíritu que repercuten sobre el cuerpo, las enfermedades psicosomáticas. Tal es también la razón por la cual un yoga bien conducido puede resultar muy beneficioso frente a las patologías de esa región.

Consejos para los lumbálgicos

Son precauciones que deben observarse durante toda la jornada, es decir que hay que acostumbrarse a vivir pendientes de ellas si se quiere extraer el beneficio.

Como *siempre sucede con las medidas preventivas, los resultados difícilmente se aprecian de momento que se trata de impedir que aparezca un dolor, lo cual es mucho menos espectacular que hacerlo desaparecer una vez se ha presentado.*

Evitaremos el transportar objetos pesados y cuando salgamos de compras equilibraremos las cargas de una y otra mano. Para recoger un objeto del suelo hay que doblar las rodillas, o incluso acuclillarse, nunca inclinarse con las piernas estiradas.

Si tomamos una carga de un lado para traspasarla al otro, hay que acostumbrarse a desplazar los pies y no limitarse a efectuar la torsión del busto.

Si nos es preciso permanecer largo tiempo inmóviles de pie o sentados, daremos unos pasos de vez en cuando, o por lo menos cambiaremos de postura cada media hora.

Bajar las escaleras despacio y subirlas inclinando un poco el tronco hacia delante.

Si trabajamos sentados detrás de una mesa, hay que vigilar los vicios de postura: el tablero de la mesa debe estar a la altura de los pliegues de la ingle.

Se evitará todo movimiento doloroso, cualquiera que sea su origen.

No permanecer de pie con el cuerpo inclinado hacia delante, ni que sea durante poco rato.

Evitar los tacones altos y los sofás muy bajos y mullidos. Son preferibles los asientos rígidos y de respaldo recto, de altura bien adaptada a nuestras medidas corporales.

Caminar metiendo el vientre y realizar ejercicios de autoestiramiento como si quisiéramos alcanzar el cielo con la cabeza. Evitar las largas caminatas, sobre todo por terrenos duros o irregulares.

El cross-country y el jogging son desfavorables, y lo mismo los viajes largos y fatigosos cualquiera que sea el medio de transporte utilizado.

Si padecemos exceso de peso, nos someteremos a tratamiento y régimen adelgazante con el fin de evitar cargas superfluas sobre la parte baja de la columna.

La cama

Hay que dormir de espaldas, con una tabla debajo del colchón, sin almohadas ni almohadones, o eventualmente con una almohada pequeña debajo de las rodillas excepto si éstas tienden al flexum: o bien en decúbito lateral, si el alivio de los dolores exige dicha postura.

Para abandonar la cama:

- Túmbese de costado, cara al borde exterior de la cama;

- flexione las rodillas y sujete el borde de la cama con la mano del lado superior;
- sin precipitarse, descuelgue las piernas hacia el suelo con un movimiento continuo, como de báscula. Al final de este movimiento se hallará sentado en la cama, con los hombros en postura simétrica y bien erguidos, los pies en el suelo, las manos de plano sobre el borde de la cama;
- póngase en pie con naturalidad, pero evitando:
  – todo esfuerzo de torsión,
  – toda flexión del busto hacia delante, o por lo menos no prolongarla inútilmente.

Para vestirse

Evite el ponerse de pie los calcetines, las medias o el panty. Tómese la molestia de sentarse, su región lumbar se lo agradecerá.

En el coche

Aprenda a salir y entrar del coche con movimientos suaves y fluidos, como los que hemos explicado en relación con la cama. Hay que sentarse girando solidariamente el tronco y los miembros. Evite las torsiones del busto y toda brusquedad en los gestos. Busque sustentación en las manos, ya que no han de faltarle lugares en donde apoyarlas.

Procúrese unos suplementos para los respaldos, pero que sean prácticos y eficaces, de tipo anatómico «postura curva».

La vida cotidiana

Si hay que realizar un esfuerzo importante, hágalo durante la espiración; en esa fase de la respiración, al no estar repletos de aire los pulmones, los músculos y los ligamentos que aseguran la estabilidad de la columna vertebral funcionan con más eficacia.

Saber doblar las piernas

Para recoger un objeto, para trabajar en el suelo, no hay que bajarse doblando el busto con las piernas rígidas. Doble las piernas, arrodíllese en caso necesario; así transferimos a los miembros inferiores las fuerzas que de otro modo resultarían nocivas para nuestra espalda.

Una vez puestos «a cuatro patas», abombamos primero la espalda y luego la ahuecamos. Durante la espiración, realizamos una fuerte contracción del abdomen; de este modo se vigoriza el músculo transversal, siendo esto de capital importancia para la musculatura abdominal, cuyo buen estado es mucho más importante para la espalda de lo que pueda parecer a primera vista.

Conviene recordar que los consejos aducidos para la región dorsal también son beneficiosos para los demás segmentos de la espalda. y de manera recíproca, cuando hablemos de «bloqueo lumbar» a propósito de esa región vulgarmente llamada «los riñones», esa práctica también repercute favorablemente sobre la propia espalda.

El paso salvador

Es muy sencillo, siempre que no olvidemos hacerlo: para asearnos delante de un lavabo, o para lavar la vajilla en el fregadero de la cocina, o realizar el aseo de la casa con un utensilio como la aspiradora, la escoba, etc., es aconsejable colocarse una pierna delante de la otra, separadas unos 30 cm, y realizar una ligera flexión con la pierna más adelantada. Haga un esfuerzo de esquematización corporal e imagine que el equilibrio corporal se sitúa en medio de la separación así realizada. A no tardar se habrá acostumbrado a hacerlo sin pensar en ello siquiera.

Después de la comida, haga la siesta tumbado de espaldas, las piernas descansando sobre un taburete, o sentado y con los pies apoyados sobre un taburete, pero flexionando las piernas.

Evite todo movimiento brusco, sobre todo en rotación o flexión hacia atrás.

Reemplazar los deportes violentos, la equitación, el esquí acuático, por la natación, la bicicleta, el esquí de fondo.

La protección permanente de la región lumbar puede realizarse con ayuda de cojines puestos a la espalda para las largas permanencias sentados (en el trabajo, durante la conducción, a la mesa, etc.). Existen algunas presentaciones muy prácticas y adaptables a todas las situaciones.

Cada vez que las situaciones de la vida cotidiana nos obliguen a realizar un esfuerzo que ponga en juego la parte baja de la columna vertebral, no olvide practicar un *bloqueo lumbar*.

La técnica es sencilla y eficaz: hay que contraer la musculatura abdominal, meter barriga y apretar las nalgas, todo al mismo tiempo.

En algunos casos se utiliza un lumbostato o corsé ortopédico destinado a mantener la región lumbar y dorsal de la columna vertebral; los hay de dril reforzado con ballenas, material plástico, etc. Al mismo tiempo es preciso tomar medidas para evitar la pérdida de masa muscular consecutiva a un exceso de inactividad.

Repercusiones del yoga sobre la región lumbar

A fin de evitar repeticiones remitimos al estudio realizado bajo el epígrafe «artrosis».

En lo que concierne a la localización lumbar, sin embargo, hay que insistir sobre varios puntos:

- En el sujeto sano, la aparición de dolor lumbar durante la ejecución de un asana puede indicar la necesidad de simplificar, abreviar o eliminar la postura;

- cuando aparezca una lumbalgia durante un asana de los que se inician en postura sedente, como *el bastón* (7) y otras, es preferible que el practicante busque apoyo con la espalda contra una pared.

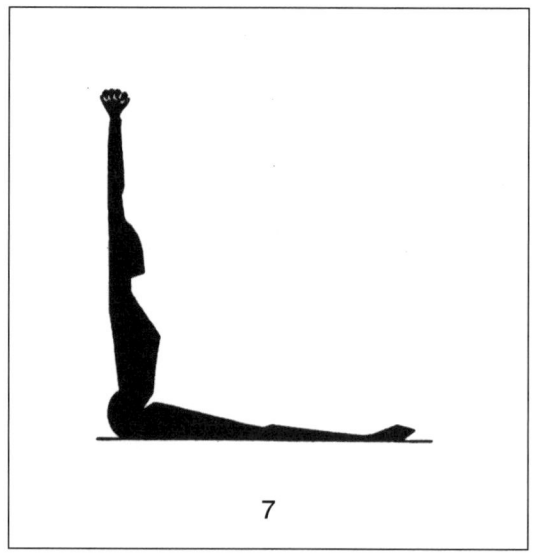

7

- Algunas posturas son temibles cuando se realizan de manera incorrecta o en el decurso de las primeras tentativas del neófito. En este sentido citaremos:
  – La postura de *la vela* (11);
  – la postura de permanecer sobre *la cabeza* (36), donde aparte la dificultad propia del asana hay que tener en cuenta la eventualidad de una caída intempestiva durante su ejecución.
- Las posturas que comienzan en decúbito supino vigorizan la parte inferior de la columna lumbar cuando comprenden una flexión del tronco hacia delante. Hay que ponerlas en tela de juicio, sin embargo, cuando su ejecución resulte dolorosa o ímproba. En este caso la flexión de las piernas puede facilitar la construcción del asana, en especial el de *la pinza sedente* (33).

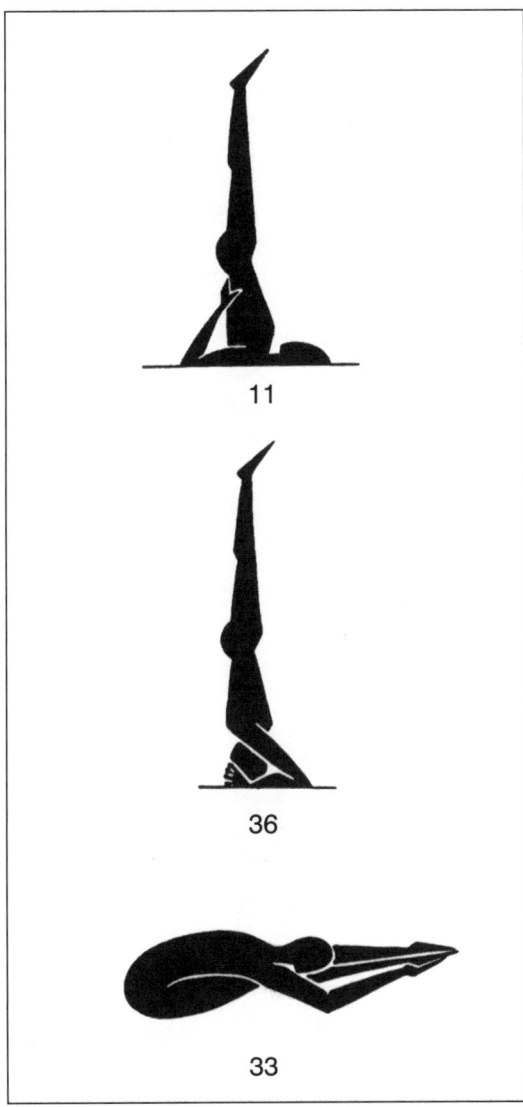

– La postura *del cuerpo muerto* (8) o *shavasana*, así como las técnicas respiratorias que se inscriben en el cuadro de la pranayama, siempre son utilizables, incluso ante formas dolorosas de la afección, y el sujeto aprovechará los beneficios de su efecto paliativo sobre las contracturas y el nerviosismo;

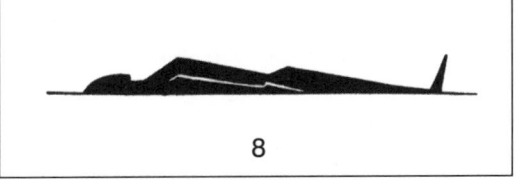

– la de *mudra* de *estómago* (31) justifica los mismos comentarios.

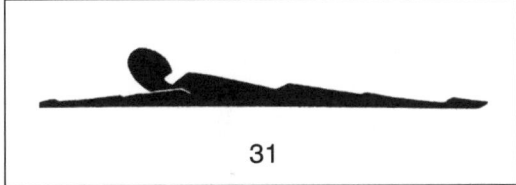

- En las posturas que parten del decúbito supino, pero sin movilización del tronco ni de los miembros inferiores, se cuenta con la ventaja de aliviar la carga del peso corporal sobre la región lumbar. También realizan la decontracción de los músculos cuya tensión es perjudicial para dicha región: el cuadrado lumbar y diversos músculos abdominales.

- La intervención de un movimiento ligeramente forzado de los miembros inferiores obliga a mantener el raquis lumbar bien pegado al suelo; no insistiremos si se presentan dolores al ensayar la postura con *flexión-extensión de las piernas sobre la pelvis* (24).

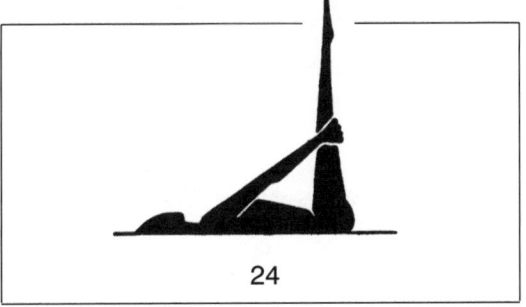

- Los asana que se inician a partir del decúbito prono tienen diferentes efectos según la situación clínica:
  - la postura del *perro cara al cielo* (13),
  - la postura de *la cobra* (15),
  - la postura *del arco* (4) así como la *del saltamontes* (34) tienen la reputación de consolidar la región lumbar.

Se tendrá en cuenta que estas distintas posturas deben quedar reservadas a los tratamientos preventivos, a las rigideces de la parte baja de la espalda, a los dolores moderados puramente funcionales, pero se hallan contraindicadas ante las algias agudas y las formas orgánicas y, sobre todo, estructuradas. No obstante, y actuando siempre bajo un control riguroso, algunas algias sacrolumbares bastante intensas pueden paliarse a veces por medio de una variante de la postura del saltamontes con flexión de las piernas.

Deben evitarse

- Las posturas con permanencia en pie, cuando supongan una repercusión desfavorable sobre la región lumbar por amplificar un trastorno estático de la columna vertebral localizado en ese nivel. Se observará este efecto, por ejemplo, con:
  - las posturas con *flexión del busto* en pie: *flexión de pie* (23).

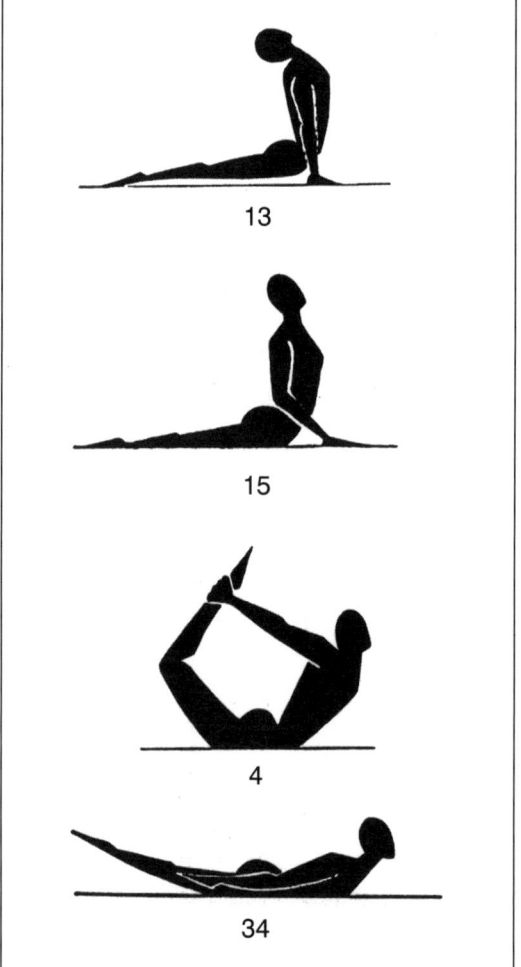

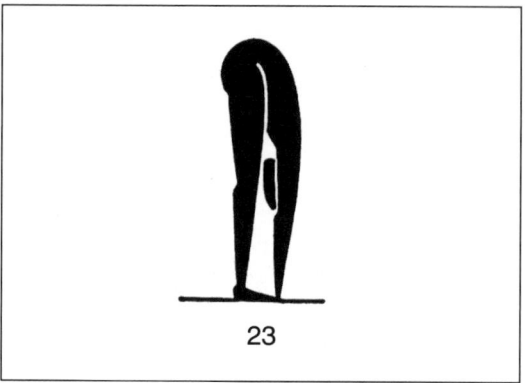

Consideraciones análogas se aplican a:

- Las posturas con torsión del raquis:
  - la torsión *asentada a nivel del estóma*go (38);
  - la *postura de Marici* (29);
  - la *torsión en triángulo de pie* (39), etc., sobre todo cuando se agrega al padecimiento lumbar una lordosis o una sensibilidad del nervio ciático.

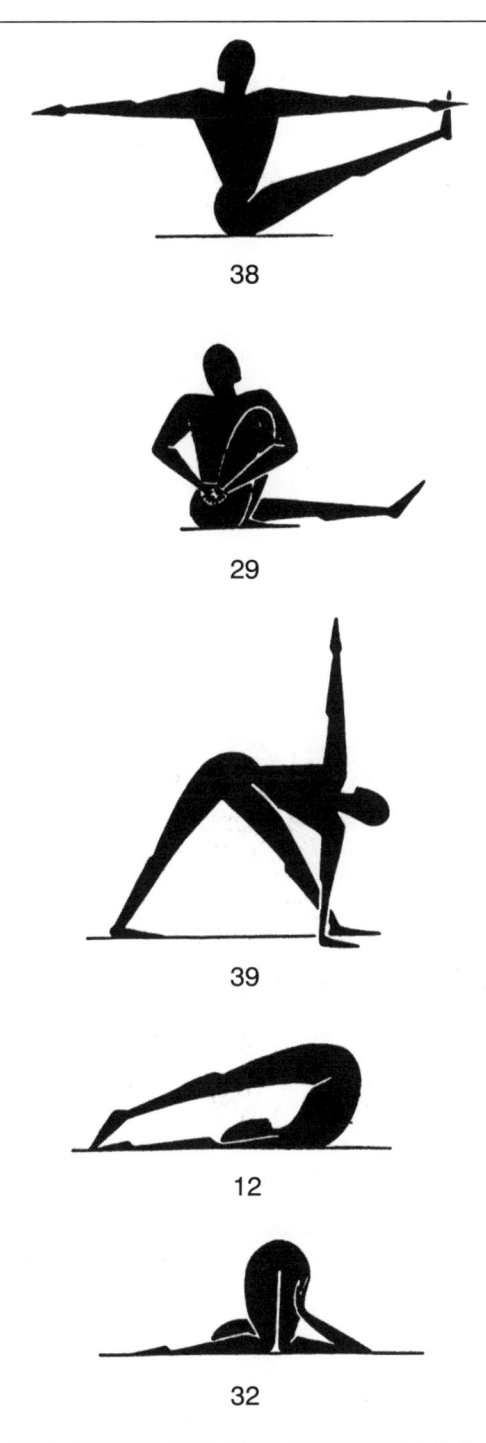

- Posturas diversas:
  – la postura *del arado* (12), por el gran esfuerzo que supone para el conjunto del raquis;
  – con más razón aún, la postura de orejas *presionadas* (32), directamente derivada de la anterior y más forzada todavía.

Realización de la postura de la eliminación en caso de lumbalgias

La ejecución de este asana descansa en el principio siguiente: las contracturas de los músculos lumbares se combaten desarrollando los músculos que flexionan la pelvis sobre el tronco.

Su técnica

Con referencia a la descripción de la postura 20 del capítulo 2.
La existencia de dolores lumbares va a determinar una serie de modificaciones de la postura clásica:

- Según sea o no propicia la postura, se podrá conservar la cabeza descansando sobre el suelo, o bajar el mentón hacia el esternón en jalandhara bandha, bajo la reserva de que no aparezca ningún dolor al hacerlo. Puede colocarse una almohada pequeña bajo la nuca si ello facilita los movimientos de las piernas.
- Al realizar el movimiento de flexión de las piernas, se tendrá cuidado de bajar los pies hacia el suelo muy lentamente.
- Antes de recuperar la postura inicial, realizaremos a título de variante terapéutica círculos y tijeras con las piernas en ángulo recto, es decir a 90 grados con respecto al tronco. Seguidamente se efectuarán algunos movimientos de pedaleo con las piernas extendidas oblicuamente.
- Para finalizar la postura nos levantaremos describiendo un arco de círculo, con la es-

palda y las nalgas bien despegadas del suelo. Mantenemos la postura unos diez segundos y repetiremos de 2 a 4 veces. Por último regresamos a la postura inicial de decúbito supino y nos relajamos en shavasana.

Espondilolistesis

Este término designa el deslizamiento de una vértebra, que de esta manera queda fuera de alineación con sus vecinas.

La localización suele ocurrir en las vértebras lumbares y sobre todo la 5ª, la que se apoya en el sacro.

Sus causas

- Puede tratarse de un defecto de osificación de los puntos laterales del arco vertebral posterior,
- o de una fractura a ese nivel, cuyo mecanismo es el siguiente: el istmo de la vértebra se alarga, se estira y muy a menudo queda seccionado; entonces el segmento anterior de la vértebra cae hacia delante sobre la vértebra que queda debajo;
- más raramente, la lesión del arco posterior que engendra la espondilolistesis se debe a la evolución de una artrosis de las apófisis articulares.

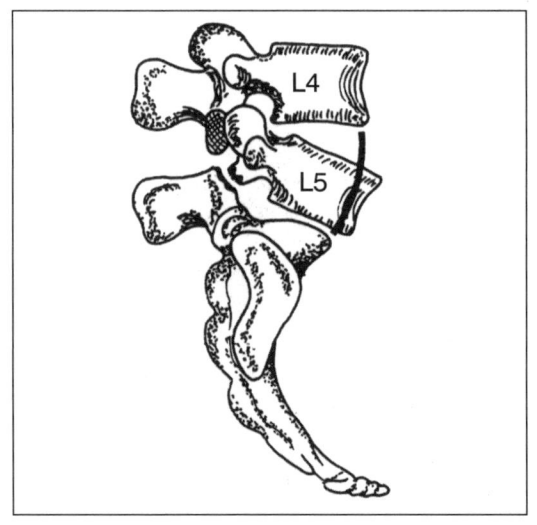

Espondilolistesis

El istmo de L5 queda atenazado entre las apófisis articulares superiores de S1 y las inferiores de L4, mecanismo que se compara con el de la «máquina de cortar puros». Entonces puede deslizarse hacia delante el cuerpo vertebral acompañado de sus pedículos, sus apófisis transversas y sus articulares posteriores.

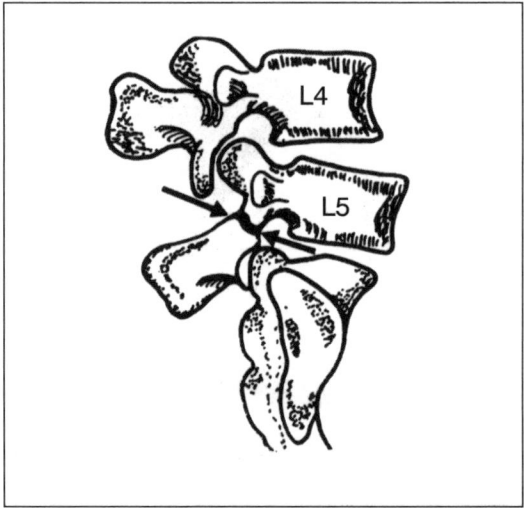

La espondilolistesis modifica las relaciones entre disco y cuerpo vertebral y predispone la degeneración discal

Síntomas

Los primeros síntomas pueden aparecer en cualquier momento entre los 20 y los 60 años de edad. A veces la afección es indolora y sólo se descubre con ocasión de algún examen radiográfico.

No obstante, la manifestación más habitual suele ser un dolor de la región lumbar, banal, poco intenso y sordo, más comparable a una sensación de pesadez. A menudo irradia entre las nalgas. Es de tipo mecánico, parecido en esto al de la artrosis (véase). Lo agravan las largas permanencias de pie y lo calma el descanso. Se producen brotes o episodios de dolor agudo.

A veces se traduce en una ciática, del todo parecida a la ciática banal.

En esta afección se distinguen tres grados en función de la importancia del deslizamiento:

- Primer grado: deslizamiento menor que un tercio de la longitud de la vértebra.
- Segundo grado: deslizamiento igual al tercio de dicha longitud.
- Tercer grado: deslizamiento más importante todavía.

La dislocación vertebral es generalmente palpable, apreciándose un nicho localizado en la alineación de las apófisis espinosas vertebrales; es lo que se llama el descalce interespinoso.

Lo demás del examen clínico y las radiografías proporcionarán las informaciones decisivas para establecer el diagnóstico.

El dolor puede coincidir con el engendrado por una hernia discal, muchas veces concomitante, o con el determinado por una artrosis de las apófisis articulares posteriores lumbares.

Terapéutica

Tratamiento médico

Se dirige a calmar los dolores y a luchar contra la inflamación.

Tratamiento quirúrgico

Cuenta con diversas técnicas encaminadas a reducir el desplazamiento vertebral y asegurar la estabilización de la región lumbar.

Medidas recomendadas y papel del yoga

Se debe tener en cuenta que los movimientos de rotación son desfavorables, lo mismo que todos los que impongan la extensión de la columna vertebral, sobre todo si el movimiento es acentuado y prolongado.

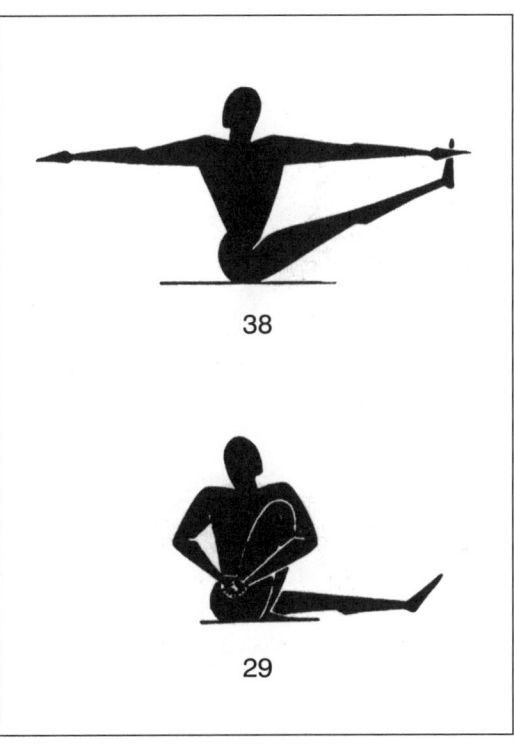

38

29

Posturas que deben evitarse

- La de *tensión asentada a nivel del estómago* (38),
- *postura de Marici* (29),
- las fases laterales de la postura en *flexión de pelvis sedente* (véase la postura 21 del capítulo 2),
- la *torsión en triángulo de pie* (39),
- la postura del *triángulo de pie* (41),
- la postura *del camello* (10).

Posturas favorables

Son las que realizan una flexión hacia delante sin rotación:

- La *flexión de pie* (23),
- la *pinza sedente* (33),
- la postura *del diamante* (19).

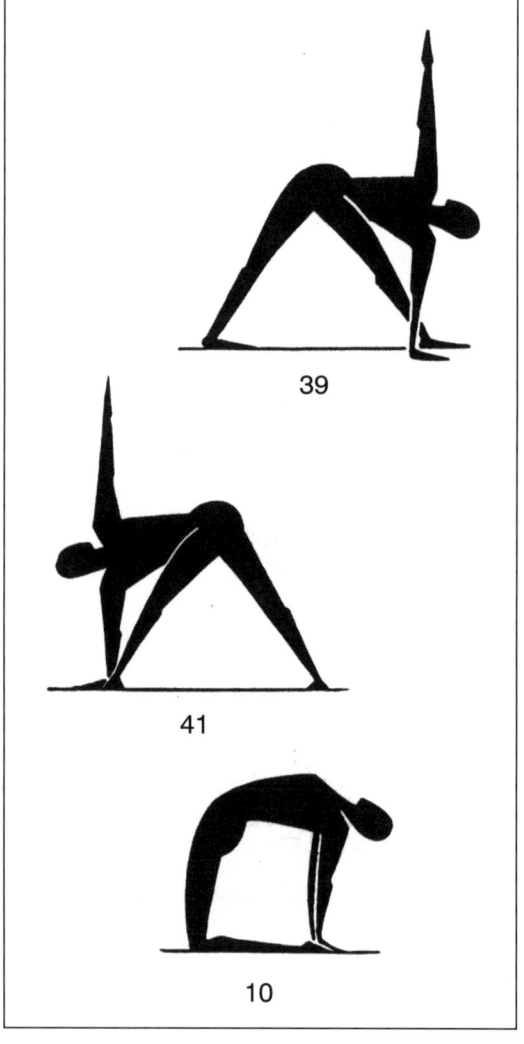

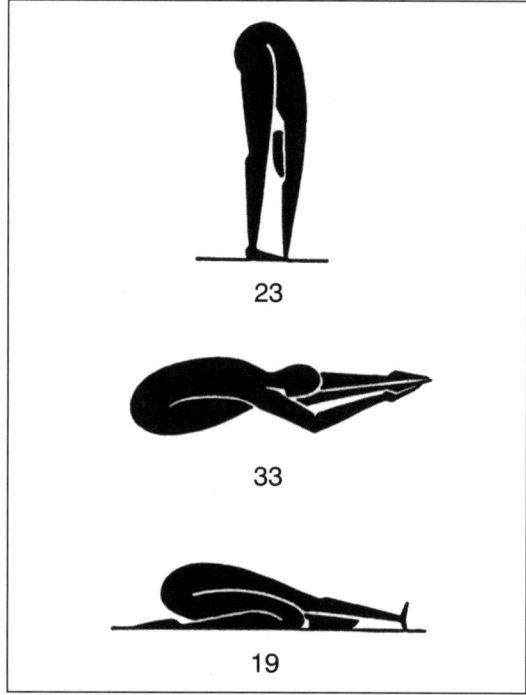

Lumbartrosis

Es la localización de la artrosis en las vértebras de la columna lumbar.

Incidencia

Es muy frecuente en la mujer, en los obesos y en los profesionales que padecen sobreesfuerzo lumbar y frecuentes desequilibrios de la estática de la columna lumbar.

Síntomas

La lumbartrosis es una de las causas del lumbago y se traduce en dolores lumbares habitualmente difusos y que se extienden al conjunto de la región externa de las caderas. La aparición del dolor es muchas veces insidiosa, por la mañana al despertar y hacia el final de la jornada; también la provoca la fatiga. A veces el dolor es permanente, con recrudecimientos ocasionales. La intensidad es variable, desde los dolores sordos hasta los muy vivos, siendo posible cual-

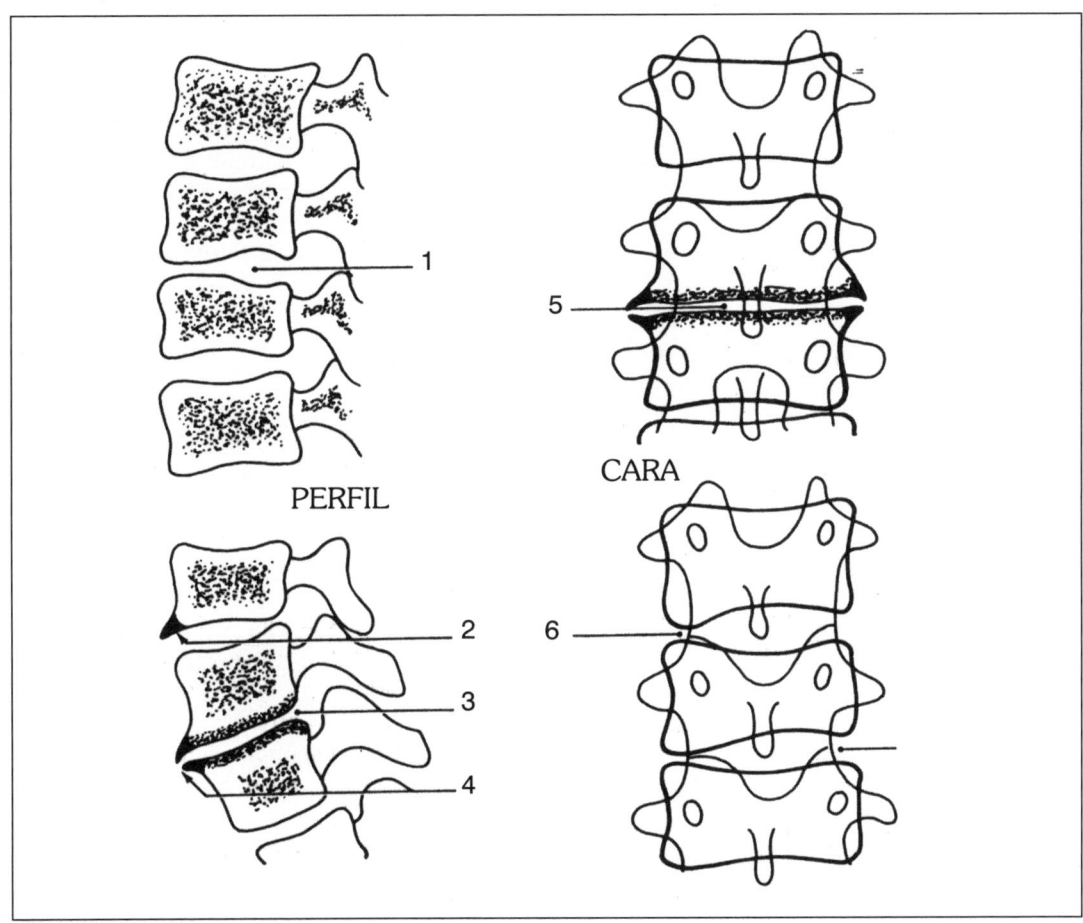

El deteriorro del disco lumbar

1 Divergencia posterior **2** pico del borde vertebral (osteofitosis desbordante) **3** osteosclerosis **4** osteofitosis antero-lateral (peridiscal); pinzamiento = discartrosis **5** pinzamiento global (aplastamiento discal) **6** pinzamiento lateral (localizado) **7** divergencia lateral

quier circunstancia intermedia; les acompaña una sensación de rigidez, de envaramiento. Aumentan con el esfuerzo y sobre todo con la fatiga; cuando se mantiene largo rato una postura incómoda, tienden a manifestarse en el momento de cambiarla. A menudo se calman con el reposo; en cambio la humedad, el frío los exacerban.

Evolución

Suele ser caprichosa, los dolores evolucionan por brotes y con el transcurso del tiempo pueden agravarse o atenuarse. Sin embargo, las lesiones anatómicas y los signos radiológicos no regresan nunca, sino que son irreversibles. A veces se estabilizan, pero es más corriente que sean lentamente progresivos.

Complicaciones

La neuralgia del ciático, la neuralgia de la cara anterior del muslo (cruralgia), o la del nervio femorocutáneo (meralgia parestésica), etc.

Medidas recomendadas y papel del yoga

Véanse los consejos de las páginas anteriores en relación con las medidas a tomar en caso de lumbalgias, y también el artículo general sobre las artrosis (capítulo 3).

Hiperlordosis lumbar

Ese estado corresponde a una fuerte exageración de la lordosis lumbar fisiológica. Se acentúa en exceso la curvatura hacia delante de la parte baja de la espalda, a nivel del raquis lumbar.

Dicha lordosis excesiva muchas veces va acompañada de una rotación de la pelvis hacia delante, cuyo efecto consiste en acentuar aún más el aspecto demasiado arqueado de la región.

Consecuencias

Queda alterado el equilibrio de las fuerzas entre los músculos de la región, y se debilita el tono de los músculos del raquis lumbar; éstos se hallan con frecuencia tensos y agarrotados.

Tratamiento

Le corresponde al kinesiterapeuta, quien ejecutará una serie de maniobras destinadas a estirar la parte baja de la espalda, los músculos flexores de la cadera y los posteriores del muslo. Es necesario reforzar la musculatura abdominal y se procura alargar también el psoas-ilíaco.

Papel del yoga

No tiene mucha cabida en las consideraciones analíticas que acabamos de exponer. Sin embargo, puede desempeñar una función eficaz, por una parte, mediante la práctica de las posturas acompañadas en el apartado que dedicamos a la «Lordosis», aun recordando que en éste los resultados serán necesariamente modestos; por otra parte, convendrá respetar atentamente las contraindicaciones que señalábamos en el mismo artículo, a fin de no actuar en sentido contrario a la reeducación emprendida por el kinesiterapeuta.

Los casos rebeldes

Con frecuencia, son los consecutivos a fracturas con aplastamientos vertebrales, o bien a reumatismos muy evolutivos y deformantes de la columna vertebral. Si no se obtiene ningún resultado con la reeducación, no suele quedar otra solución sino la cirugía.

Hernia discal

Es una variedad de hernia establecida a nivel de la columna vertebral. Los discos intercalados entre las vértebras contienen un núcleo de consistencia gelatinosa; éste puede desplazarse y salirse del espacio intervertebral, y en eso consiste la hernia discal.

La parte anterior de esta masa es mucho más sólida que la posterior, de manera que por lo general, cabe esperar que los desplazamientos hacia atrás sean más frecuentes.

La hernia discal suele venir precedida de lesiones puramente internas: fisura del disco con infiltración del núcleo en tales fisuras, y estas manifestaciones van acompañadas por lo general de dolores lumbares crónicos.

Cuando ocurre la protrusión efectiva del núcleo gelatinoso, asistimos a fenómenos de irritación debidos al contacto directo de aquél con el ligamento posterior o ligamento amarillo, ricamente inervado: es el lumbago.

Cuando la protrusión se acentúa hasta determinar una ruptura completa de dicho ligamento, se dice que hay hernia discal completa, que da lugar a temer compresiones sobre los haces nerviosos y, sobre todo, la neuralgia del ciático.

Síntomas

En un 15 por ciento de los casos, la hernia discal no provoca ningún síntoma; pero la realidad es bien diferente en los demás casos, que son la mayoría. La irritación de las raíces nerviosas habitualmente genera fuertes dolores. Cuando se trata de las que salen por el orificio de conjugación entre la 4ª y la 5ª lumbar, o entre las 5ª lumbar y la primera del sacro, quedan afectados los nervios ciáticos y el dolor se manifestará en toda la región inervada por ellos (véase el epígrafe «Ciática»).

Las hernias discales figuran entre las causas más frecuentes de ciática.

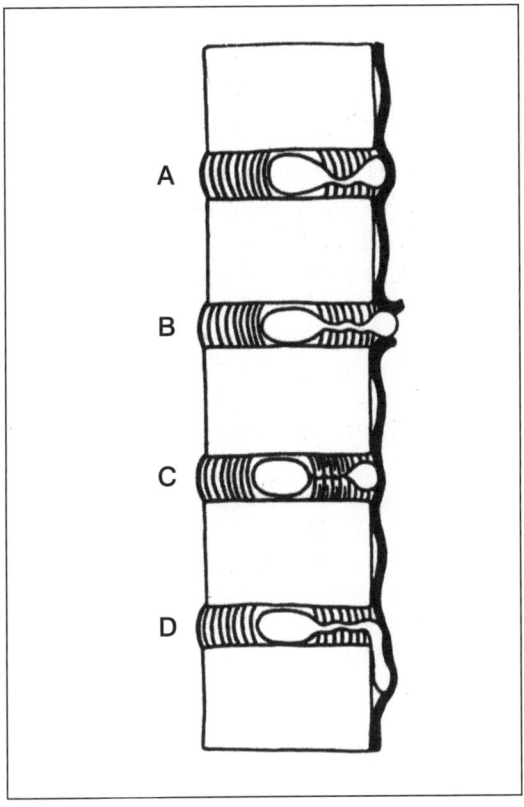

A Hernia discal aplicada bajo el ligamento vertebral común posterior, pero manteniendo la ligazón con el núcleo.
B La hernia discal perfora el ligamento.
C El mismo caso que en A, pero la hernia queda separada del núcleo sin esperanza de retorno.
D Hernia discal «migratoria», pero que permanece debajo del ligamento.

Algunas hernias discales provocan anomalías reflejas e incluso trastornos de la motricidad.

Aunque sea más frecuente en la región lumbar, el proceso de la hernia discal puede observarse a todos los niveles de la columna vertebral. Localizada en el cuello, por ejemplo, puede provocar una neuralgia cervicobraquial.

Evolución de la hernia discal

En algunos casos, el núcleo gelatinoso consigue regresar por el mismo desgarramiento que le sirvió de orificio de salida; en estos casos se dice que hay hernia discal móvil.

En los demás, queda encallada en luxación y se dice que la hernia discal se ha fijado. Esta situación provoca un edema local que amplificará los efectos mecánicos causados por la compresión de la hernia discal.

Se establece entonces un círculo vicioso que se alimenta a sí mismo, y toda movilización local agrava las molestias.

Terapéuticas manuales

Evocadas ya en nuestro comentario «Artrosis», incluso en caso de hernia discal, donde pueden desplazar la hernia en relación con la raíz, son muy útiles por cuando redinamizan la pérdida de la holgura normal de las meninges que rodean las raíces y que puede originar una fibrosis.

Esta reacción fibrosa patológica puede aparecer también como complicación tardía de las hernias discales saneadas por vía quirúrgica.

Medidas recomendadas

Período agudo: el reposo debe ser absoluto. Conjugado con los tratamientos médicos, permitirá la resorción del edema; el dolor disminuye y el núcleo, en los casos favorables, retorna a su espacio inicial quedando liberadas las raíces nerviosas.

Durante este período agudo queda estrictamente prohibida toda manipulación kinesiterapéutica o postura de yoga excepto la del cuerpo muerto o shavasana, postura de relajación en decúbito prono que corresponde bien a la necesidad de reposo del paciente y contribuye a calmar su ansiedad. Como muchas veces los fracasos terapéuticos son debidos a que los sujetos demasiado nerviosos no mantienen el reposo, es obvio el interés de la shavasana (postura 8 del capítulo 2).

Pueden practicarse las modalidades simples de pranayama, pero en postura acostada, la nadi shodana por ejemplo, ya que las posturas sedentes fácilmente resultan dolorosas. Cabría imaginar que fuese practicable una postura fácil en pie, como la de atención (postura 5 del capítulo 2), pero no es así. La permanencia en pie muchas veces se tolera mal y los alzamientos sobre las puntas de los pies para contrarrestar la estasis venosa, peor aún.

La reanudación prudente del yoga no puede contemplarse sino después de la curación médicamente confirmada, es decir al cabo de dos a tres meses en general. Y aun entonces habrá que tener en cuenta las consideraciones siguientes:

- Evitar los movimientos que pongan en juego la parte álgida del raquis;
- evitar las flexiones demasiado pronunciadas del busto hacia delante partiendo de la estación en pie;
- evitar la flexión del tronco en postura sedente con las piernas estiradas; la flexión de las piernas atenúa, no obstante, el esfuerzo sobre la columna vertebral y reduce los riesgos de hernia discal. Esta flexión favorece también la decontracción muscular y la espiración;
- evitar las posturas que impliquen una torsión;
- evitar las posturas de decúbito prono con elevación de la cabeza y los miembros inferiores, como:
  – la postura de la cobra (15);
  – la postura del arco (4);
  – la postura del saltamontes (34);
- evitar las posturas inversas, no tanto por la postura en sí misma como por el peligro de un mal gesto.

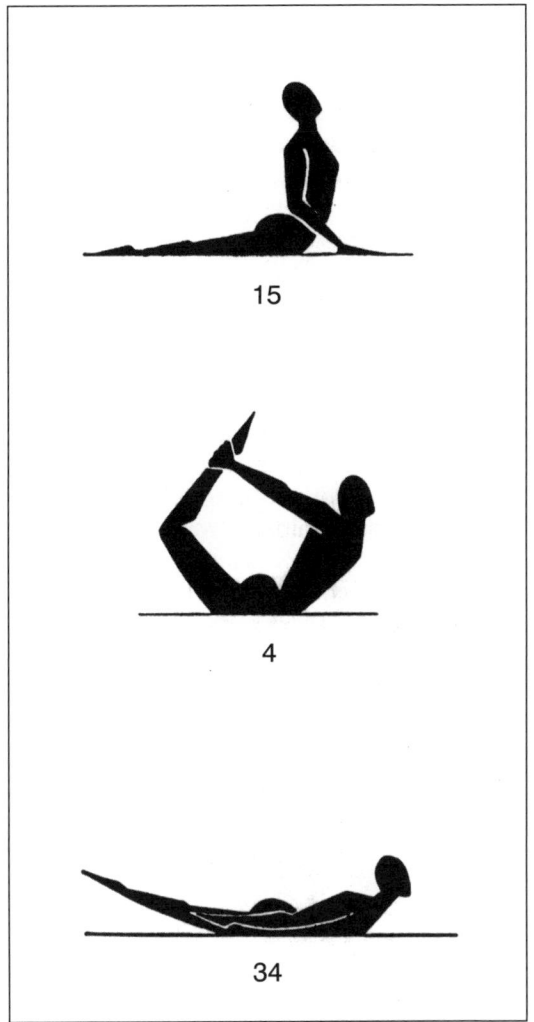 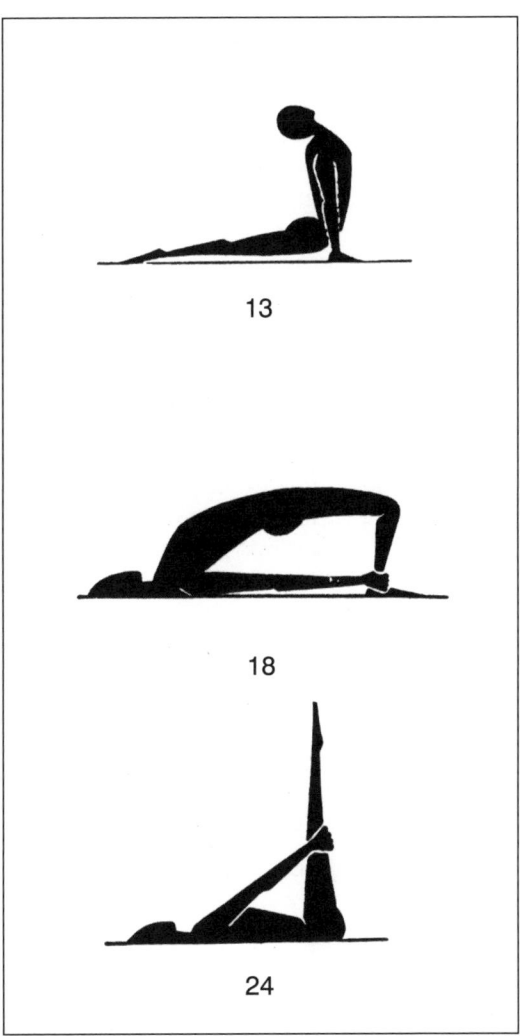

- La movilización de los tobillos en circumducción a veces proporciona sorprendentes efectos sedantes;
- la postura del perro cara al cielo (13), recomendada en las dorsalgias funcionales, en caso de hernia discal está contraindicada;
- lo mismo que la postura del medio puente con ligadura (18), sobre todo cuando la hernia discal va acompañada de ciática.

Un asana favorable con carácter preventivo después de la curación

La postura con flexión-extensión de las piernas sobre la pelvis (24) se opone a los desplazamientos de los discos intervertebrales y puede servir como coadyuvante de las medidas médicas y kinesiterapéuticas. Debe suspenderse inmediatamente, sin embargo, si despierta un dolor ciático (signo de Laségue).

Ciática o neuralgia del ciático

Son dolores en el territorio del nervio ciático, por lo general vinculados a un conflicto entre un disco intervertebral y una raíz nerviosa. El caso más frecuente corresponde a una hernia discal que comprime la raíz correspondiente a la localización de la hernia. Cuando la compresión es débil sólo afecta a las fibras sensibles, pero si es más importante o se prolonga, tal vez quedarán interesadas a su vez las fibras motrices, realizándose la ciática paralizante.

El escáner raquídeo ha permitido dilucidar la etiología de la enfermedad de Putti o artrosis de las articulaciones posteriores vertebrales que comprimen la raíz nerviosa a la salida del orificio de conjugación.

Síntomas

El dolor es el síntoma principal. Con frecuencia va acompañado de agitación e insomnio. Se agrava con las toses, los esfuerzos para defecar o los estornudos. El reposo no lo calma, o muy poco. Según la localización se distinguen dos casos principales:

1. La ciática L5

Cuando es debida a una hernia discal corresponde a una localización de ésta entre la 4ª y la 5ª vértebra lumbar. Los dolores se sitúan en la región lumbar y se propagan en sentido descendente, a lo largo de la cara externa del muslo, pasando luego a lo largo de la región anterior y externa de la pierna, por la parte anterior de la región externa del tobillo, oblicuamente sobre el dorso del pie y hasta el dedo gordo de éste.

2. La ciática S1

Corresponde, en caso de hernia discal, a la existente entre la 5ª vértebra lumbar y la primera del sacro. El dolor se manifiesta asimismo en la región lumbar pero luego desciende a lo largo de la región posterior o posteroexterna de la pierna, y por detrás de la región exterior del tobillo, para continuar su trayecto bajo la planta del pie y terminar generalmente a nivel del meñique del pie.

Papel del yoga

Es usual citar la ciática como contraindicación formal de la práctica del yoga, lo cual es exacto para la mayoría de las formas agudas y dolorosas, e incluso también para gran número de las formas crónicas. En el estudio que exponemos a continuación se verá, sin embargo, la conveniencia de establecer cierta discriminación:

- La postura *del cuerpo muerto* (8) o *shavasana*, puesto que no reclama ningún esfuerzo físico, siempre es realizable, y las técnicas respiratorias mantienen siempre su interés, cualquiera que sea el tipo de ciática.

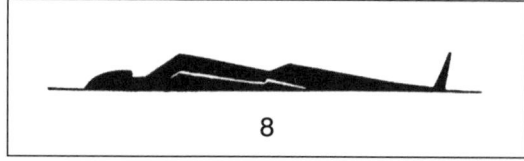

8

Asana considerados beneficiosos ante ciertas ciáticas (aunque por lo general a título puramente preventivo)

- La postura de *la silla* (9) tiene reputación de consolidar la 5ª vértebra lumbar, esa bisagra tan frágil de la columna vertebral, a condición de mantener la espalda bien recta durante su ejecución. Es favorable su eficacia preventiva en el individuo sano. Puede también paliar ciertas ciáticas crónicas si se aprovechan los períodos de calma, alejados de los rebrotes dolorosos.

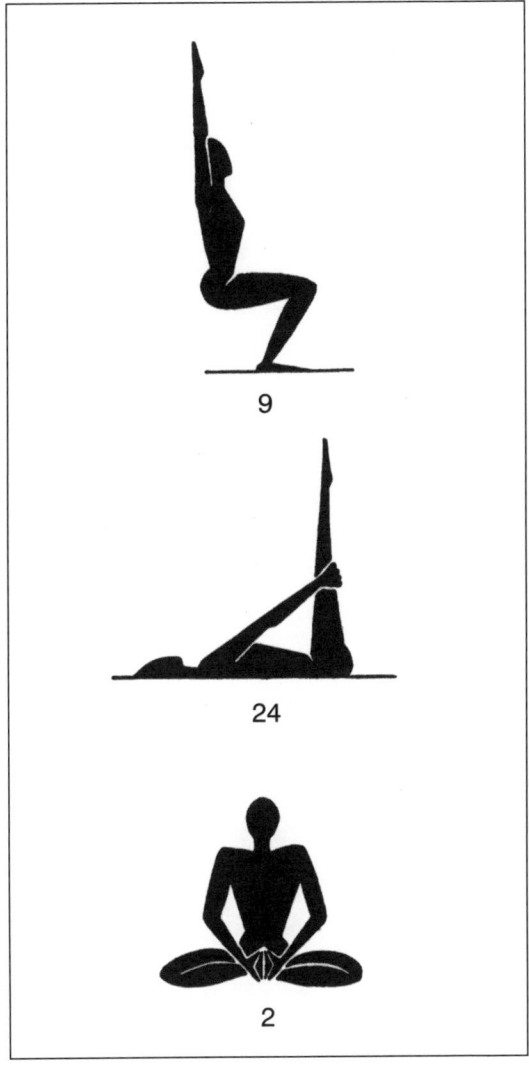

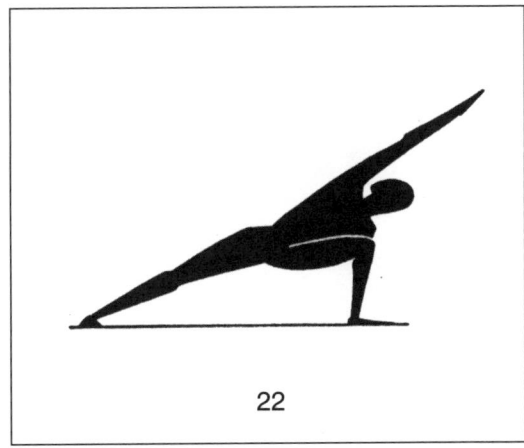

el signo de Lasègue, indicación de que debe abandonarse al instante la práctica del asana.
- La postura en *ángulo de pelvis* con *ligadura* (2), que también es sedante.
- La postura *en flexión de pelvis* con *ligadura lateral* (22) tiene eficacia sedante para ciertas ciáticas crónicas, como siempre *lejos de los episodios agudos*.

Asana que deben evitarse

Se trata sobre todo de los que pueden tener influencia desastrosa sobre la hernia discal; para evitar repeticiones, remitimos al artículo correspondiente.

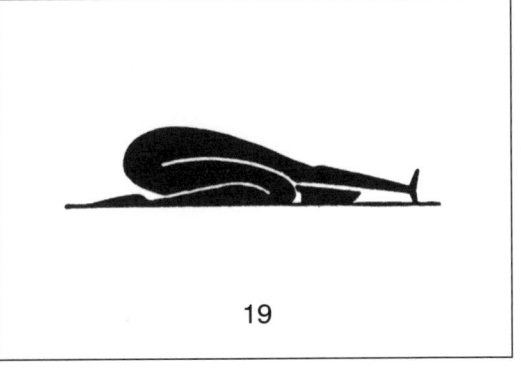

- La postura *del diamante* tiene reputación de sedante de la irritabilidad ciática; se evitará, sin embargo, durante el período de dolores o cuando se tolere mal.
- La postura en *flexión-extensión de las piernas sobre la pelvis* (24) se considera favorable para el nervio ciático en el sujeto sano y en los pacientes de ciática crónica benigna, lejos de los períodos dolorosos. La aparición del dolor constituye

Capítulo XIX

ENFERMEDADES PECULIARES DEL RAQUIS

Scheuermann (mal de), o epifisitis vertebral de crecimiento

Esta enfermedad es una de las grandes causas de trastornos estáticos de la adolescencia

Aparece entre los adolescentes durante la fase del crecimiento, empezando entre los 12 y los 17 años de edad para concluir hacia los 20. Se observa sobre todo en los sujetos habituados a esfuerzos físicos fuera de proporción con sus posibilidades y en los deportistas que llevan una actividad demasiado intensa.

Síntomas

Se manifiestan *dolores* óseos esencialmente a nivel de las vértebras de la columna dorsal.

Estos dolores aparecen típicamente por la mañana para desaparecer durante la jornada y volver a manifestarse por la noche, pero varían de un sujeto a otro tanto en intensidad como en persistencia. A veces desaparecen precozmente después de las primeras crisis; otros individuos los padecen durante años. Los dolores van acompañados de un cierto envaramiento del raquis; se acentúan con los esfuerzos y, a veces, incluso con la simple fatiga.

Evolución

Es benigna, sin atacar al estado general, pero si no se toman medidas para frenarla llegan a instalarse deformaciones graves de la columna vertebral.

Asistimos a lesiones degenerativas de la zona donde tiene lugar el crecimiento de las vértebras.

Los contornos de las superficies superior e inferior de las vértebras aparecen irregulares, quebrados, sinuosos; de este aspecto característico se dice que están «deshojadas». Progresivamente van abriéndose en la superficie ósea unas pequeñas cavidades llamadas hernias de Schmorl o hernias intraesponjosas, lo cual refleja la circunstancia de que lesionan la parte esponjosa del hueso.

Deformación de la vértebra

Disminuye la altura de la cara anterior, mientras que la parte posterior mantiene sus dimensiones normales. Esta deformación en trapecio recibe también el nombre de vértebra cuneiforme.

Repercusiones sobre el raquis

Estas deformaciones vertebrales no dejan de tener su influencia sobre las articulaciones de una a otra vértebra, de lo cual resultan anomalías de estática que influyen profundamente sobre la morfología del individuo.

La espalda se redondea y al mismo tiempo se hace rígida. El sujeto acaba por convertirse en jorobado cuando la deformación es extrema y estructurada.

Esta enfermedad predispone a padecer una artrosis precoz (hacia la treintena).

Medidas recomendadas

Durante los brotes agudos se impone la suspensión de las actividades físicas, del deporte y del yoga.

Pueden autorizarse de nuevo en la fase de remisión neta, supuesta la ausencia de todo dolor. El mal de Scheuermann no constituye contraindicación de la práctica deportiva, pero impone algunas decisiones difíciles de tomar.

Las actividades deben modularse en función de la rapidez y la evolución de la dolencia, así como de su intensidad. En líneas generales se suele prohibir todo aquello que

292 ▾ El yoga terapéutico de las articulaciones

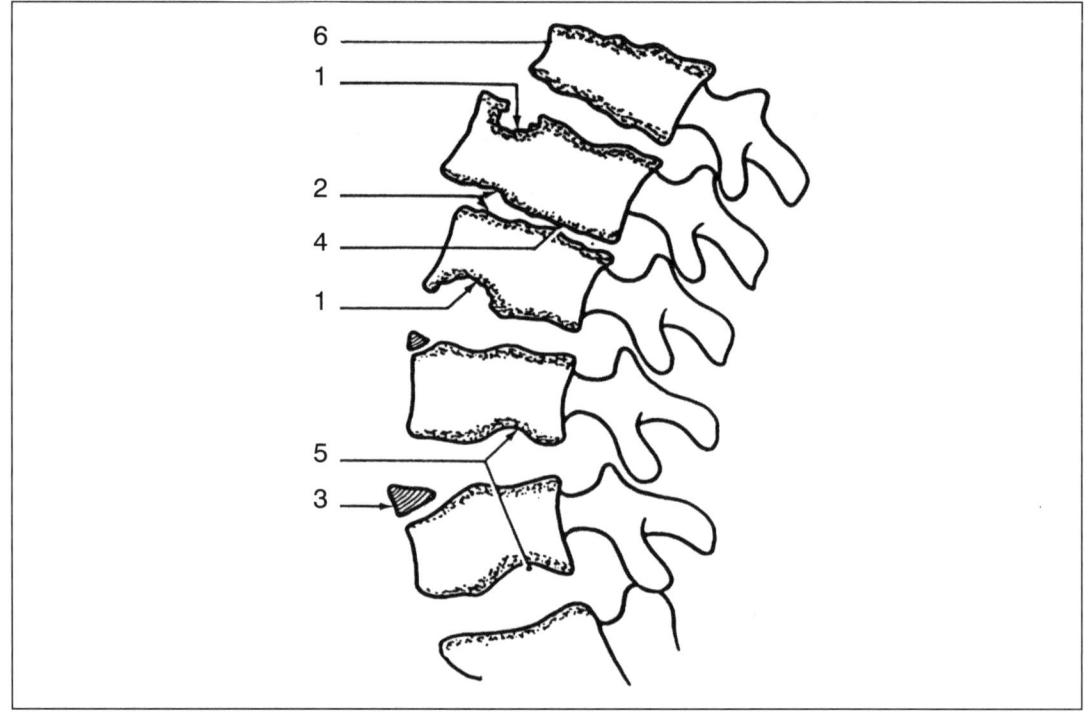

Lesiones óseas en el mal de Scheuermann

1 Hernia retro-marginal **2** bordes irregulares **3** fragmento marginal suelto **4** pinzamiento discal **5** hernias intra-esponjosas o hernias de Schmorl **6** vértebra cuneiforme

posicione en flexión la columna vertebral. Los deportes con extensión dorsal como el balón volea y el baloncesto imponen movimientos favorables a la rectificación del raquis. En natación el estilo de espalda se recomienda particularmente por las mismas razones.

Papel del yoga

Nos hallamos ante una cifosis excesiva y evolutiva.

Por lo que se refiere a las indicaciones y contraindicaciones, remitimos en consecuencia al artículo «Cifosis».

En líneas generales las posturas indicadas son las que rectifican la columna vertebral, y las contraindicadas son las que flexionan el cuerpo hacia delante, siendo esto último mucho más imperativo en el mal de Scheuermann que en las cifosis de carácter no tan patológico y que no presentan el mismo grado de gravedad evolutiva.

Aparte sus efectos vinculados a las posturas, el yoga interviene con sus modalidades respiratorias, que se conjugan armoniosamente con la reeducación respiratoria propiamente dicha que emprende el kinesiterapeuta.

Otra ventaja del yoga proviene de la relajación que proporcionan muchas de dichas posturas, y entre ellas una de las más sencillas, la shavasana (8).

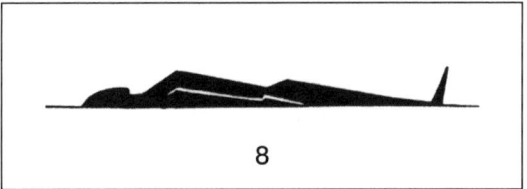

8

Vale la pena citar el texto de un especialista en estas cuestiones:

«No se debe olvidar el entrenamiento de la relajación, pues en algunos sujetos éste es el punto esencial de la reeducación. Los enfermos víctimas del mal de Scheuermann son a menudo sujetos tensos, ansiosos, sufridores, y plantean problemas psicológicos. Pues bien, una vez hayan adquirido el automatismo de la relajación, luego toda la reeducación les parecerá mucho más fácil».

Espondilartritis anquilosante

Esta denominación parece hoy adoptada, aunque conviene saber que el mal ha recibido también los nombres de enfermedad de Betcherew, espondilosis rizomélica, pelviespondilitis reumática, etc.

Es dolencia de una gravedad muy especial, que afecta con frecuencia a sujetos jóvenes y cuya evolución hacia el anquilosamiento puede ser dramática si no se actúa a tiempo.

La espondilartritis es bastante frecuente y ataca más al sexo masculino: nueve de cada diez casos son hombres y en tres de cada cuatro casos se trata de un sujeto de menos de 45 años. Sobre su etiología se han supuesto diversos factores raciales, antecedentes de ciertas afecciones, como el mal de Reiter, etc., pero hay que tomar en consideración, sobre todo, la predisposición genética, y también se investiga sistemáticamente la pertenencia al grupo histológico HLA B 27, que es un marcador biológico específico de la enfermedad.

Síntomas

Esencialmente llaman la atención los dolores vertebrales. Pueden ser dorsales en cinturón, dorsolumbares o sacroilíacos; en este último caso se presenta el dolor a nivel de la articulación sacroilíaca y con carácter bilateral, predominante en la región de las nalgas y acompañados de ciática troncal.

Menos frecuente es que resulten afectadas las articulaciones periféricas, en particular las caderas (bajo la forma de coxitis), o más raramente el hombro, con manifestaciones de artritis, la rodilla o el pie.

Carácter de los dolores

Los dolores son de tipo inflamatorio y comienzan hacia el final del período nocturno, se exacerban y el paciente despierta a primera hora de la mañana. Entonces no se disipan sino después de un desentumecimiento matinal anómalamente prolongado, de media hora por lo menos. No los agrava un esfuerzo ocasional, ni los calma con prontitud el reposo. Van acompañados de un envaramiento de la columna vertebral que molesta al sujeto en el desempeño de sus actividades corrientes, como atarse los cordones de los zapatos por ejemplo. Irradian a nivel de las regiones vecinas y, en algunos casos, a mucha distancia.

Conviene recordar que cualquier dolor de espalda en un individuo joven, sobre todo, es sospechoso de espondilartritis anquilosante cuando se manifieste de noche y no tienda a ceder bajo la influencia del reposo.

Examen radiológico de los signos de artritis

A menudo la espondilartritis anquilosante va acompañada de un *curioso signo* a nivel del ojo, la *iritis*.

Evolución

Se desarrolla por brotes entrecortados por remisiones. Los dolores revelan más bien tendencia a atenuarse, pero la evolución tiende a un anquilosamiento progresivo de la columna vertebral. Con frecuencia tarda una veintena de años en completarse y se observa entonces una postura característica, con incurvación de todo el raquis hacia adelante e incluso proyección del cráneo en el mismo sentido. El enfermo se ve obligado a doblar las rodillas para compensar esa postura defectuosa. El examen radiológico viene a corroborar la rigidez de la columna vertebral, que presenta un aspecto de «tallo de bambú»; además las vértebras aparecen afectadas de osteoporosis (véase).

Los síntomas de patología de la osificación externa se traducen en la formación de verdaderos puentes óseos, los sindesmofitos, diferentes de los osteofitos por cuanto éstos nunca llegan a fusionarse.

Medidas recomendadas

Hay que hacer reposo en postura correcta, tumbados de espaldas sobre una cama dura.

En caso necesario se intercalará una tabla debajo del colchón y un travesaño pequeño bajo la nuca, por la noche y también varias veces al día: un reposo cotidiano total de 10 horas no sería excesivo. Se prohibirá todo cuanto favorezca la flexión del cuerpo: almohadas o reposacabezas demasiado mullidos, sillones que fuerzan la postura redondeada de la espalda. Deben evitarse los esfuerzos, el exceso de fatiga física, los deportes que expongan a movimientos violentos, el frío, la humedad e incluso los baños con el agua demasiado fría.

La gimnasia respiratoria, la natación en piscina climatizada, los deportes que obligan a erguir el cuerpo, como el balón volea o el baloncesto, pueden practicarse con prudencia y sin ningún afán de competición. La reeducación dirigida por un kinesiterapeuta es indispensable. Se intentará prevenir sobre todo la incurvación de la columna vertebral hacia adelante, combatir la atrofia muscular y mantener una buena capacidad respiratoria.

Para las diversas posturas de la vida cotidiana se utilizarán «almohadas de postura», las unas adoptadas a la posición sedente, las otras para el decúbito supino o el decúbito prono.

Terapéutica

Asocia los calmantes del dolor a los antiinflamatorios clásicos. La fisioterapia sobre todo en forma de ultrasonidos o de ondas cortas, las curas termales, pueden ser coadyuvantes útiles.

En algunos casos se llegará a las medidas ortopédicas por escayolado o corsé para evitar las deformaciones y fijar el anquilosamiento en una postura aceptable.

Papel del yoga

Véase lo expuesto bajo el epígrafe «cifosis».

«Los ejercicios de pranayama se orientarán a fomentar el yang, que no el yin» (doctores O. y L. Coudron en el coloquio *Yoga et Santé*, 1987).

En la práctica hay que privilegiar las inspiraciones lentas y profundas seguidas de retención del aliento en antara kumbakha, es decir lo contrario de lo que se recomienda para la poliartritis reumatoide (véase).

Capítulo XX
LA ARTICULACIÓN SACRO-COXÍGEA

Esta articulación entre el sacro y el coxis contituye el último eslabón inferior de la columna vertebral.

Ambos huesos, la parte inferior del sacro y la parte superior del coxis, hueso pequeño y aplanado en forma triangular, normalmente se hallan en estrecho contacto, prácticamente soldados.

La coccigodinia

Es un dolor muy intenso, y muchas veces no poco tenaz, de esta articulación y de la región adyacente.

No se observa ningún otro signo clínico ni radiológico aparte el mismo estado álgido.

Causa

Las más de las veces se trata de una caída de nalgas, o bien a horcajadas, sobre un objeto duro; puede ser también de un puntapié, o una secuela del parto.

Síntomas

Dolor localizado en la región coxígea que sobreviene por lo general varias semanas o meses después del traumatismo local. Se trata habitualmente de adultos entre los 30 y los 50 años de edad; en las mujeres se da con frecuencia de tres a cuatro veces superior. Los dolores son sensaciones de quemazón y de desgarramiento. Pueden atacar súbitamente, pero sucede más a menudo cuando el sujeto se dispone a tomar asiento, o durante la marcha. A veces son tan intensos como tenaces, con recidivas intermitentes e irradiación hacia las regiones vecinas.

El examen confirma la presencia de la zona dolorosa a nivel del coxis; también se aprecia contractura de los músculos elevadores del ano.

Los exámenes radiológicos y de laboratorio no proporcionan ningún dato particular.

Tratamiento

Los calmantes del dolor se evidencian poco eficaces. En cuanto al tratamiento quirúrgico por ablación del coxis hoy día ha sido abandonado. Se dispone de tres tipos de tratamientos que resultan a veces brillantes y otras veces mediocres: las infiltraciones de corticoides, los masajes en los elevadores del ano efectuados por vía rectal, y la manipulación sacrocoxígea efectuada por un especialista en dicha técnica reumatológica. En caso de fracaso, o en las formas intensas, la depresión nerviosa es una complicación habitual.

Papel del yoga

Enteramente negativo por lo que concierne a los dolores. No hay postura capaz de proporcionar alivio.

En cambio, es obligado prohibir todas las asanas que se practican en postura sedente o acuclillada: posturas del loto (28), del remendón o de pelvis en ángulo con ligadura (2), del acorde perfecto (1), del diamante (19), en flexión de pelvis sedente (21), del bastón (7), de la silla (9), del buitre (43).

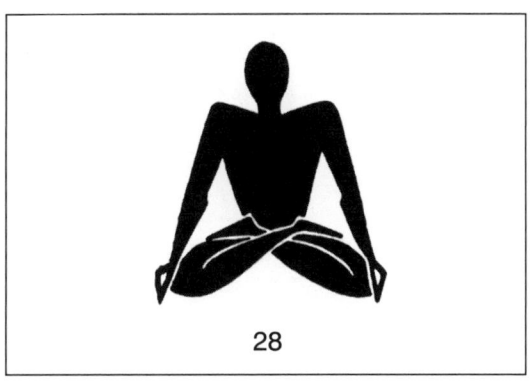

28

En caso de la complicación mencionada en forma de depresión nerviosa, el yoga puede proponer soluciones interesantes con las posturas de equilibrio en pie, siendo la del árbol una de las más activas de entre éstas (3). Conviene asociarlas a las posturas reguladoras del equilibrio nervioso, como la shavasana (8), sobre todo en su forma de shavasana terapéutica, y se practicarán en conjunción con un tratamiento antidepresivo.

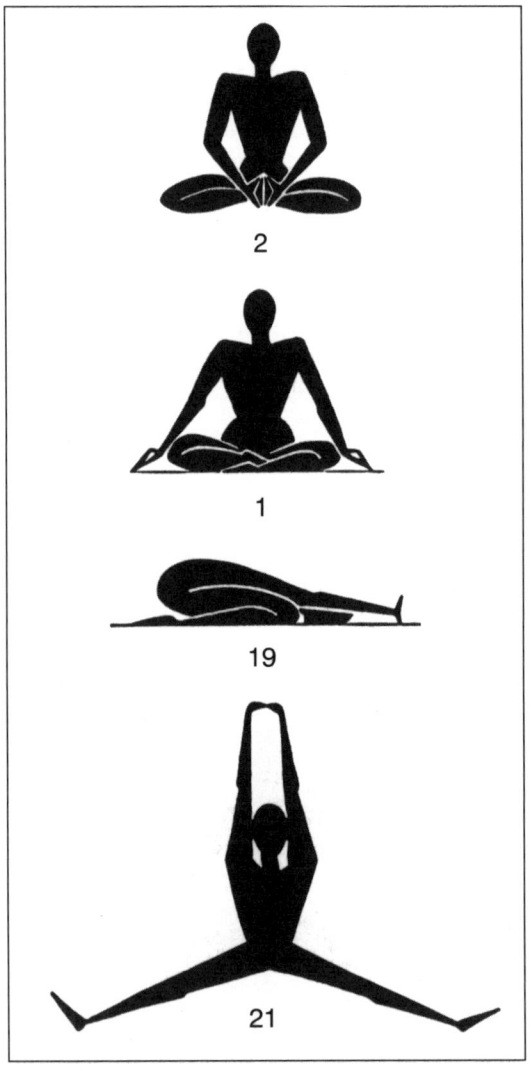

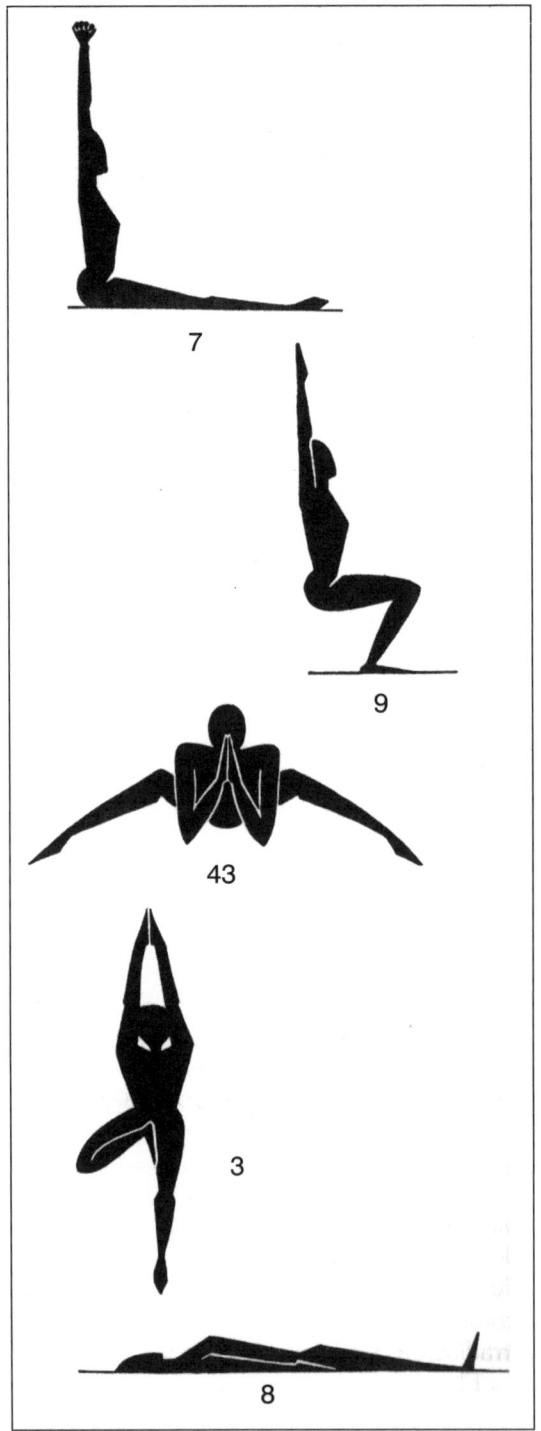

ÍNDICE

I. Introducción	9
II. Recapitulación de las posturas de yoga y sus técnicas	21
III. Artrosis y artritis	75
IV. Tendinitis	85
V. Torceduras	95
VI. La cadera o articulación coxo-femoral	101
VII. La articulación de la rodilla	125
VIII. La articulación del tobillo	151
IX. Las articulaciones del pie	161
X. La articulación del hombro	169
XI. La articulación del codo	187
XII. La articulación de la muñeca	199
XIII. Las articulaciones de la mano	207
XIV. Enfermedades generales con posible repercusión sobre las articulaciones de los miembros	213
XV. El raquis. Deformaciones y lesiones mecánicas	229
XVI. El raquis cervical	247
XVII. El raquis dorsal	261
XVIII. El raquis lumbar	269
XIX. Enfermedades peculiares del raquis	289
XX. La articulación sacro-coxígea	295

Otros títulos de la colección MASTERS/SALUD:

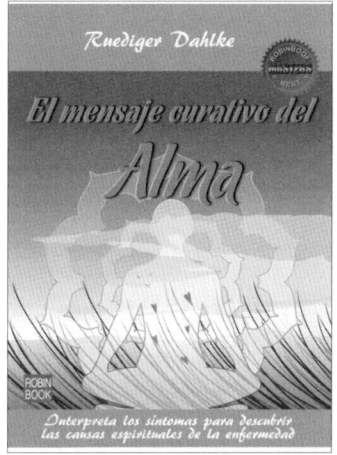

EL MENSAJE CURATIVO DEL ALMA
Ruediger Dahlke

Cómo interpretar los síntomas para descubrir las causas espirituales de la enfermedad.
Junto a detallados análisis de las más diversas enfermedades y su significado para el afectado, Dahlke se ocupa muy detalladamente de cómo tratar cada una de ellas. Así, el médico y psicoterapeuta describe en este libro una gran cantidad de cuadros patológicos concretos con el objetivo de ayudar al lector a leer e interpretar sus propios síntimas y establecer con posterioridad la relación con las causas espirituales de la enfermedad. Se trata de un libro irreemplazable, muy adecuado como obra de consulta y para le estudio profundo de la interrelación entre cuerpo y alma.

- Las enfermedades leves de la piel como los hongos o las verrugas.
- Cómo interpretar los síntomas de numerosos trastornos de la salud.
- Un estudio del cáncer desde sus vertientes fisiológica, cultural y social.
- Los problemas glandulares como el hiper y el hipotiroidismo.
- Las afecciones relacionadas con la columna vertebral, los vicios posturales, las escoliosis y las lesiones espinales.

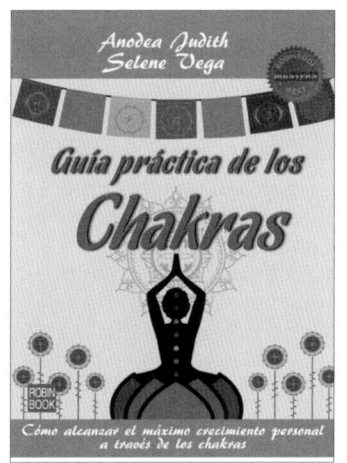

GUÍA PRÁCTICA DE LOS CHAKRAS
Anodea Judith y Selene Vega

La recuperación de la mente, el cuerpo y el espíritu a través de los chakras.
Un libro sumamente práctico que nos ofrece gran número de ejercicios físicos, técnicas de respiración, medtaciones, visualizaciones, ejercicios de autoexploración y autoconocimiento para equilibrar, restaurar el funcionamiento correcto de los chakras y descubrir cómo se manifiesta en todos los aspectos de nuestra vida cotidiana.

- Cómo aliviar algunos trastornos físicos, como el estreñimiento, la anorexia o las afecciones de garganta.
- Cómo lograr una perfecta correspondencia entre cada uno de los chakras principales.
- Cómo aprender a abrir y cerra los chakras, lograr un perfecto equilibrio entre los chakras superiores e inferiores y remover los bloqueos energéticos.
- De qué manera puede alcanzarse una sexualidad más plena e íntimamente relacionada con la emotividad.
- Qué alimentos, priedras preciosas o animales se relacionan con cada uno de los chakras principales.
- Cómo lograr un desarrollo armónico de las energías ascendentes y descendentes para alcanzar la plenitud funcional.

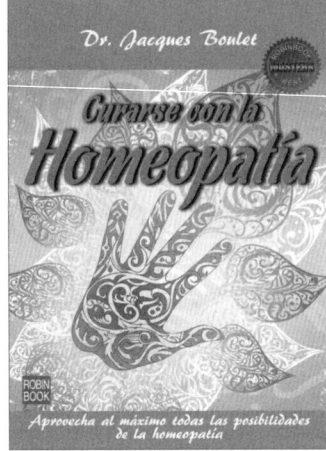

CURARSE CON LA HOMEOPATÍA
Dr. Jacques Boulet

**Las consultas más frecuentes.
Consejos terapéuticos muy prácticos para todo tipo de problemas cotidianos.**

¿Qué se puede dar a un bebé que padece cólicos, a un adolescente nervioso e inestable, a una mujer en la perimenopausia o a un anciano deprimido e insomne? La homeopatía, que es un sistema terapéutico basado en la idea de que las sustancias que producen determinados síntomas en una persona sana pueden lograr sorprendentesefectos curativos en los enfermos, tiene respuestas a estas dolencias y a otras muchas. En homeopatía los síntomas se consideran una respuesta saludable y necesaria de los mecanismos naturales de defensa del cuerpo. Ante la amenaza de alguna influencia dañina procedente del exterior, la fuerza vital, o mecanismo de defensa, provoca determinados síntomas que en realidad son el resultado de su lucha contra el agente nocivo. Para el homeópata la fiebre o la tos son indicadores de que el cuerpo está luchando contra la enfermedad. La homeopatía está reconocida como un eficaz sistema curativo que le permitirá:

· Aliviar las cefaleas y las migrañas crónicas.
· Solucionar los problemas de piel como los eccemas, grietas y acné.
· Mejorar los estados de estrés, insomnio o ansiedad.
· Curar los problemas de la espalda y las articulaciones.
· Abandonar hábitos nocivos como el alcohol o el tabaco.
· Tratar enfermedades coronarias y circulatorias.

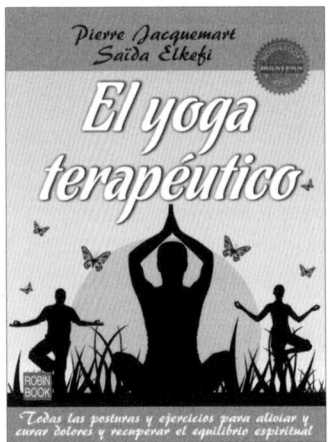

EL YOGA TERAPÉUTICO
Pierre Jacquemart y Saïda Elkefi

Cómo aplicar con éxito el yoga para aliviar y curar enfermedades y desórdenes tan comunes como el asma, la depresión, las hernias, la hipertensión arterial, la obesidad, y muchas más.

Esta obra, que divulga el extraordinario poder curativo del yoga, le demostrará que muchas de las enfermedades más comunes tienen a veces soluciones sencillas. El yoga, una de las técnicas más antiguas y mejor estudiadas, puede utilizarse para:

· Ayudarnos a eliminar las tensiones y el estrés inherentes a nuestro estilo de vida.
· Aliviar, e incluso curar definitivamente, las enfermedades más comunes, como la artritis, el asma, los problemas de visión y oído, las afecciones respiratorias, el insomnio, la faringitis y muchas otras.
· Aprender a utilizar las posturas que mejor se adapten a nuestras características personales.
· Elaborar un cuidadoso esquema de ejercicios para la prevención de la enfermedad.
· Recuperar el equilibrio mental y espiritual.

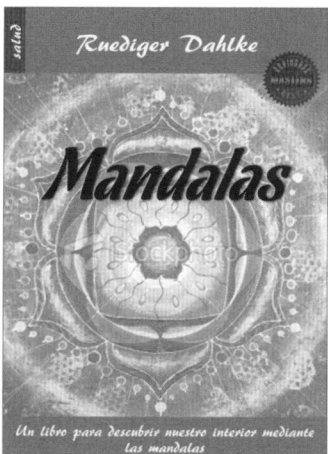

MANDALAS
Ruediger Dahlke

Un libro para descubrir nuestro interior mediante la meditación y el dibujo y coloreado de los distintos mandalas.

Mandala significa círculo y es el símbolo de lo infinito, lo eterno y lo divino que hay en el interior de todo ser humano. Esta obra constituye una guía práctica en la que, a través de ejercicios de meditación, iluminación y coloración, cada persona elabora sus propios mandalas, descubriendo así su particular camino hacia la pauta primordial de la existencia. Se trata, por tanto, de un libro que no habla sobre mandalas, sino que se expresa a través de ellos.

- Ejercicios para aumentar la capacidad de percibir la realidad oculta y subyacente a los mandalas.
- Potenciar y estimular nuestros resortes emocionales más íntimos: la intuición, la creatividad, la emotividad.
- Cómo reconocer la realidad esencial del mandala a través de las culturas y de las manifestaciones de la naturaleza.
- Conocer la historia y orígenes de los mandalas, integrándolos en nuestra existencia mediante ejercicios prácticos.
- Saber cómo conjugar las terapias occidentales con el pensamiento oriental.

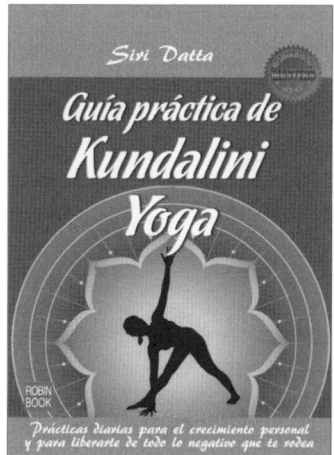

GUÍA PRÁCTICA DE KUNDALINI YOGA
Siri Datta

Prácticas diarias para el crecimiento personal y para liberarte de todo lo negativo que te rodea.

El kundalini yoga es una poderosa herramienta para enfrentarse al ritmo de vida moderno, superar las barreras personales y mantenerse en forma. Su éxito radica en la rapidez con la que se observan los beneficios de su práctica. Por eso, está especialmente recomendado para personas que tienen poco tiempo, debido a sus numerosas tareas y responsabilidades cotidianas. Un método sencillo y revolucionario, que combina las posturas y el dinamismo del yoga tradicional con diversas técnicas y meditaciones.

Este libro, ameno y riguroso, le introducirá, paso a paso, en la práctica del kundalini yoga. Contiene valiosos consejos de prestigiosos profesionales, como Yogui Bhajan, así como numerosos ejercicios, ilustrados con fotografías, que le proporcionarán una sólida base para entender y experimentar este sagrado arte. En poco tiempo, sus enseñanzas pueden ayudarle a:

- Eliminar las tensiones y el estrés.
- Potenciar la concentración y tomar las decisiones adecuadas.
- Recuperar la energía y mantenerse en forma.
- Combatir el asma, las adicciones, la depresión, la hipertensión o el insomnio.
- Cuidar su salud con un plan especial de belleza, alimentación y desintoxicación.

Títulos publicados en la colección MASTERS/SALUD:

Aunque tenga miedo, hágalo igual - *Susan Jeffers*

Visualización curativa - *Gerald Epstein*

Venza sus obsesiones - *Edna B. Foa y Reid Wilson*

Mandalas - *Ruediger Dahlke*

Terapia con mandalas - *Ruediger Dahlke*

La enfermedad como símbolo - *Ruediger Dahlke*

El mensaje curativo del alma - *Ruediger Dahlke*

La práctica del Reiki esencial - *Diane Stein*

Reiki esencial - *Diane Stein*

Diccionario de homeopatía - *Dr. Jacques Boulet*

Curarse con la homeopatía - *Dr. Jacques Boulet*

El poder curativo de los alimentos - *Annemarie Colbin*

1001 remedios de medicina china - *Lihua Wang, L. Ac.*

El yoga terapéutico - *Pierre Jacquemart y Saïda Elkefi*

Venza sus temores - *Reneau Z. Peurifoy*

Guía práctica de Kundalini Yoga - *Siri Datta*

Guía práctica de medicina china - *Yves Réquéna y Marie Borrel*

Manual de Kundalini Yoga - *Satya Singh*

Nutrición óptima para la mente - *Patrick Holford*

Guía práctica de los Chakras - *Anodea Judith y Selene Vega*

Manual de Reflexología - *Alicia López Blanco*

La nutrición ortomolecular - *Cala H. Cervera*

El nuevo manual de la curación por las flores de Bach - *Dr. Götz Blome*